胎儿超声心动图学教程

TAIER CHAOSHENG XINDONG
TUXUE JIAOCHENG

主　编　李胜利　朱　军　李　军
副主编　赵博文　董凤群　薛敬洁
编著者　（以姓氏笔画为序）
王　鸿　文华轩　邓学东　田晓先　朱　军
朱云晓　严英榴　李　军　李　蕊　李治安
李胜利　李晓菲　杨小红　杨水华　吴青青
何怡华　张　娟　陈欣林　欧阳云淑
赵博文　胡海涛　黄　怡　董凤群　谢红宁
薛敬洁　戴　晴

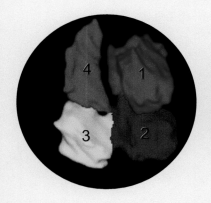

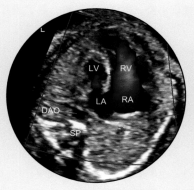

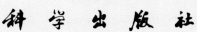

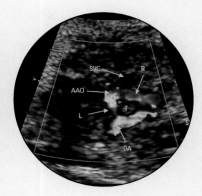

科学出版社

北京

内 容 简 介

　　本书是由国内众多知名专家联合撰写的一本胎儿超声心动图检查教科书。全书共 26 章，第 1 章到第 8 章讲述了胎儿超声心动图检查仪器、胎儿心脏发育及病理解剖学基础、先天性心脏病的病因学及遗传学、胎儿循环及胎儿特有结构正常及异常、三节段分析法、胎儿心功能评估及新技术；第 9 章到第 13 章讲述了胎儿四腔心切面等重要切面的超声检查和分析方法；第 14 章到第 26 章讲述了各类疾病如完全性肺静脉异位引流、间隔缺损、房室瓣闭锁、三尖瓣下移畸形、法洛四联症等的临床定义、病理生理特征、超声诊断思路和鉴别诊断及临床意义等。

　　本书全面阐述了超声心动图在胎儿检查中的作用和价值，病例丰富，图文并茂，适合超声科医师，妇产科医师，心脏内、外科医师阅读参考。

图书在版编目 (CIP) 数据

胎儿超声心动图学教程 / 李胜利，朱军，李军主编 . —北京：科学出版社，2018.5
　ISBN 978-7-03-057175-5

　Ⅰ . ①胎⋯ Ⅱ . ①李⋯ ②朱⋯ ③李⋯ Ⅲ . ①胎儿－超声心动图－教材
Ⅳ . ① R714.5

中国版本图书馆 CIP 数据核字 (2018) 第 073823 号

责任编辑：郭　颖　郭　威 / 责任校对：韩　杨
责任印制：李　彤 / 封面设计：龙　岩

科 学 出 版 社 出版
北京东黄城根北街 16 号
邮政编码：100717
http://www.sciencep.com

北京建宏印刷有限公司 印刷
科学出版社发行　各地新华书店经销

*

2018 年 5 月第　一　版　开本：787×1092　1/16
2023 年 8 月第四次印刷　印张：16 1/2
字数：522 000

定价：199.00 元
（如有印装质量问题，我社负责调换）

前　言

纵观胎儿严重结构畸形产前超声诊断近30年的发展历程，胎儿先天性心脏病产前诊断一直是研究最早、探索最多的内容之一，这不仅是因为先天性心脏病位居出生缺陷首位，尽早发现和诊断严重、复杂先天性心脏病能够明显减少出生缺陷及降低围生儿病死率，还因为至今为止，胎儿超声心动图依然是产前无创评价胎儿心脏畸形详细、可靠的影像检查手段。因此，产前胎儿心脏超声诊断意义重大，可对绝大多数胎儿先天性心血管结构畸形、心律失常、心功能异常等做出可靠的产前诊断与评估，为孕妇及家属提供包括自然转归、产后生存率、可选治疗方案与预后及再次妊娠风险等产前咨询。随着产前超声诊断的飞速发展，胎儿心脏超声诊断，正在由粗略向细节，由中孕向早孕，由解剖结构向分子遗传学逐步过渡，致力于更早、更快、更准确地发现胎儿严重异常，以减轻孕妇所受的身心伤害。

与发达的西方国家相比，中国胎儿先天性心脏病产前诊断水平并不落后，涌现了一批国内外知名的专家教授，他们走在先天性心脏病产前诊断水平和前沿技术的前列，他们的不断探索和努力对我国胎儿心脏超声的推广起到了重要推动作用。但是我国人口基数大，患儿数量多且分布广阔，医疗资源稀缺、分布不均衡，致使我国有相当一部分胎儿并未接受到有效的产前胎儿心脏畸形筛查。对于很多基层医院的超声医师来说，胎儿心脏畸形的超声诊断依然是难点，这便使许多严重的、复杂的先天性心脏病患儿由于诊断延迟，错过了宝贵的手术时机而失去生命。而对于有些严重的、复杂的先天性心脏病而言，其预后及生存质量对于患儿本身及其家庭都是沉重的负担，在这种情况下，孕妇选择是否继续妊娠将改变孩子和整个家庭的命运。

当然，胎儿心脏超声技术的普及、渗透及规范化是弥补我国胎儿心脏产前超声诊断缺陷的有效方法，提高基层医院超声医师的产前诊断技术，改善医疗资源不均衡现状，才能提高胎儿产前心脏病的有效筛查比例。

在中华预防医学会出生缺陷预防与控制专业委员会朱军教授的大力推动下，中国出生缺陷干预救助基金会薛敬洁副秘书长的大力支持下，中华预防医学会出生缺陷预防与控制专业委员会妇产超声专业委员会、中国出生缺陷干预救助基金会产前超声诊断专家委员会的多位专家携手国内顶尖胎儿心脏畸形产前超声诊断以及胚胎病理学专家教授，多年来一直致力于胎儿心脏超声规范化操作的推广和传播，希望能将胎儿心脏超声规范化检查普及到每一个地区，实现产前胎儿心脏畸形筛查零盲点。为了将最前沿的规范化操作技术和胎儿心脏畸形诊断思路带给广大超声医师，历时2年，《胎儿超声心动图学教程》在团队成员夜以继日不懈努力下，呈现在了广大同行面前。全书50余万字，每一个章节都经过细细推敲，反复修改，每一张图片都经过精心挑选。其中产前超声诊断与病理解剖图片以及模式图以图谱的形式结合在一起，让读者对每一例病例有更深刻的认识，而通过图谱的形式传授教学，不仅使内容变得直观易懂，也增添了阅读的趣味性。书中所有病例都具有完整的病史记录、产前超声图像和病理解剖的图像。图片精美，具有代表性，病种收集全面完整，当中包括很多罕见珍贵的病例资料。图文相互渗透的表现形式一方面使阅读变得轻松容易，另一方面也使原本枯燥乏味的专业知识变得赏心悦目。独特的诊断思路能让即便是初学的超声医师很快抓住诊断要点，并且启发式的拓展思路。

由衷感谢为本书的出版付出无数心血和无私支持的所有人，感谢各位专家教授在百忙之中依然抽出时间共同研究完成此书，同时也感谢所有为胎儿心脏超声诊断事业默默耕耘的医务工作者。千里之行，积于跬步，万里之船，成于罗盘，尽管胎儿心脏超声诊断技术在全国范围内的普及和规范化还有很长的路要走，但是每前进一步，就是一次胜利。

愿本书的出版，能为广大超声医师掌握胎儿超声心脏检查技术起到很好的指引作用。

李胜利

2018年元月于深圳

目 录

胎儿超声心动图检查仪器与安全性

先天性心脏病是人类最常见的先天性疾病，其发病率位于出生缺陷之首。先天性心脏病也是导致胎儿死亡的主要原因，准确的产前诊断能够改善婴儿的预后，尤其在需要前列腺素来维持动脉导管通畅的病例中更重要。普遍认为胎儿超声心动图是产前评价胎儿心脏畸形的最详细、可靠的检查手段，可对绝大多数胎儿先天性心血管结构畸形、心律失常和心功能异常等做出可靠的产前诊断与评估，为孕妇及家属提供恰当的产前咨询，包括自然转归、产后生存率、可选治疗方案与预后、治疗所需费用及再次妊娠的风险等相关信息，帮助孕妇及家属根据自身情况选择继续妊娠并密切随访直至分娩或终止妊娠。

一、胎儿超声心动图检查的适应证

对于具有高危因素的孕妇应当进行详细的胎儿超声心动图检查，相较于普通妊娠中期筛查，可能检出更多的心脏异常。高危因素可分为三类：母体源性、胎儿源性和家族性。常见的先天性心脏病高危因素如下。

1. 母体因素　年龄＞35岁的高龄孕妇；母亲患有先天性心脏病；既往异常妊娠史，如胎死宫内、流产、羊水过多或羊水过少等；妊娠早期服用药物，如氧化锂、苯妥英钠等；孕期接触致畸物质，如放射线等；代谢性疾病，如糖尿病、苯丙酮尿症等；自身免疫性疾病，如系统性红斑狼疮、干燥综合征等；感染性疾病，如细小病毒B19、风疹病毒、柯萨奇病毒感染；抗Ro或抗La抗体阳性；试管婴儿。

2. 胎儿因素　①胎儿染色体异常是引起胎儿心血管畸形的主要原因之一，如13-三体综合征胎儿伴发先天性心血管畸形高达84%，21-三体综合征（唐氏综合征）胎儿中，先天性心血管畸形的发生率为50%；②超声筛查提示心脏畸形；③胎儿心律失常；④心脏以外其他系统脏器存在异常时，如颈项透明层增厚、脑积水、消化道闭锁、非免疫性胎儿水肿、肾发育不全、非免疫性水肿、羊水过多或过少等，往往伴发先天性心血管畸形；⑤单绒毛膜双胎妊娠（双胎输血综合征及无心双胎畸形）；⑥接触致畸因子。

3. 家族因素　①孟德尔遗传综合征，包括结节性硬化、努南综合征、迪格奥尔格综合征、心手综合征、艾利斯-范·克莱维特二氏（Ellis-van Creveld）综合征。②双亲患有先天性心脏病。研究显示，罹患心脏病的双亲，尤其是母亲患有先天性心脏病时，其胎儿出现先天性心脏病的概率增加5%～20%；父亲患先天性心脏病，胎儿患先天性心脏病的风险增加3.33%（1/30）。③有先天性心脏病胎儿或患儿妊娠史，则再次妊娠胎儿患先天性心脏病的风险为1%～5%，若第2胎也患有先天性心脏病，第3次妊娠胎儿患先天性心脏病的风险增至10%～20%。

二、胎儿超声心动图检查的时机

根据美国医学超声和生物学联合会（AIUM）发布的指南，胎儿超声心动图检查的最佳时机为妊娠18～22周，此时能获得最佳图像质量，从而取得最高的诊断率。结合我国国情，目前普遍认为妊娠20～24周为最适宜检查时期。具有明确高危因素的胎儿，可以适当提前检查时期到妊娠16周。而部分病例如心腔大小异常、大血管内径异常、心肌病等可能到中孕晚期或晚孕期才能诊断。在胎儿心尖朝向孕妇腹壁时可获得最佳成像质量，而孕妇肥胖或胎儿俯卧位时难以进行全面细致地检查，应在不同时间内多次观察。妊娠晚期因羊水减少、胎儿活动受限制等因素，检查有一定困难。但目前对绝大多数16～40周胎儿而言，通过将不同用途的探头置于不同部位，一般能够获得较为理想的声窗完成胎儿超声心动图检查。

三、胎儿超声心动图检查技术

1. 实时二维超声心动图　实时二维超声心动图是20世纪70年代发展起来的超声诊断技术，是胎儿心脏检查的最基本、最重要的方法。它能提供丰富的胎儿心脏解剖信息，是诊断胎儿先天性心脏发育异常的首选方法。一般选用能够进行实时灰阶成像的超声诊断仪，多数情况下采用频率3.5～5MHz的凸阵探头经腹检查，少数情况也可选用5～7MHz的经阴道探头。检查者可通过调节各种参数，如焦点、探头频率、增益、图像放大、时间分辨率、谐波成像。高频探头有助于发现细微病变，因此，在保证声束穿透力和图像分辨力的前提下，应选用尽可能高的探头频率。在孕妇腹壁肥胖或晚孕时采用谐波成像有助于提高图像质量。单一聚焦点及缩小图像宽度有助于提高帧频。应用仪器的局部放大功能使心脏图像占据屏幕的 1/3 ～ 1/2，有助于辨识细微结构。回放功能有助于实时评估心脏结构，如观察瓣膜在整个心动周期的启闭运动。

2. M 型超声心动图　M 型超声心动图是在实时二维超声心动图的引导下，将取样线置于要检查的部位，即可获得 M 型曲线。M 型超声心动图是实时二维超声心动图的有益补充，可用于检测及分析胎儿心律失常，记录心房心室壁、瓣膜及大血管的运动曲线，测量心腔大小、室壁厚度、大血管内径，以及计算缩短分数、心室容积和射血分数，评价心脏功能。

3. 多普勒超声心动图　频谱多普勒是 20 世纪 70 年代发展起来的超声诊断技术。彩色多普勒血流显像从 20 世纪 80 年代中期开始应用。在胎儿心脏检查中彩色多普勒及频谱多普勒和 M 型超声都不是必需的，但在某些心脏畸形或心律失常时也可提供重要信息，因此，检查者也应熟悉其应用指征。彩色多普勒可提示异常血流模式，在肥胖孕妇中有助于观察心脏解剖结构，提高对主要心脏异常的检出率。最佳的彩色多普勒设置包括采用较窄的彩色取样框以提高帧频、选取适当的脉冲重复频率和适当提高增益。频谱多普勒可用于测量血流速度，发现跨瓣膜或心腔中的血流模式异常，还可用于胎儿心律失常的分析，注意测量流速时取样角不超过 20°。

4. 胎儿心脏超声新技术　另有多项新技术已用于胎儿心脏评估，如实时三维超声（real-time three-dimensional ultrasound）技术、三维超声时间 - 空间相关成像（spatiotemporal image correlation，STIC）技术和组织多普勒（tissue Doppler），可提供更多关于心脏解剖和功能的信息，从而提高检查者的诊断信心。通过矩阵探头（matrix probe）可实时获取容积数据，但目前临床应用并不广泛，因矩阵探头价格昂贵，但图像分辨力欠佳，亦不能与彩色多普勒联合应用。STIC 技术则通过三维容积探头即可实现，在 7.5 ～ 15s 以 15°～ 40°取样角自动扫描并重建为一个心动周期内的容积数据，可同时展示心动周期各时相 A、B、C 平面的信息，而二维图像帧频、取样角和取样时间均可影响容积数据的质量。STIC 技术与彩色多普勒、能量多普勒及 B-flow 显像结合，可用于评估一个心动周期内不同心腔和大血管的血流动力学情况。所获容积数据也可在线下以多种模式如表面模式、最小强度模式、反转模式及玻璃体模式重建，以观察二维超声不能直接显示的心腔、瓣膜及血管情况。研究表明，三维超声对于复杂先天性心脏异常如锥干异常、主动脉弓异常及肺静脉异位引流的诊断具有重要价值。同时，三维超声技术使经验较少的医师也能较容易地获得常规检查切面，同时为胎儿超声心动图提供了数据传输和远程会诊的可能。组织多普勒斑点示踪（speckle tracking）技术目前尚主要用于研究，但未来可能是临床评估胎儿心脏功能非常有用的工具。

四、胎儿超声心动图检查的仪器调节

胎儿超声心动图检查的仪器要求具有高分辨率、高血流敏感度及功能齐全等特点，其基本功能包括二维灰阶成像、M 型超声心动图、彩色多普勒血流显像、频谱多普勒（包括脉冲、连续波多普勒或高重复频率脉冲多普勒）。较为先进的用于胎儿超声心动图研究和分析的技术还包括组织多普勒成像、实时三维超声心动图、时间 - 空间相关成像技术、断层超声成像技术、速度向量成像技术、先进的血流增强技术等。

目前用于胎儿超声心动图检查的探头包括成人心脏探头、小儿心脏探头、成人腹部探头、经腹三维容积探头等。目前在国内较少采用经阴道腔内探头或高频线阵探头进行胎儿超声心动图检查。心脏探头频率范围 1 ～ 5MHz，腹部探头频谱范围 2 ～ 5MHz，小儿心脏探头 3 ～ 8MHz。建议在中孕早中期使用较高频率（5 ～ 8MHz）的探头以提高分辨率，在中孕晚期和晚孕期使用较低频率（1 ～ 5MHz）的探头以克服声窗的限制、获得更多的诊断切面。

合适的仪器条件设置，能清晰显示胎儿心脏解剖结构及血流信号，减少漏诊、误诊等。

1. 仪器设置　伪彩：明亮的彩色（伪彩）可以通过增强难以辨认的软组织差异改善对比分辨率。伪彩不改变显示的超声信息，仅改善信息的感知。

2.二维图像调节　二维图像主要是最大限度地区分心肌组织与心血池，同时保持较高的帧频。帧频越高，图像显示就越平稳，得到的信息就越多。影响帧频的参数包括图像的深度（depth）、宽度（width）、图像放大（zoom）及线密度（line density）。图像深度影响帧频数。深度越大，信号返回探头的时间越长，帧频数就越低；反之亦然。为了保持帧频数，应使用能良好显示感兴趣区域的最小深度。感兴趣区域的放大功能，对相对较小的结构和快速运动的结构的评价有很大价值，如瓣膜的形态学。当测量相对小的结构时，尤其是胎儿心脏结构时，使用放大功能能明显改善测量的准确性。

二维图像的增益（gain）调节所有接受信号的显示振幅，优化的增益设定可以提供足够的信号振幅，既没有超声信号失落，也不会出现"刺目的闪光"。

3.彩色、能量及高分辨率能量多普勒的调节　彩色增益、壁滤波及速度范围需要设置合理。彩色增益设置过低，彩色信号显示困难；设置过高，则会出现彩色外溢、混叠。壁滤波设置过低，彩色也会出现外溢。速度范围调整过大，则会造成彩色血流显示不良。为了显示低速血流必须适当减小速度范围，使其符合被检测血流速度，这样彩色血流才可显示最佳。若速度范围调整过小，血流速度的最大频移超过脉冲重复频率的1/2，超过阈值范围的频率即显示为相反的色彩，出现彩色血流倒错现象。

总之，适当的仪器设置及调节，可以显著改善胎儿超声心动图检查的图像质量，减少误诊、漏诊，提高超声诊断的准确度。

五、胎儿超声心动图检查内容与检查流程

胎儿超声心动图检查的目的是清楚地观察各个检查要素，但并不意味着能够在每例胎儿的每次检查中均可完成所有项目的检查与评估，常常受到母亲体型、胎位、羊水量及分布、胎盘位置、胎动及肢体遮挡等因素的影响。在胎儿超声心动图检查中，多切面、多方位扫查非常重要。

1.胎儿心脏检查的基本内容

（1）解剖概况：确定胎儿数目、胎位，胃和内脏的位置，心脏的位置及心轴等。

（2）心脏各切面显示：包括四腔心切面，五腔心切面，左、右心室流出道长轴及短轴切面，三血管切面或三血管气管切面，上下腔静脉长轴切面，动脉导管切面，主动脉弓切面等。

（3）彩色多普勒血流显像：包括上腔静脉、下腔静脉、肺静脉、肝静脉、静脉导管、卵圆孔、房室瓣、半月瓣、动脉导管、主动脉弓、脐动脉、脐静脉等。

（4）测量各参数：包括心胸比、房室瓣环及半月瓣环、主肺动脉、升主动脉、左肺动脉、右肺动脉、主动脉弓及峡部、动脉导管内径。测量心房大小、心室长轴及短轴内径、心室游离壁及室间隔厚度、卵圆孔大小等。

（5）心律和心率：M型超声具有较高的时间分辨率，可测定心房律、心室律及两者的关系，脉冲多普勒或组织多普勒也可用于评估胎儿心律及心率。

（6）其他：三维及四维超声已用于观察心脏结构异常和测定血流参数如心排血量。多普勒超声和斑点追踪技术被用来测量心室应变率和心肌综合指数（myocardial performance index）。

2.胎儿超声心动图检查流程　胎儿心脏检查可包括以下3个步骤。

（1）确定胎儿方位、内脏位置、心脏位置及心轴。

①确定胎儿的左、右侧，判断内脏正位与反位、心脏的位置及与内脏的位置关系；

②确定静脉与心房连接关系，即下腔静脉连接的心房为解剖右心房，肺静脉连接解剖左心房；

③确定心脏位于膈肌之上，约2/3位于左侧胸腔，心尖指向左前，心轴约为45°。

（2）确定房室连接关系及左、右房室瓣。

①心脏包含4个腔室，舒缩正常，左、右心大小基本对称；

②连接关系协调一致，即解剖左心房对应解剖二尖瓣和解剖左心室、解剖右心房对应解剖三尖瓣和解

剖右心室；

③十字交叉存在，房室瓣附着点存在差别（解剖三尖瓣隔瓣根部与解剖二尖瓣前叶根部相比更靠近心尖），瓣膜启闭正常。

（3）确定心室与大动脉连接关系、大动脉相互关系及主动脉弓、动脉导管弓的内径比例关系。

①解剖左心室（室壁较厚、内膜光滑，心腔形态呈圆锥形）与主动脉（走行为弓形，向头侧有 3 个分支，根部有冠状动脉起源）相连接；

②解剖右心室（室壁较薄、内膜面有较多的肌小梁，心尖 1/3 处存在特征性的调节束，心腔形态呈半月形）与肺动脉（走行一小段后分为 2 个内径接近的分支，根部无冠状动脉起源）相连接；

③左、右心室流出道内径基本一致，通过室间隔分开，评估左心室流出道与室间隔的连接关系（前连续）及二尖瓣前叶的连接关系（后连续）；

④两流出道呈交叉环抱关系，夹角约 70°，两者内径基本一致；

⑤大血管-心室连接关系一致，即解剖左心室与主动脉相连、解剖右心室与肺动脉相连；

⑥主动脉弓及动脉导管弓内径、比例关系及走行正常。

3. 检查结果的记录　胎儿超声心动图检查结果应以电子文档或纸质文档方式保存，以用于病例的回顾和转诊。同时应储存标准切面的图像或将图片打印出来。建议同时保存静态和动态图像，包括三维和四维超声容积数据。

六、胎儿超声心动图检查的安全性

随着超声技术在产科临床的广泛应用，关于超声检查安全性的问题逐渐引起人们的关注。美国医学超声和生物学联合会和欧洲超声医学及生物学联合会均指出，诊断剂量的超声是安全的，目前尚无明确的研究结果表明产前超声对胎儿有不良影响，超声检查获得诊断信息的有益性远远大于其潜在危害。但部分研究结果仍提示超声对快速生长的胎儿可能存在不良影响。

热效应和空化效应通常被认为是造成组织损伤的两大机制。当超声波在组织内传播时，由于声波散射和组织吸收其能量不断衰减，吸收的能量会使组织温度升高，可能造成组织损伤。空化效应则是介质暴露于超声场时，其内气体或含气的空腔（气泡）的形成和变化过程。目前的超声系统通过热指数（thermal index，TI）能够显示潜在温度的升高，并将热指数分为软组织热指数（TIS）、骨骼热指数（TIB）和颅骨热指数（TIC）。TI 能评估温度的升高，与摄氏温度的换算大致相同（如 TI=2 表示在该超声系统设置的条件下，温度升高的最大范围为 2℃）。机械效应用机械指数（mechanical index，MI）来评估。MI 的定义为超声在弛张期的负压峰值与超声频率的平方根之比。MI 增大，机械损伤的危险性相应增加。

与二维超声相比，多普勒超声的检查时间一般较长，输出的能量更多，可能产生的不良反应也更大。当使用频谱多普勒选择高能量输出及速度标尺时，或使用彩色多普勒取样框较小或位置较深时，声波能量最强，引发热效应的可能最大。现有的多普勒超声未发现明确的不良反应，但当设定为最大输出模式时难免可能在骨组织表面产生显著热效应。而且，随着超声新技术如组织多普勒、三维/四维超声等的不断发展，有些技术如组织谐波成像和编码激励技术可能比常规超声检查的暴露强度高。

目前对胎儿超声心动图检查的输出功率无明确的限制，但同样应遵循"ALARA"（as low as reasonably acceptable）原则，使用能完成该检查的最小超声能量，获得诊断信息的同时应尽量降低暴露剂量。建议胎儿超声心动图检查的能量指标如下。①声能量（acoustic output）：94 mW/cm^2；②TI：早孕期 TI < 0.5，当 0.5 ≤ TI < 1.0 时，检查时间应当 < 30 min；③MI：当存在气体时，MI 应 < 0.4，不存在气体时，MI 可以根据需要适当增加，但尽可能保持较低的水平。因此，胎儿超声心动图检查的超声医师应很好地熟悉所操作仪器的参数调节，注意监测屏幕上的 TI 和 MI 值，避免不必要的高强度和长时间的检查，以减少声能的输出。在孕周较小时更应最大限度地缩短检查时间，持续照射时间不超过 5 ~ 10min，总照射时间不超过

60min。必要时可等待胎儿体位改变以获取满意切面，甚至重新预约检查时间，以避免胎儿长期持续暴露在超声照射下。

（戴　晴　欧阳云淑）

主要参考文献

[1] Callen PW.妇产科超声学.常才，戴晴，谢晓燕，主译.5版.北京：人民卫生出版社，2010：442-510.

[2] 李胜利.胎儿畸形产前超声诊断学.北京：人民军医出版社，2006：89-112.

[3] International Society of Ultrasound in Obstetrics and Gynecology. Cardiac screening guidelines of the fetus：guidelines for performing the 'basic' and 'extended basic' cardiac scan. Ultrasound Obstet Gynecol.2006,27（1）：107-113.

[4] International Society of Ultrasound in Obstetrics and Gynecology. ISUOG consensus statement：what constitutes a fetal echocardiogram? Ultrasound Obstet Gynecol, 2008, 32（2）：239-242.

[5] International Society of Ultrasound in Obstetrics and Gynecology. ISUOG practice guidelines (updated)：sonographic screening examination of the fetal heart. Ultrasound Obstet Gynecol, 2013, 41（3）：348-359.

[6] American Institute of Ultrasound in Medicine.AIUM Practice Guidelinefor the Performance of Fetal Echocardiography. J Ultrasound Med, 2013, 32（6）：1067-1082

[7] Chaoui R, Hoffman J, Heling KS. Three-dimensional (3D) and 4D color Doppler fetal echocardiography using spatio-temporal image correlation (STIC) . Ultrasound Obstet Gynecol, 2004, 23（6）：535-545.

[8] Chaoui R, Heling KS. New developments in fetal heart scanning：Three- and four-dimensional fetal echocardiography. Semin Fetal Neonatal Med, 2005, 10（6）：567-577.

[9] Acar P, Battle L, Dulac Y. Real-time three-dimensional fetal echocardiography using a new transabdominal xMATRIX array transducer. Arch Cardiovasc Dis, 2014, 107（1）：4-9.

[10] Godfrey ME, Messing B, Cohen SM. Functional assessment of the fetal heart：a review. Ultrasound Obstet Gynecol, 2012, 39（2）：131-144.

[11] 全国胎儿心脏检查协作组（赵博文、李治安执笔）.胎儿心脏超声检查规范化专家共识.中华超声影像学杂志，2011，20（10）：904-909.

[12] 赵博文.胎儿超声心动图规范化检查与解读.浙江医学，2012，34（6）：399-404.

Chapter 2

胎儿心脏的发育及病理解剖学基础

第一节　心血管系统的胚胎发生

一、生心区的形成

心血管系统由三胚层时期的中胚层发育而来。

在受精第2周末和第3周初，在二胚层胚盘头端的中央，内胚层细胞和原始外胚层细胞紧密相贴形成一圆形致密区域，称脊索前板（后发育成口咽膜）。胚盘尾端中央，以同样方式形成一泄殖腔膜。

与此同时，原始外胚层细胞分裂增殖，向胚盘尾端中线迁移并下陷，形成一浅沟，即原沟。原沟的深面，下陷的原始外胚层细胞形成一纵行的细胞索即原条。原条头端的细胞密集，形成原结，其背侧面凹陷，称原凹。原条的出现与胚体中轴和头尾端的确立，与中胚层的发生及早期胚胎的正常发育密切相关。随后，原始外胚层细胞继续不断分裂增殖并通过原条在内胚层和原始外胚层之间向周围迁移，形成一层新的细胞层，称胚内中胚层，也就是中胚层。

中胚层细胞向周围扩展，直达胚盘边缘，并与胚外中胚层相连续。但是，中胚层细胞并不进入脊索前板和泄殖腔膜。其中，绕过脊索前板而进入脊索前板头侧的中胚层细胞即形成未来心脏发生的原基，称为生心区。

二、原始心管的产生及演变

胚胎发生第18～19天时，生心区内的中胚层出现分散的小空腔，后彼此融合成左右对称的大腔，称围心腔，未来将发育形成心包腔。随着围心腔的出现，其腹侧的中胚层细胞增殖分化成前心内膜细胞，并密集排列，逐渐形成两条左右对称的纵行细胞索，称为生心索。随后生心索内出现空腔，逐渐变成一对内皮性的心内膜心管，即原始心管。与此同时，胚体发育增大，其头、尾部及两侧均向腹侧卷屈，分别形成头褶、尾褶和侧褶。头褶的出现，使位于脊索前板（口咽膜）前方的围心腔和原始心管转移到口咽膜的腹侧，且心管移位到围心腔的背侧。最后，心管和围心腔由颈部移位到了胸部。

侧褶的出现则使两侧的心管逐渐向中线靠拢，并自头端向尾端逐渐融合，至第21天左右，变成了一条单一直形的心管。

心管形成的同时，两侧围心腔也不断扩展并向中线融合，加之心管及周围间充质不断向腹侧陷入围心腔，结果在心管的背侧和腹侧分别形成心背侧系膜和心腹侧系膜。心腹侧系膜很快消失，使两侧围心腔在心管腹侧相通；背侧系膜暂时保留，使心管背侧与体壁相连。稍后，心背侧系膜中央也大部消失，围心腔背侧部也左右贯通，最终发育成心包横窦。至第7周时，围心腔已发育成为独立的心包腔。此时，心管已悬浮在心包腔内，只有头尾两端仍连于心包组织。

在此期间，心管壁的内层细胞即为原始心内膜，最终发育成心内膜；心管周围的中胚层细胞逐渐增厚，发育成肌外膜套，包在原始心管的外层，未来发育成心肌膜（心肌层）和心外膜；由心肌膜分泌产生一层透明胶冻样的细胞外基质，称心胶质，充填于心内膜和心肌膜之间，其中含有间充质细胞，未来的发育过程中分化形成心内膜下组织，如心内膜垫、心球嵴、膜性室间隔和心瓣膜等重要结构。至此，早期的心管已具备心内膜、心肌膜和心外膜三层结构的原始心脏的雏形。

三、人胚心脏外形的演变

在心管融合的同时，由于心管各部生长的速率不等，结果自头端至尾端依次形成了心球、心室和心房三个膨大。随后，心球向心管的头端延伸，出现单管状的动脉干，心管尾端出现横行膨大的静脉窦。由于心管两端固定在心包上，其余部分悬于心包腔内，其生长速度超过心包腔，以致心管在心包腔内出现弯曲生长。特别是心球和心室的生长速度最快，结果两者之间发生"U"形弯曲，称球室襻，其凸面朝向右、前、尾侧方（即心球向右前下方延伸，心室向左后上方折转）。礬在心管表面的沟称为球室沟，在管腔面的嵴称为球室褶。随后，心球和心室继续扩大，使球室沟逐渐变浅，球室褶被吸收而消失。此时，心球中部膨大，称心动脉球，未来发育成心室的流出道；尾部被心室吸收变成为原始右心室，原来的心室变为原始左心室。左、右原始心室之间的表面又出现室间沟。与此同时，心房亦逐渐上移至心室头端的背侧（后面），成原始心房，且稍偏左侧；静脉窦也移至心房背面的尾侧，并以较小的窦房孔与心房相通。此时的心脏已弯曲成"S"形。由于心房前面邻心室，后面紧邻未来的食管，所以继续发育时会向两侧扩张膨大，膨出于动脉干的两侧。由于心房和心室膨大，而两者的连接部生长较慢，形成狭窄的房室管，其表面呈现较深的房室沟。至此，约为胚胎第7周末，人胚心脏的外形已初具成体心脏的雏形，但内部分隔仍未最后完成（图2-1-1）。

四、人胚心脏的内部分隔及其演变

人胚心脏内部各腔的分隔是同步进行的，约于胚胎第4周开始。具体包括房室管的分割、原始心房的分割、静脉窦的演变和左右心房的形成、原始心室的分割及心球和动脉干的分隔。约第8周基本完成，胚胎心逐步变成了类似成人的四腔心。

（一）房室管的分割及房室瓣的形成

在人胚心脏的早期，原始心房位于原始心室的后上方，两者之间以较狭窄的房室管相连通。随着心房心室的发育，房室管逐渐缩短而变成房室孔，并且逐渐向右侧移位。孔的下方正对分割中的左、右心室，上方正对分割中的左、右心房。约胚胎第4周末时，房室孔的背侧壁（后壁）和腹侧壁（前壁）的心内膜下组织（心胶质和间充质细胞）增生，连同其表面的心内膜组织一起向心腔突出而形成一对隆起，分别称为背侧（后）心内膜垫和腹侧（前）心内膜垫。随着发育，两心内膜垫不断相对增长并互相靠近，以至于在管腔中线处相遇而融合，最终形成中心房室心内膜垫（又称中间间隔）。至此，房室孔就被分隔成左、右两个房室孔，分别连通左心房、左心室或右心房、右心室（图2-1-2）。

房室管的心内膜垫正好位于心脏主要间隔（如房间隔和室间隔）的交汇处，它不仅分割了房室管，而且还参与了左、右心房的分割和左、右心室的分割。因此，分隔房室管的心内膜垫发育异常，就可导致多种先天性心脏病的发生，如房间隔缺损、室间隔缺损、大血管畸形等（见后述）。

房室瓣位于心房和心室交界部位的左、右房室孔处。房室管管壁及已融合的心内膜垫部位，心内膜下组织（心胶质和间充质）局部增生，连同心内膜一起形成的朝向心室方向的突起，称瓣膜隆起。其朝向心室的一面有大量心肌组织，连于心室壁的肌柱。随着发育，瓣膜隆起变薄，基部变宽，心室面的心肌消失而逐渐变成薄型的房室瓣。与房室瓣相连的心肌逐渐演变成腱索，而心壁的肌柱发育为心室乳头肌。最终，位于左、右房室口的瓣膜隆起发育形成了三尖瓣（右室室口）和二尖瓣（左房室口）（图2-1-2）。

（二）原始心房的分割

人胚胎第4周，房室管分割的同时，在原始心房顶壁靠背侧部的中线部位发出一个新月形的矢状位薄膜，称第一房间隔（原发隔），并沿原始心房的背侧壁和腹侧壁不断向心内膜垫方向扩展。在第一房间隔和心内膜垫未完全融合前，其游离缘和心内膜垫之间留有一暂时性孔，称第一房间孔（原发孔）。随着第一房间隔的生长和心内膜垫的向上突起，两者逐渐融合，致第一房间孔逐渐缩小以至消失。在第一房间孔完全关闭消失前，第一房间隔上部中央变薄形成若干小孔，并融合成大孔，称为第二房间孔（继发孔），此时第一房间孔已完全消失。至此，原始心房被分隔成左右两部分，之间以第二房间孔相通。

胚胎第5周末时，紧邻第一房间隔的右侧，从心房顶壁的腹侧部又发出一半月形隔，较第一房间隔稍厚，称第二房间隔（继发隔），逐渐向后下方向生长，其弧形游离下缘正对下腔静脉口。当第二房间隔前后两端与心内膜垫融合时，隔中部弧形游离缘的下方形成一卵圆形孔裂，称卵圆孔。卵圆孔的位置位于第

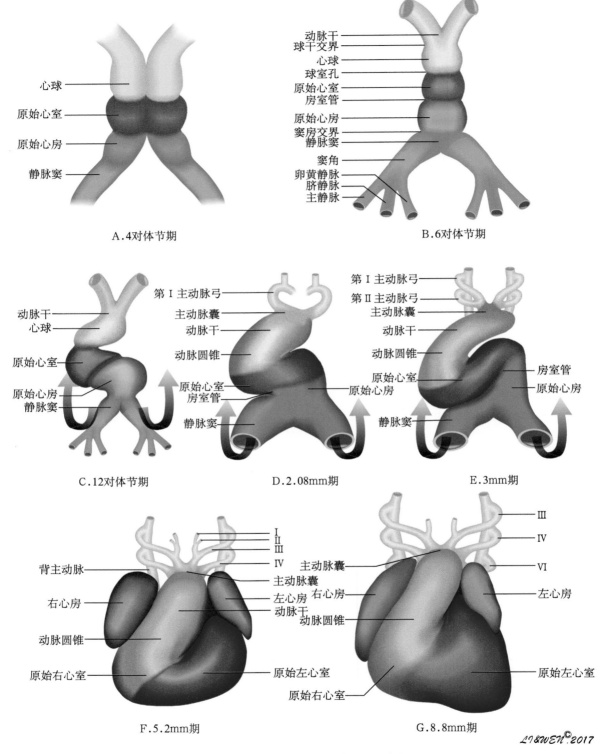

心球
原始心室
原始心房
静脉窦

A.4对体节期

动脉干
球干交界
心球
球室孔
原始心室
房室管
原始心房
窦房交界
静脉窦
窦角
卵黄静脉
脐静脉
主静脉

B.6对体节期

动脉干
心球
原始心室
原始心房
静脉窦

C.12对体节期

第Ⅰ主动脉弓
主动脉囊
动脉干
动脉圆锥
原始心室
房室管
静脉窦
原始心房

D.2.08mm期

第Ⅰ主动脉弓
第Ⅱ主动脉弓
主动脉囊
动脉干
动脉圆锥
原始心室
静脉窦
房室管
原始心房

E.3mm期

Ⅰ
Ⅱ
Ⅲ
Ⅳ
背主动脉
主动脉囊
右心房
左心房
动脉干
动脉圆锥
原始右心室
原始左心室

F.5.2mm期

Ⅲ
Ⅳ
Ⅵ
主动脉囊
右心房
左心房
动脉圆锥
原始左心室
原始右心室

G.8.8mm期

图2-1-1　心管的发育-心脏外形的变化

A.心管形成初期。B.单腔的原始心管形成，出现心球、原始心室和原始心房。C、D、E.原始心管开始变形、弯曲、移位，心球心室段向右侧襻状弯曲，房室管、原始心房及静脉窦后移并向上弯曲（弯箭头）。F.房室管移至原始心室后方。G.心房和静脉窦上移至心室上方

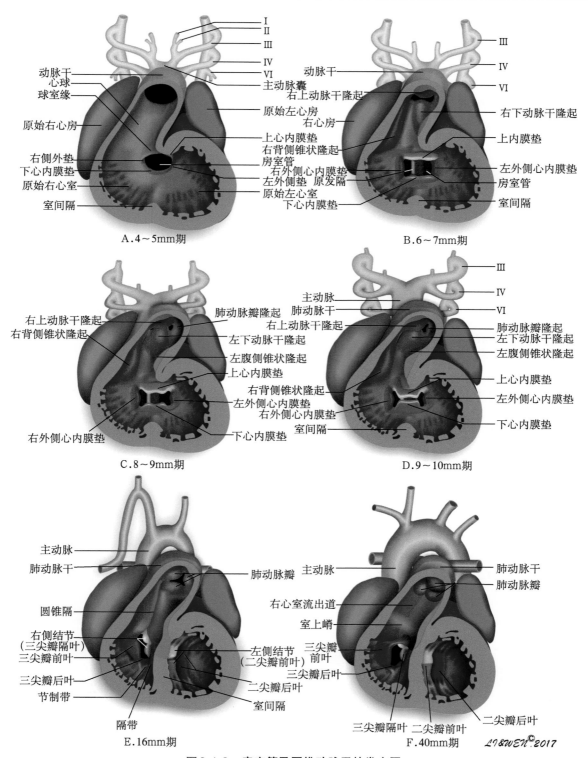

图 2-1-2　房室管及圆锥动脉干的发育图

　　A.房室管右移至中线，骑跨在室间隔的背侧，与左、右心室相通。B.房室管的左、右外侧心内膜垫及上、下心内膜垫开始发育，圆锥部出现锥状隆起。C、D、E、F.上、下心内膜垫向对侧发育，形成左、右房室管、三尖瓣隔叶及二尖瓣前叶，左外侧心内膜垫及右外侧心内膜垫分别发育成二尖瓣后瓣叶、三尖瓣前瓣叶及三尖瓣后瓣叶。圆锥部的左腹侧锥状隆起及右背侧锥状隆起继续发育并融合，形成圆锥隔。室间隔发育与圆锥隔融合

二房间孔的后下方，两者上下互相交错。因而第二房间隔遮挡于第二房间孔的右侧。因为第一房间隔较薄，其顶部逐渐吸收消失，下部贴于卵圆孔的左侧，形成卵圆孔瓣（图2-1-3）。

胎儿时期，由于肺循环还未建立，右心房压力高于左心房，所以右心房血液经卵圆孔推开卵圆孔瓣，再经由第二房间孔流入左心房。而左心房的血液不会经卵圆孔进入右心房。出生时，由于肺循环的建立，左心房压力升高，使卵圆孔瓣受压而与第二房间隔紧密相贴，从而使卵圆孔关闭而成为卵圆窝。至此，左、右心房被完全分开。

（三）静脉窦的演变及左、右心房的发育

胚胎第4周时，静脉窦位于原始心房尾侧端的背面，分为对称的左、右两角，两角汇成横段，以窦房孔开口于原始心房。两角分别接受左或右侧的卵黄静脉、脐静脉和总主静脉（图2-1-4）。随着肝的发生，使得两侧脐静脉和左侧卵黄静脉逐渐被吸收、退化，从而使右卵黄静脉改建成了下腔静脉的近侧段而汇入静脉窦右角。另外，由于头端左、右头臂静脉的逐渐形成，使得左、右前主静脉的尾段和右总主静脉汇合共同形成上腔静脉，也汇入静脉窦右角。这样，使得经过静脉窦右角回流入心的血量大大增加，静脉窦右角明显扩张变大；而静脉窦左角由于回心血量的减少逐渐退化变细，近侧段演变成了狭窄的冠状窦，开口于静脉窦右角；远侧段则演变成左房斜静脉的近侧部（图2-1-4）。以上变化导致了窦房孔的右移。至胚胎第7～8周，静脉窦右角被右房吸收融合而成为永久性右心房的一部分，称右心房窦部（或腔静脉窦），其内壁光滑。而原始右心房被挤向前方，位于动脉干的右侧，发育成为右心耳，其内壁有隆起的梳状肌。

原始左心房扩大时，其后壁向外突出一盲管，称肺静脉干，逐渐与肺芽组织内形成的4条肺静脉连通，使肺静脉的血液流入左心房（图2-1-5）。随后，肺静脉干不断扩张，并入左心房成为左心房的后部，原始左心房被推向前方，位于动脉干的左侧，发育为左心耳，其内壁也有梳状肌。

（四）动脉干和心动脉球的分割

人胚第5周时，动脉干腔内，心内膜下组织（包括心胶质和间充质细胞）局部增生，连同表面的内膜一起沿动脉干全长形成两条螺旋状纵嵴，分别称为左、右动脉干嵴；与此同时，心动脉球内也同样形成一对纵行的球嵴。以后左、右动脉干嵴和左、右球嵴均相对生长逐渐靠拢，并互相连接，以致在动脉干及心动脉球的中线处融合，形成一螺旋状走行的隔膜，称主肺动脉隔，将动脉干分割成为主动脉（升主动脉）和肺动脉干（图2-1-6）。由于主肺动脉隔呈螺旋状走行，所以肺动脉干和升主动脉亦呈螺旋状互相缠绕。同时，心动脉球也被主肺动脉隔分隔成为右心室的肺动脉圆锥和左心室的主动脉前庭，分别与肺动脉干及升主动脉相连，两者的内腔面光滑。原始心室的内腔面则有隆起的肌小梁形成。

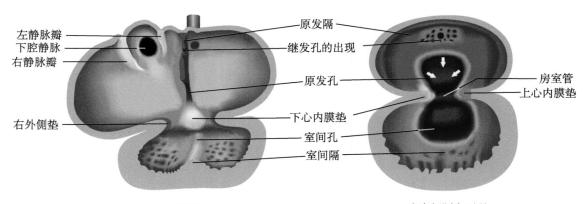

左静脉瓣　　　　　　　　　　　　　　　　原发隔

下腔静脉　　　　　　　　　　　　　　继发孔的出现

右静脉瓣

　　　　　　　　　　　　　　　　　　　原发孔　　　　　　　　　　房室管

　　　　　　　　　　　　　　　　　　　　　　　　　　　　　　　上心内膜垫

右外侧垫　　　　　　　　　　　　　下心内膜垫

　　　　　　　　　　　　　　　　　　室间孔

　　　　　　　　　　　　　　　　　　室间隔

A. 四腔观　　　　　　　　　　　　　　B. 房室间隔右面观

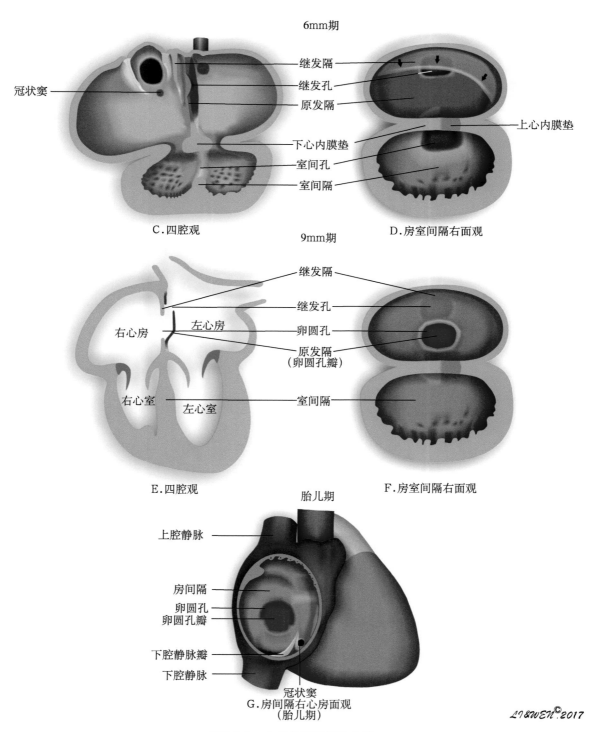

6mm期

C.四腔观

继发隔
继发孔
原发隔
上心内膜垫
冠状窦
下心内膜垫
室间孔
室间隔

D.房室间隔右面观

9mm期

继发隔
继发孔
卵圆孔
右心房
左心房
原发隔
（卵圆孔瓣）
右心室
左心室
室间隔

E.四腔观

F.房室间隔右面观

胎儿期

上腔静脉
房间隔
卵圆孔
卵圆孔瓣
下腔静脉瓣
下腔静脉
冠状窦
G.房间隔右心房面观
（胎儿期）

LI&WEN©2017

图 2-1-3　心房分隔的胚胎发育

A、B.胚胎第4周末，原发隔及原发孔形成。C、D.原发隔闭合，继发孔及继发隔出现。E、F.继发隔向心内膜垫方向生长，其前、后缘与心内膜垫融合，下缘出现卵圆孔。G.胎儿期房间隔右心房面显示房间隔（继发隔）、卵圆孔和卵圆瓣（原发隔）

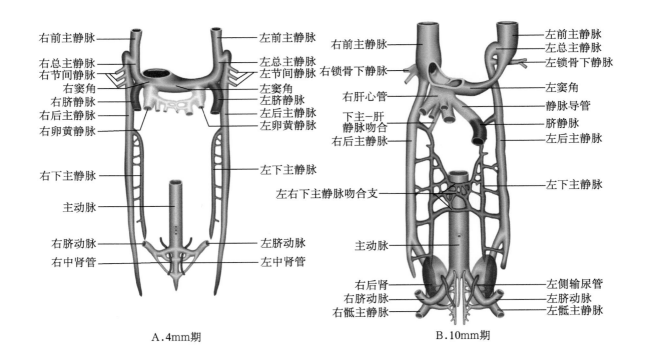

右前主静脉 ——— 左前主静脉
右总主静脉 ——— 左总主静脉
右节间静脉 ——— 左节间静脉
右窦角 ——— 左窦角
右脐静脉 ——— 左脐静脉
右后主静脉 ——— 左后主静脉
右卵黄静脉 ——— 左卵黄静脉

右下主静脉 ——— 左下主静脉

主动脉

右脐动脉 ——— 左脐动脉
右中肾管 ——— 左中肾管

A.4mm期

右前主静脉 ——— 左前主静脉
——— 左总主静脉
右锁骨下静脉 ——— 左锁骨下静脉
右肝心管 ——— 左窦角
下主–肝 ——— 静脉导管
静脉吻合 ——— 脐静脉
右后主静脉 ——— 左后主静脉

左右下主静脉吻合支 ——— 左下主静脉

主动脉

右后肾 ——— 左侧输尿管
右脐动脉 ——— 左脐动脉
右骶主静脉 ——— 左骶主静脉

B.10mm期

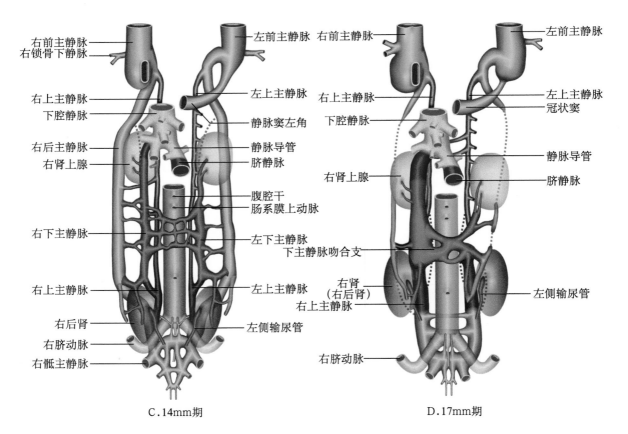

右前主静脉 ——— 左前主静脉
右锁骨下静脉

右上主静脉 ——— 左上主静脉
下腔静脉 ——— 静脉窦左角
右后主静脉 ——— 静脉导管
右肾上腺 ——— 脐静脉

——— 腹腔干
——— 肠系膜上动脉

右下主静脉 ——— 左下主静脉

右上主静脉 ——— 左上主静脉

右后肾 ——— 左侧输尿管
右脐动脉
右骶主静脉

C.14mm期

右前主静脉 ——— 左前主静脉

右上主静脉 ——— 左上主静脉
下腔静脉 ——— 冠状窦
右肾上腺 ——— 静脉导管
——— 脐静脉

下主静脉吻合支

右肾
（右后肾）
右上主静脉 ——— 左侧输尿管
右脐动脉

D.17mm期

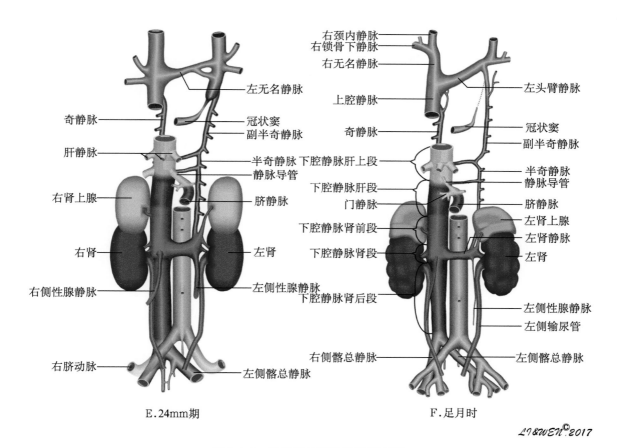

图 2-1-4 体静脉的胚胎发育示意图

A.胚长 4mm 期，静脉窦的尾侧出现三对体静脉，分别为卵黄静脉、脐静脉和总主静脉，左右总主静脉迅速分为前主静脉和后主静脉，后主静脉的起始部向腹侧发出下主静脉。B.胚长 10mm 期，双侧卵黄静脉、左侧脐静脉、双侧前主静脉、双侧后主静脉及双侧下主静脉继续发育，右侧脐静脉退化。C.胚长 14mm 期，左右后主静脉向胎儿背侧发育出左右上主静脉。D.胚长 17mm 期，双侧后主静脉大部分退化（蓝色虚线所示），双侧上主静脉中段退化（棕色虚线所示）。E.胚长 24mm 期，伴陪着各体静脉的发育与退化，胚胎的体静脉系统已具胎儿期的形态。F.足月时，胎儿体静脉系统示意图

当螺旋状的主肺动脉隔完全分隔升主动脉和肺动脉干时，在肺动脉干和升主动脉的开口处，亦即心动脉球和动脉干的交界处，内膜下的心胶质和间充质局部增生，与表面的内膜一起共同形成 3 个瓣膜隆起，逐渐发育成 3 个半月形薄膜状瓣膜，称半月瓣（主动脉口者称主动脉瓣，肺动脉干者称肺动脉瓣）（图 2-1-2）。半月瓣的游离缘都朝向动脉方向。

（五）原始心室的分割

人胚第 4 周末，原始心室中部的底壁上开始向上长出一个较厚的近似矢状位的半月形肌性嵴，称室间嵴，将原始心室不完全地分成左、右两部。室间嵴凹陷的上缘与心内膜垫之间形成一较大的半月形孔，称室间孔，使左、右心室相通。室间嵴的前、后部沿心室的前、后壁不断向心内膜垫的方向扩展增长，最终发育成左、右心室之间的肌性间隔，称室间隔肌部，其位置相当于心室表面的室间沟。此时室间孔已相对缩小。胚胎第 7 周末，由于心动脉球内的左、右球嵴对向生长融合，同时向下延伸，分别与室间隔肌部的前、后缘融合，从而使室间孔的上部被关闭；随后，室间孔的其余部分则由于腹、背侧心内膜垫的融合及

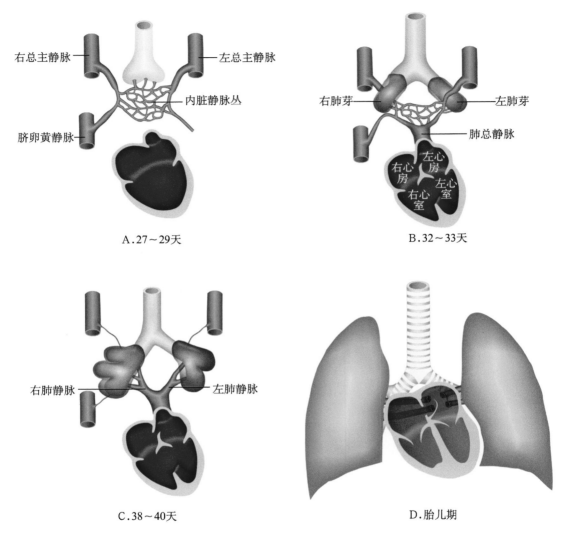

图 2-1-5   肺静脉胚胎发育示意图

A.原始肺芽组织被内脏静脉丛包绕，但与心脏无连接，部分成为肺血管床。B.共同肺静脉形成（来源于心房），连接肺静脉丛和心脏窦 - 房部。C.肺血管床和内脏静脉丛的连接消失，肺血管床形成四支肺静脉，通过共同肺静脉与心房连接。D.共同肺静脉是一个临时性结构，以后逐渐与左心房融合，四支肺静脉直接与心房连接

向室间孔方向的增长而被封闭。至胚胎第8周末，封闭室间孔的所有结构，包括左、右球嵴和心内膜垫、室间隔肌部游离缘，就共同形成了室间隔膜部，从而使左、右心室完全分隔。值得一提的是，室间隔膜部的下部分割的是左、右心室，称为室间隔膜部的室间部；而上部的一小部分位于右心房和主动脉前庭之间，分割的是右心房和左心室，故又称为室间隔膜部的房室间部（图 2-1-7）。

五、弓动脉的演变及动脉导管的形成

在原始心管的早期，动脉干的头端和动脉囊相连，而动脉囊是随后发生的6对弓动脉的起始部。6对弓动脉先后自动脉囊发出，走行于胚胎早期的各对鳃弓内，与同侧的背主动脉相连通，其演变过程各不相

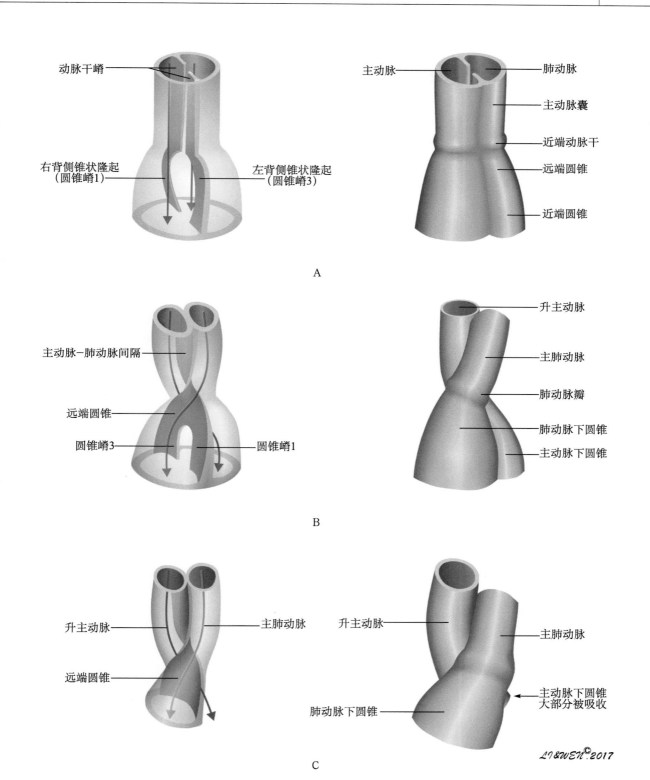

图 2-1-6 圆锥动脉干的分隔、旋转和吸收示意图

A.胚胎第 4 周末，圆锥动脉干内腔形成两条纵行的嵴。B.主动脉-肺动脉间隔完成，圆锥部旋转完毕，主动脉瓣下圆锥与左心室沟通，肺动脉瓣下圆锥与右心室沟通。C.近端圆锥吸收，肺动脉瓣下圆锥部分吸收缩短，但仍保留完整的圆锥结构，而主动脉瓣下圆锥大部分被吸收，不存在完整的圆锥

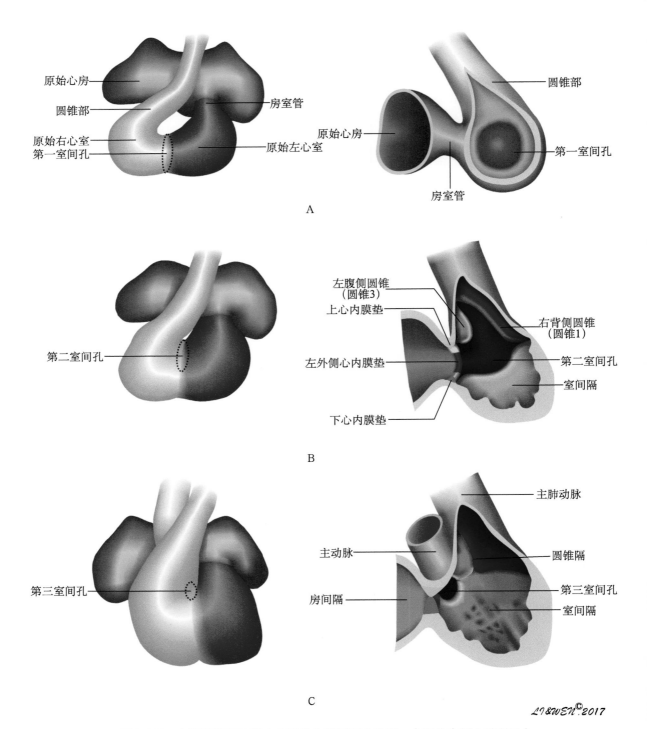

A.表示第一室间孔，即肌部室间隔刚刚出现，心球孔和房室孔尚未靠拢，第一室间孔为一完整的环。B.表示第二室间孔，由于心球孔和房室孔的靠拢与汇合，室间孔的周边失去了原来的完整性，不再是一个环，而是在头侧向圆锥部开口，在背侧向房室孔开口。C.表示第三室间孔，为室间孔的最后阶段，它进一步缩小，再次成为四周完整的环，因为心内膜垫汇合后闭合了室间孔背侧的缺口，圆锥隔汇合又闭合了头侧的缺口，最后第三室间孔被膜样组织覆盖，成为膜部室间隔

图2-1-7 室间隔发育过程（左图为心脏正面心外观，右图为右侧心腔所见）

同。其中，第1、2、5对弓动脉很快地先后退化消失。第3对弓动脉演变成两侧的颈总动脉和颈内、外动脉；左侧第4弓动脉及动脉囊左半演变成主动脉弓，右侧第4弓动脉参与形成右锁骨下动脉；左右两侧第6弓动脉近侧段分别形成左、右肺动脉。右第6弓动脉远侧段消失，而左第6弓动脉远侧段保留，形成连于左肺动脉和主动脉弓之间的动脉导管。

为了读者更好地理解记忆主动脉弓的发育（图2-1-8A～C），Edwards等提出双主动脉弓及双动脉导管的假说模式图（图2-1-8D）。该图为主动脉弓相对较晚期发育模式图，主动脉囊已经被分成升主动脉和主肺动脉，联合背主动脉位于食管和气管后面居中。在气管和食管的左右两侧都有一条主动脉弓通过同侧背主动脉将升主动脉和降主动脉连接，都有一条动脉导管将同侧的肺动脉与降主动脉连接。左右主动脉弓分别发出同侧颈总动脉和锁骨下动脉。正常者，左主动脉弓、左侧背主动脉和左动脉导管持续发育，右锁骨下动脉与降主动脉之间的右侧背主动脉退化，右动脉导管退化（黑色线），右主动脉弓近段发育成无名动脉。

胎儿至出生前，动脉导管始终是开放的，出生后，随着导管壁平滑肌细胞和内膜组织的不规则增生加厚，形成内膜垫突入导管腔内，使管腔变窄。加之局部高压和血栓的形成，使管腔逐渐被堵塞，至出生后3个月左右，导管的管腔完全闭锁而变成动脉韧带。

六、胎儿血液循环途径及出生后的变化

（一）胎儿血液循环途径

由于胎儿的肺尚未执行呼吸功能，肠也不进行物质吸收，所以，胎儿发育所需的氧和营养物质均由母体胎盘获得。胎儿血液在胎盘内与母体血进行物质交换和气体交换，获得充足的氧气（约占80%）和营养物质后，经过脐带中的脐静脉送至肝，大部分血液直接经过肝内的静脉导管进入下腔静脉，小部分经肝血窦进入下腔静脉。在此与来自胎儿下肢、腹、盆腔器官含氧量低及营养物质较少的静脉血混合（混合血液主要含丰富的氧及营养物质），后送入右心房（图2-1-9）。

由于下腔静脉口正对房间隔上的卵圆孔，加之下腔静脉瓣的引导，所以经下腔静脉回流的含氧量高的血液绝大部分直接经卵圆孔流入左心房（由于肺的自主呼吸还未建立，所以，此时由肺部回流入左心房的静脉血量非常少），从左心房进入左心室，再流入升主动脉和主动脉弓，在此，大部分血液流入心的冠状动脉及头颈部、上肢的动脉，以保证胎儿头部和心的发育中能获得充足的氧和营养物质。只有少部分流入降主动脉。

头颈部、上肢及心的静脉血液经上腔静脉和冠状窦回流入右心房，其氧及营养物质含量均较低。这部分血液依据血流动力学原理直接由右心房经右房室孔流入右心室，然后由肺动脉干导出。由于此时的肺动脉分支还不发达，所以，90%的血量直接经动脉导管导入到降主动脉，与少量来自主动脉、含氧量高的血液混合（混合后的血含氧量约为58%），然后经降主动脉的分支分布到腹腔、盆腔器官和下肢；一部分血液则通过胎儿脐带内的脐动脉运送回胎盘，进行第二轮的气体交换和物质交换。

综上所述，胎儿血液循环有以下特点。①通过上、下腔静脉回流入右心房的血液性质不同，经下腔静脉回流的血液中氧及营养物质含量高于经上腔静脉回流的血液；而且，两部分血液在右心房互不相混，而是依照血流动力学规律分别流入右心室或左心房。②由于卵圆孔的存在，右心房的血液可直接流入左心房。胎儿早期，左心房的血液主要来自右心房，随着肺的不断发育增大，肺静脉回流的血量逐渐增多，左心房压力逐渐升高，右心房经卵圆孔流入左心房的血量亦逐渐减少。③由于动脉导管的存在，在胎儿早期，肺动脉干内90%的血量经动脉导管直接流入降主动脉；只有10%的血液经过左、右肺动脉到达肺部。随着肺的不断发育增大，经肺动脉入肺的血量逐渐增多，经动脉导管的血量逐渐减少。④胎儿的心脏功能建立最早，胎儿的头部（包括脑部）及肝的体积和重量均较大，这与胎儿心脏的特殊结构和特殊血循环道路充分保证了它们优先获得丰富的氧及营养物质有关。

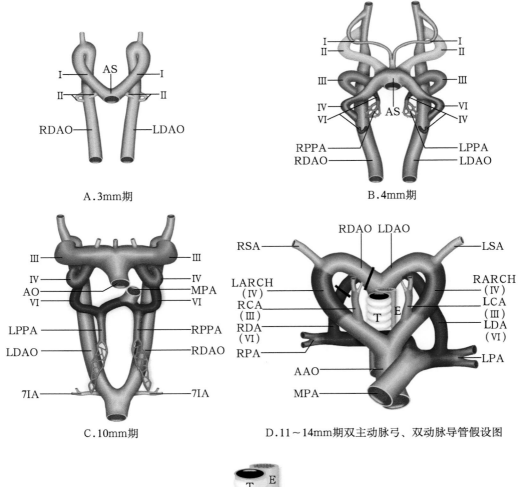

A.3mm期　　　　　　　B.4mm期

C.10mm期　　　D.11～14mm期双主动脉弓、双动脉导管假设图

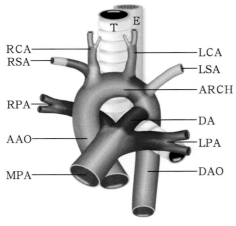

E.胎儿期

图2-1-8　主动脉及其分支胚胎发育示意图

A、B、C、D.为动脉弓发育的不同阶段，图D为双主动脉弓及双动脉导管的假说模式图，图E为胎儿期动脉弓及肺动脉模式图。AS.主动脉囊；Ⅰ、Ⅱ、Ⅲ、Ⅳ、Ⅵ分别为1、2、3、4、6对主动脉弓；LDAO.左背主动脉；RDAO.右背主动脉；LPPA.左原始肺动脉；RPPA.右原始肺动脉；MPA.主肺动脉；AO.主动脉；AAO.升主动脉；RARCH.右位主动脉弓；LARCH.左位主动脉弓；LCA.左颈总动脉；RCA.右总动脉；RSA.右锁骨下动脉；LCA.左锁骨下动脉；T.气管；E.食管；LPA.左肺动脉；RPA.右肺动脉；DA.动脉导管；DAO.降主动脉；ARCH.主动脉弓

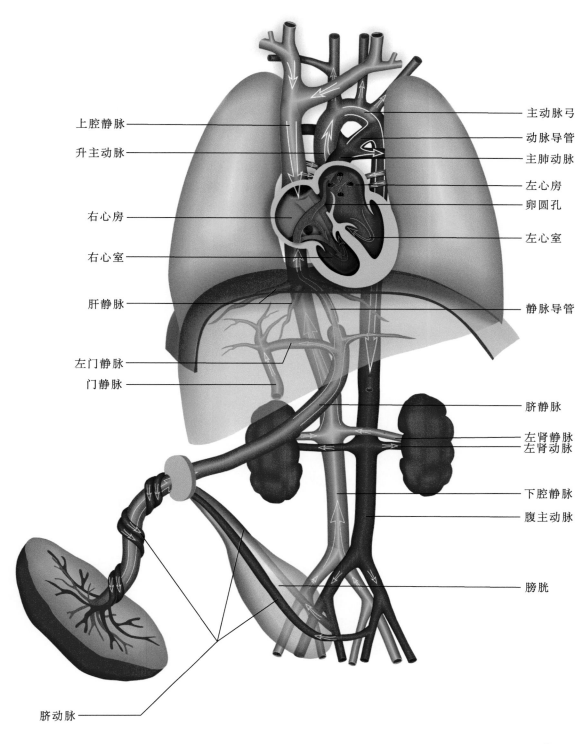

上腔静脉

升主动脉

右心房

右心室

肝静脉

左门静脉

门静脉

脐动脉

主动脉弓

动脉导管

主肺动脉

左心房

卵圆孔

左心室

静脉导管

脐静脉

左肾静脉

左肾动脉

下腔静脉

腹主动脉

膀胱

图 2-1-9　胎儿血液循环途径

（二）出生后的正常变化

胎儿出生时，首先脐带被结扎断离，母体供血停止；同时，肺呼吸活动开始。此两点导致新生儿血液进行气体交换的场所由母体的胎盘转移到了新生儿肺部。结果不仅使某些血管内的血液性质发生了改变，而且导致心、血管结构及血液循环途径发生了一系列重要变化。主要变化如下：①脐静脉弃用、闭锁，转变成肝圆韧带。②脐动脉远段弃用闭锁，转变成腹壁的脐外侧韧带。③肝内的静脉导管闭锁转变成静脉韧带。④卵圆孔闭锁及卵圆窝形成。由于脐静脉闭锁，从下腔静脉进入右心房的血量减少，右心房的压力下降；同时肺开始呼吸，肺内血管扩张，血流量增加，由肺静脉回流入左心房的静脉血明显增多，左心房压力增高超过右心房，导致房间隔上的卵圆孔瓣紧贴第二房间隔，使卵圆孔关闭。右心房的血液不再进入左心房。出生后约1年，卵圆孔瓣才与第二房间隔彻底融合，卵圆孔真正改变成卵圆窝。但约有1/4的人卵圆窝未彻底形成。⑤动脉导管闭锁逐渐变成动脉韧带。肺呼吸开始后，肺动脉进入肺的血量急剧增加，经过动脉导管的血量明显减少。导管管壁平滑肌收缩，平滑肌及内膜增生形成内膜垫突入管腔使管腔狭窄；导管局部血流压力增高，血栓形成使管腔闭锁，出生后3个月左右彻底变成动脉韧带。

第二节　主要先天性心血管畸形及其病理解剖学基础

一、心的畸形

（一）房间隔缺损

房间隔缺损最常见的为卵圆孔未闭，其发生的病理学基础有以下几种类型（图2-2-1）。

1.心房分割过程中，形成卵圆孔瓣的第一房间隔吸收过多，使卵圆孔瓣出现许多穿孔。

2.由于第一房间隔的上部吸收过多，使卵圆孔瓣短小，不足以遮蔽卵圆孔。

3.第二房间隔的发育异常，导致形成过大的卵圆孔，不能被正常的卵圆孔瓣完全遮盖。

4.如2、3种病理基础同时存在，则导致更加严重的房间隔缺损。

以上4种属Ⅱ型房间隔缺损（亦称继发孔型房间隔缺损或卵圆孔未闭），其发生率较高。

5.心房分割过程中，由于心内膜垫发育不全，致使第一房间隔未与其完全融合，第一房间孔不能完全关闭，导致房间隔缺损。此种属Ⅰ型房间隔缺损（亦称原发孔型房间隔缺损），发生率较Ⅱ型低。

更为少见者为房间隔缺如，根本无房间隔形成，形成单心房，即一房二室的"三腔心"。

房间隔缺损一般单独发生，但也可合并肺动脉瓣狭窄、大动脉错位及二尖瓣裂缺等畸形。

如果房间隔缺损，由于出生后的左心房压力高于右心房，使左心房血液不断经缺损的房间隔进入右心房（左向右分流），逐渐加重右半心负荷，继而出现肺动脉高压和肺淤血。

（二）室间隔缺损

包括室间隔膜部缺损和室间隔肌部缺损两种（图2-2-2）。

1.室间隔膜部缺损　较常见。产生原因主要是由于形成室间隔膜部的心内膜垫发育不良或左、右心球嵴发育不良，相互之间和室间隔肌部之间不能完全融合，导致室间隔膜部发生缺损。

2.室间隔肌部缺损　较少见。可以发生在室间隔肌部的任何部位。形成原因可能是室间隔肌部在发育过程中吸收过多所致。

亦有出现室间隔缺如者，非常少见，室间隔未发生，形成两房一室的"三腔心"，即所谓的"单心室"。

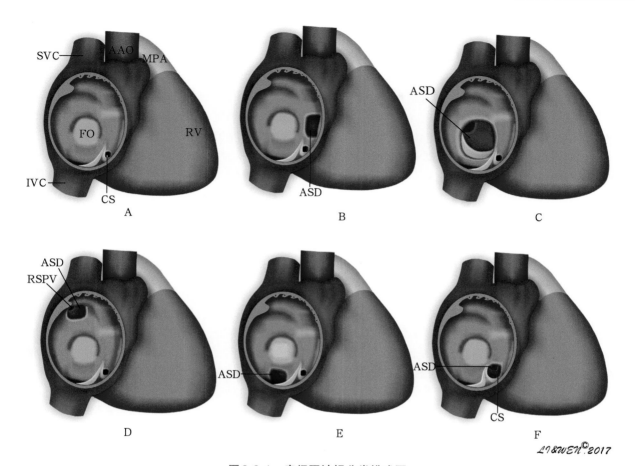

图 2-2-1　房间隔缺损分类模式图

A. 正常房间隔右心房面观。B. 原发孔型房间隔缺损右心房面观。C. 中央型房间隔缺损右心房面观。D. 上腔型房间隔缺损右心房面观。E. 下腔型房间隔缺损右心房面观。F. 冠状静脉窦型间隔缺损右心房面观。SVC. 上腔静脉；IVC. 下腔静脉；ASD. 房间隔缺损；RSPV. 右上肺静脉；CS. 冠状静脉窦；FO. 卵圆孔瓣；MPA. 主肺动脉；AAO. 升主动脉

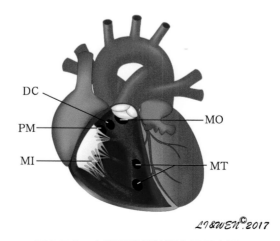

图 2-2-2　室间隔膜部缺损分型示意图

PM. 膜周部室间隔缺损；DC. 双大动脉干下型（嵴内型）室间隔缺损；MO. 流出道肌部（干下型）室间隔缺损；MI. 流入道肌部室间隔缺损；MT. 小梁部肌部室间隔缺损

（三）法洛四联症

该病的基本病理改变包括心血管的4种先天畸形（图2-2-3），①肺动脉狭窄梗阻；②室间隔膜部缺损；③主动脉扩张，并骑跨于缺损的室间隔膜部上方；④右心室肥大扩张。

形成该畸形的主要病理学基础是由于心动脉球分割不均。主肺动脉隔的近端向右发生偏位，使肺动脉过于狭窄（主要靠近瓣膜附近），右心室流出道血流阻力加大，负荷增加，从而引起右心室代偿性肥厚；由于主肺动脉隔的偏位，不能与心内膜垫完全衔接，造成室间隔膜部的巨大缺损，左心室血液向右心室分流，右心室负荷增加，致右心室肥大扩张；由于主肺动脉隔的偏位，使主动脉口管腔扩大并右移，结果骑跨于室间隔膜部的缺损之上，与左、右心室直接沟通，同时接受两心室的血液，致主动脉管腔扩张，管壁增厚。肺动脉越狭窄，右心室流入主动脉的血液越多，主动脉的肥厚和扩张越明显。肺动脉高度狭窄时，肺循环血量极度减少，氧含量不足，患儿可出现发绀、呼吸困难和活动受限等。

二、动脉畸形

（一）动脉干分割异常

1. **动脉干永存**　较为常见。其原因是动脉干嵴发育不良，造成分割动脉干的螺旋形纵隔（主肺动脉隔）严重缺损或未发生，使动脉干未能分割为主动脉和肺动脉干。动脉干骑跨于左、右心室之上；左、右肺动脉直接由动脉干两侧发出。由于左、右心室的血液均注入动脉干，所以，经肺动脉入肺的血量明显增加，致使肺动脉压增高；同时，流经主动脉的混合血液含氧量降低，造成新生儿缺氧（图2-2-4）。动脉干永存往往伴有室间隔缺损。

2. **主肺动脉隔缺损**　原因同上，但较轻。往往是动脉干嵴在融合形成主肺动脉隔时，在动脉瓣附近形成圆形或卵圆形窗孔，又称之为主动脉窗。其结果可导致主动脉和肺动脉的血液发生部分混合。

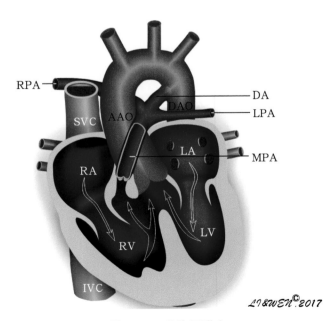

图2-2-3　法洛四联症
RA.右心房；RV.右心室；LA.左心房；LV.左心室；AAO.升
主动脉；MPA.主肺动脉；LPA.左肺动脉；RPA.右肺动脉；DAO.
降主动脉；DA.动脉导管；SVC.上腔静脉；IVC.下腔静脉

3.动脉干分割不均　常发生于半月瓣附近。主要是由于主肺动脉隔形成过程中发生偏位，导致主动脉和肺动脉的分割不均等。可造成一侧动脉粗大，另一侧动脉狭小。即肺动脉干狭窄或主动脉（瓣）狭窄和闭锁。此种畸形，主肺动脉隔常常不会正对室间隔生长，所以易合并形成室间隔膜部缺损，较大的主动脉或肺动脉干往往骑跨在室间隔膜部的缺损部位。

（1）肺动脉干狭窄：此畸形常伴有室间隔膜部缺损而构成法洛四联症（详见前述）。也常伴有肺动脉瓣狭窄，约占先天性心脏病的20%，即3个半月形的肺动脉瓣互相融合成一个圆丘，中央有一个狭窄的肺动脉开口。此畸形由于右心室流出道的血流阻力加大，可造成右心室肥厚（图2-2-3）。

（2）主动脉瓣狭窄或闭锁：3个半月形主动脉瓣的边缘互相融合成一个圆丘，中央留有一个狭窄的主动脉孔（图2-2-5）。此畸形常伴有主动脉近侧段的狭窄。如果在主动脉瓣形成过程中，瓣膜心室面的纤维性组织也未完全退化，则可能形成主动脉瓣闭锁。由于主动脉和主动脉瓣的狭窄，使左心室流出道血流阻力加大，可造成左心室肥厚。

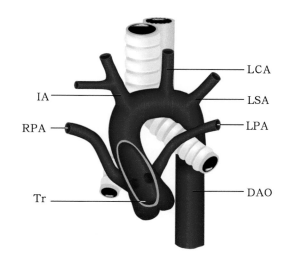

图2-2-4　动脉干永存

Tr.动脉干；LPA.左肺动脉；RPA.右肺动脉；IA.无名动脉；
LCA.左颈总动脉；LSA.左锁骨下动脉；DAO.降主动脉

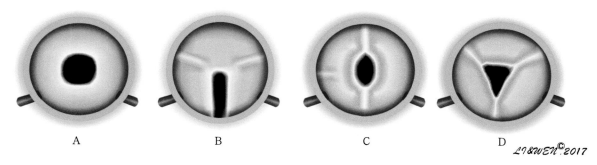

图2-2-5　先天性主动脉瓣狭窄常见类型示意图

A.单瓣畸形，呈隔膜状；B.单瓣畸形，瓣口偏离中心；C.二瓣畸形，交界融合；D.三瓣畸形，交界融合

4.主动脉和肺动脉干错位　是新生儿及婴儿期常见并严重的先天性心脏病，指由于动脉干和心动脉球的分隔异常，主肺动脉隔螺旋形生长的方向与正常相反或没有旋转而直接向下延伸，所导致的主动脉位于肺动脉前面，直接发自右心室，而肺动脉发自左心室的畸形。此畸形常伴有房间隔缺损、室间隔缺损或动脉导管未闭，可使体循环和肺循环的血液直接相交通。此种类型错位称完全性大动脉错位，患儿常有发绀。如果不伴有其他类型心脏畸形，则体循环会严重缺氧而使患儿很快死亡（图2-2-6）。

部分患儿在大血管发生错位的同时，伴有左、右心室及房室瓣的转位，即右心房和左心室相通，左心房和右心室相通。这样，主动脉仍发自左心室，肺动脉仍发自右心室。此种畸形又称为矫正型主动脉肺动脉错位，患儿血液循环可无异常，也可无发绀等临床症状。

5.右心室双出口　是大动脉起始部发育异常的一种形式。动脉干和心动脉球分割过程中，主肺动脉隔不发生正常的螺旋形旋转或反向旋转又不完全（即主动脉和肺动脉干的错位不够完全），就可能发生主动脉和肺动脉干均发自右心室或肺动脉干骑跨于室间隔之上的畸形。此时，主动脉位于肺动脉干的右侧或右前方；右心室内可见到主动脉口和位于其左后方的肺动脉口，以及全部或大部肺动脉瓣。此种畸形常伴有较大的室间隔缺损和其他畸形。进入体循环的是氧含量较低的混合血，新生儿可出现发绀（图2-2-7）。

（二）主动脉缩窄

此畸形较多见。其病理学改变是主动脉的局部缩窄。缩窄部位一般在动脉导管和主动脉连接处的前方或后方。以导管连接部位后方缩窄多见，称导管后缩窄，程度一般较轻，动脉导管正常关闭。缩窄部位前后的主动脉分支可有广泛的侧支吻合，通过侧支循环道路来保证身体下部的血液供应。若缩窄发生在导管连接部位的前方，则常伴有动脉导管未闭，此时肺动脉中含氧量低的静脉血可经动脉导管进入主动脉远侧段而供应下半身，但往往出现下半身发绀、下肢冰冷和跛行等症状。

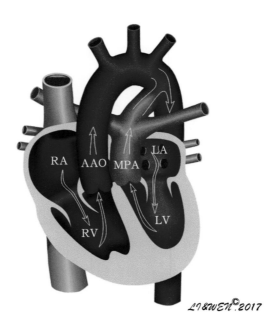

图2-2-6　主动脉和肺动脉干错位
RA.右心房；RV.右心室；LA.左心房；LV.左心室；AAO.升主动脉；MPA.主肺动脉

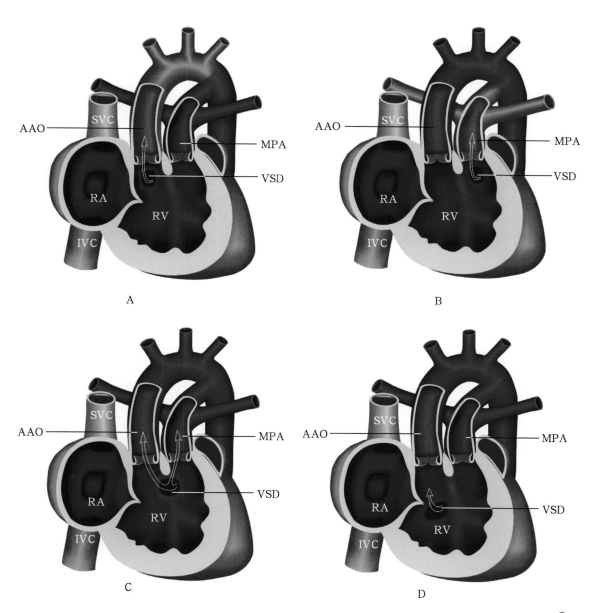

图 2-2-7 右心室双出口与室间隔缺损关系模式图

A.室间隔缺损位于嵴下,开口正对主动脉瓣下。B.室间隔缺损位于嵴上,开口正对肺动脉瓣下。C.室间隔缺损位于嵴内,开口位于主动脉瓣下及肺动脉瓣下间。D.室间隔缺损距两大动脉距离较远。RV.右心室;MPA.主肺动脉;AAO.升主动脉;IVC.下腔静脉;RA.右心房;白色箭头示左心室血流经室间隔缺损处射入大动脉的主要血流方向

(胡海涛 文华轩 李 蕊)

主要参考文献

[1] 刘斌，高英茂.人体胚胎学.北京：人民卫生出版社，1995：494-535.

[2] 高英茂，李和.组织学与胚胎学.2版.北京：人民卫生出版社，2010：383-397.

[3] 薛辛东.儿科学.2版.北京：人民卫生出版社，2010：291-308.

[4] 陈杰，李甘地.病理学.2版.北京：人民卫生出版社，2010：215-217.

[5] 张朝佑.人体解剖学（上）.3版.北京：人民卫生出版社，2009：1000-1017.

[6] 凌风东，林奇，赵根然.心脏解剖与临床.北京：北京大学医学出版社，2004：218-252.

[7] 刘正津，姜宗来，殷玉芹.胸心外科临床解剖学.济南：山东科学技术出版社，2000：338-384.

[8] Tortora GJ，Nielsen MT. Principles of Human Anatomy. 11th ed.New York：Wiley & Sons，Inc.，2009：476-478.

[9] Sadler TW. Langman's Medical Embryology. 11th ed. Baltimore：Lippincott Williams &Wilkins，2010：165-200.

[10] Moore KL，Dalley AF，Agur AMR. Clinically Oriented Anatomy. 6th ed. Baltimore：Lippincott Williams &Wilkins，2010：128-160.

[11] 杨琳，高英茂，主译.格氏解剖学.38版.沈阳：辽宁教育出版社，1999：298-333.

第 3 章

Chapter 3

胎儿先天性心脏病的病因学及遗传学

先天性心脏病（congenital heart disease，CHD）是指胎儿时期心血管发育异常对心功能产生实际或潜在影响的一组先天畸形。《中国出生缺陷防治报告2012》统计数据表明，全国每年新增出生缺陷约90万例，出生缺陷发生率约为5.6%，围生期先天性心脏病发生率逐年增加，至2011年达4.1‰，在我国仍位居出生缺陷首位。我国每年新增先天性心脏病患儿超过13万例，用于先天性心脏病的花费估计超过100亿元人民币，给社会带来沉重的经济负担，影响家庭和谐幸福，影响国民素质提升。

目前取得共识的先天性心脏病主要病因包括环境因素、母体因素及遗传因素，现从这三方面介绍先天性心脏病的病因学研究进展。

一、先天性心脏病的环境因素

1.感染因素　妊娠初期（8周前）是心脏胚胎发育的关键时期，也是先天性心脏病形成的风险时期。早孕期母亲暴露于风疹、麻疹、流行性感冒、流行性腮腺炎和柯萨奇病毒感染时，胎儿出现心血管畸形的风险明显升高。

早孕期母亲流感暴露与神经管畸形及主动脉瓣闭锁/狭窄、室间隔缺损等先天性心脏病的发生相关。流行性感冒可导致高热，若发生于室间隔形成的关键时期可导致胎儿室间隔缺损的风险升高，退热药物及大剂量叶酸使用可降低发病风险。

王晓明等对TORCH（弓形虫、风疹病毒、巨细胞病毒、单纯疱疹病毒）及微小病毒B19与先天性心脏病的关系进行了一系列研究，从先天性心脏病的心脏组织中发现有TORCH病原体基因和B19基因存在，提示上述病毒感染可能与先天性心脏病的发病有关。

2.环境因素　母亲孕期暴露于空气污染物增加子代先天性心脏病的风险。研究指出孕期暴露于高浓度环境污染物PM_{10}及交通拥挤环境可能与肺动脉瓣狭窄、室间隔缺损等先天性心脏病的发生有关。孕期暴露于空气污染物二氧化硫（SO_2）增加了先天性心脏病的发病风险。

孕期暴露于饮用水消毒剂代谢产物溴代三卤甲烷可能会增加先天性心脏病和肌肉骨骼系统异常的风险。

最近研究发现，寒冷环境与主动脉缩窄的发生相关。

3.药物因素　母亲孕期尤其孕早期服用一些药物与胎儿先天性心脏病的发生相关。

（1）抗生素及抗真菌药物：孕期口服氟康唑与胎儿法洛四联症的发生有关。磺胺类药物与胎儿左心发育不良综合征、主动脉缩窄有关。呋喃妥因与胎儿左心发育不良综合征、房间隔缺损及唇腭裂有关。

（2）避孕药：孕早期口服避孕药可能增加胎儿左心发育不良综合征的风险。

（3）抗高血压药：孕早期抗高血压药物的应用与胎儿肺动脉瓣狭窄、三尖瓣下移畸形、主动脉缩窄、继发孔型房间隔缺损相关。

（4）抗癫痫药和抗惊厥药及抗精神失常药：孕早期使用丙戊酸、帕罗西汀、文拉法辛与房间隔缺损的发生相关。

（5）其他药物：孕早期叶酸拮抗药、亚硝基胺药物及高浓度亚硝酸盐暴露与先天性心脏病的发生风险增加有关。

二、先天性心脏病的母体因素

多项研究表明，孕妇年龄、种族及生育史、肥胖、慢性疾病、饮食、生活习惯、情绪及辅助生殖技术都与先天性心脏病发生概率增加有关。

1.年龄　先天性心脏病发生率与孕妇年龄呈正相关。

2.种族及生育史　国外研究发现，出生缺陷与种族有一定的相关性。与非西班牙裔白种人妇女相比，非西班牙裔黑种人妇女与西班牙妇女部分类型先天性心脏病如房间隔缺损、室间隔缺损及房室间隔缺损的发生率更高。

胎儿先天性心脏病发生与孕妇生育史明显相关，即经产妇胎儿先天性心脏病发病率较初产妇高。

3.肥胖　肥胖可引起神经管缺陷及先天性心脏病的发生，且先天性心脏病的发生风险随体重指数增高而增加。孕前病理性肥胖与先天性心脏病相关，其中左右心室流出道异常与其相关性显著。另外，与孕前体重指数升高相关的先天性心脏病表型有圆锥动脉干畸形（法洛四联症）、完全性肺静脉异位引流、左心发育不良综合征、右心室流出道缺陷（肺动脉瓣狭窄）和间隔缺损（继发孔型房间隔缺损）。

4.慢性疾病　孕期伴多胎妊娠、糖尿病、先天性心脏病和全身结缔组织疾病与胎儿先天性心脏病发生密切相关。Liu 等研究发现孕妇慢性疾病与先天性心脏病，如室间隔缺损、房间隔缺损及部分严重的先天性心脏病相关联。

母亲孕前糖尿病是子代先天性心脏病的重要危险因素。国外研究显示，母亲孕前糖尿病导致子代患单发心脏畸形风险增加4.64倍，患复杂心脏畸形风险增加10.77倍，包括室间隔缺损、房间隔缺损、房室间隔缺损、大动脉转位、右室双出口和法洛四联症。

母亲哮喘及使用哮喘药物特别是支气管扩张药，可引起子代先天性心脏病。

母体患同型半胱氨酸血症与胎儿先天性心脏病的风险增加有关，其可能与低水平叶酸和维生素B_{12}相关。

低密度脂蛋白、胆固醇和载脂蛋白 B 与先天性心脏病风险相关，其中载脂蛋白 B 与先天性心脏病相关性最强。

母亲传导障碍/心脏节律紊乱和慢性高血压可能在房室间隔缺损起源中发挥作用，妊娠早期高剂量叶酸可降低房室间隔缺损的风险。

患系统性红斑狼疮母亲剖宫产产后出血和输血的风险增加，且更可能分娩出早产儿、低出生体重儿和先天性心脏传导阻滞婴儿。

5.饮食　孕期饮食中高水平维生素 E（14.9mg/d）、高水平饱和脂肪酸、低水平维生素B_{12}、低水平维生素B_2和烟酸摄入可增加先天性心脏病发生风险。

孕妇膳食低亚油酸、总糖、叶酸、烟酸、维生素B_2、维生素B_{12}、维生素 A、维生素 E 和果糖摄入量与完全型大动脉转位风险增加有关，而低总蛋白和蛋氨酸摄入量则降低了法洛四联症的风险。

研究结果表明，孕期未补充叶酸与唐氏综合征患儿室间隔缺损有关。叶酸补充可降低先天性心脏病的发病风险，且补充时间越长，风险越低。富含一碳的饮食模式，其特点是鱼和海鲜的高摄入量，亦可降低先天性心脏病风险。

6.吸烟、酗酒　美国出生缺陷预防研究（The National Birth Defects Prevention Study）选择3067例单纯先天性心脏病婴幼儿及其父母入组，另选取3947名无出生缺陷婴幼儿及其父母作为对照，观察发现母亲在孕期吸烟与间隔缺损及右心梗阻性先天性心脏病有关，且孕前1个月至早孕期孕妇吸烟胎儿更易出现间隔缺损，并与吸烟的严重程度有关。

孕早期多次酗酒也会增加先天性心脏缺陷的风险。

7.情绪　产前暴露于严重的情绪紧张可能会轻度增加后代先天性心脏病的发病率。

8.辅助生殖技术　辅助生殖技术可增加先天性心脏病的发病风险。

三、先天性心脏病的遗传因素

1.染色体数目异常　21三体、18三体、13三体及特纳综合征多伴有先天性心脏病，其先天性心脏病的表现类型也多种多样。

研究发现，与21三体综合征相关的心脏畸形中，室间隔缺损最常见（39.2%），其他畸形发生率由高至低依次为动脉导管未闭、继发孔型房间隔缺损及房室间隔缺损。部分21三体综合征患者（25%）同时存在法洛四联症及房室间隔缺损。与18三体综合征相关的心脏畸形有房间隔缺损、室间隔缺损、动脉导管未闭及多瓣膜病变，复杂心脏畸形包括右心室双出口、房室间隔缺损及左心梗阻性疾病。与13三体综合征相关的心脏畸形有房间隔缺损、动脉导管未闭、室间隔缺损及右位心；与特纳综合征相关的心脏畸形有二尖瓣反流、主动脉瓣二叶畸形及主动脉缩窄等。

2.染色体结构异常　研究表明，先天性心脏病与染色体微缺失有一定的相关性，如22q11微缺失综合征。22q11微缺失综合征也称为迪格奥尔格综合征，表型异常主要包括心脏畸形、面部表型异常、胸腺发育不全或缺如、腭裂及低钙血症等。国外研究发现心脏圆锥动脉干畸形除大动脉转位外常伴有22q11微缺失，包括法洛四联症、主动脉弓离断室间隔缺损、右心室双出口及主动脉缩窄。首都医科大学附属北京妇产医院对胎儿先天性心脏病与染色体及22q11染色体微缺失异常的研究发现，31例常规G显带染色体核型分析未见异常的先天性心脏病胎儿中，3例存在染色体22q11.2微缺失，其中2例超声表现为法洛四联症，1例表现为室间隔缺损、大动脉共干。当胎儿超声心动图检查发现以上心脏畸形时，应进行22q11微缺失综合征的检测。

3.基因异常　目前约有120种单基因病伴有心血管系统缺陷性综合征，如努南综合征、Alagille综合征等。

努南综合征是一种相对常见的常染色显性遗传性疾病，活产儿发生率为1/2500～1/1000，在先天性心脏病遗传学病因中仅次于21三体综合征。研究发现，81%努南综合征患者伴有心脏病包括肺动脉狭窄、继发孔型房间隔缺损及肥厚型心肌病。努南综合征患者中，62%存在RAS-MAPK信号通路基因突变，其中PTPN11基因突变与房间隔缺损及肺动脉狭窄相关，RAF1基因突变与肥厚型心肌病相关。

Alagille综合征是一种多系统遗传性疾病，除特征性面容外还包括肝内胆管、心脏、骨骼及眼睛异常。Alagille综合征存在Jagged1基因突变。肝内胆管发育不全胆汁淤积和心脏畸形是Alagille综合征患者主要的发病及死亡病因。大多数（85%～95%）Alagille综合征患者伴有心脏畸形，包括肺动脉瓣狭窄/闭锁、法洛四联症等。

心手综合征是常染色体显性遗传性疾病，由T-box转录因子*TBX5*基因突变导致，变现为先天性心脏病及上肢桡骨畸形。与心手综合征相关的心脏畸形包括单发或多发房间隔或室间隔缺损、左心发育不良综合征、持续性上腔静脉及二尖瓣脱垂。

除上述基因外，目前研究结果较明确的、可导致先天性心脏病发生的基因还包括色素域解旋酶DNA结合蛋白7（CHD7）、心脏特异性同源盒*Csx*基因（NKX2-5）、GATA结合蛋白4（GATA4）、Pax43、连接蛋白43（Connexin43）、锌指结构转录因子ZIC3等。

还有其他部分基因被发现与先天性心脏病的发生有关，与环境因素共同作用，有明显的家族性，多数表现为单纯的心血管畸形而不伴其他系统的畸形，可能是多基因通过信号通路影响先天性心脏病的发生。如*EBAF*基因、*TBX2*等与室间隔缺损的发生相关。

（吴青青　张　娟）

主要参考文献

[1] 中华人民共和国卫生部.中国出生缺陷防治报告.2012.

[2] Luteijn JM, Brown MJ, Dolk H. Influenza and congenital anomalies：a systematic review and meta-analysis. Hum Reprod，2014，29（4）：809-823.

[3] Csáky-Szunyogh M, Vereczkey A, Kósa Z, et al. Association of maternal diseases during pregnancy with the risk of single ventricular septal defects in the offspring--a population-based case-control study. J Matern Fetal Neonatal Med，2013，26（8）：738-747.

[4] 王晓明，张国成，韩美玉，等.先天性心脏病心脏组织中TORCH病原基因的检测.中华实验和临床病毒学杂志，2001，15（2）：176-178.

[5] 王晓明，张国成，韩美玉，等.先天性心脏病患者B19等病原感染的调查研究.中华微生物学和免疫学杂志，

2000，20（2）：170-172.

[6] Padula AM，Tager IB，Carmichael SL，et al. Ambient air pollution and traffic exposures and congenital heart defects in the San Joaquin Valley of California. Paediatr Perinat Epidemiol，2013，27（4）：329-339.

[7] Agay-Shay K，Friger M，Linn S，et al. Air pollution and congenital heart defects. Environ Res，2013，124：28-34.

[8] Gianicolo EA，Mangia C，Cervino M，et al. Congenital anomalies among live births in a high environmental risk area—a case-control study in Brindisi（southern Italy）. Environ Res，2014，128：9-14.

[9] Grazuleviciene R，Kapustinskiene V，Vencloviene J，et al. Risk of congenital anomalies in relation to the uptake of trihalomethane from drinking water during pregnancy. Occup Environ Med，2013，70（4）：274-282.

[10] Van Zutphen AR，Hsu WH，Lin S. Extreme winter temperature and birth defects：a population-based case-control study. Environ Res，2014，128：1-8.

[11] Mølgaard-Nielsen D，Pasternak B，Hviid A. Use of oral fluconazole during pregnancy and the risk of birth defects. N Engl J Med，2013，369（9）：830-839.

[12] Crider KS，Cleves MA，Reefhuis J，et al. Antibacterial medication use during pregnancy and risk of birth defects：National Birth Defects Prevention Study. Arch Pediatr Adolesc Med，2009，163（11）：978-985.

[13] Waller DK，Gallaway MS，Taylor LG，et al. National Birth Defects Prevention Study. Use of oral contraceptives in pregnancy and major structural birth defects in offspring. Epidemiology，2010，21（2）：232-239.

[14] Caton AR，Bell EM，Druschel CM，et al. National Birth Defects Prevention Study. Antihypertensive medication use during pregnancy and the risk of cardiovascular malformations. Hypertension，2009，54（1）：63-70.

[15] Jentink J，Loane MA，Dolk H，et al. Valproic acid monotherapy in pregnancy and major congenital malformations. N Engl J Med，2010，362（23）：2185-2193.

[16] Wurst KE，Poole C，Ephross SA，et al. First trimester paroxetine use and the prevalence of congenital，specifically cardiac，defects：a meta-analysis of epidemiological studies. Birth Defects Res A Clin Mol Teratol，2010，88（3）：159-170.

[17] Polen KN，Rasmussen SA，Riehle-Colarusso T，et al. Association between reported venlafaxine use in early pregnancy and birth defects，national birth defects prevention study，1997-2007. Birth Defects Res A Clin Mol Teratol，2013，97（1）：28-35.

[18] Matok I，Gorodischer R，Koren G，et al. Exposure to folic acid antagonists during the first trimester of pregnancy and the risk of major malformations. Br J Clin Pharmacol，2009，68（6）：956-962.

[19] Brender JD，Werler MM，Shinde MU，et al.National Birth Defects Prevention Study. Nitrosatable drug exposure during the first trimester of pregnancy and selected congenital malformations. Birth Defects Res A Clin Mol Teratol，2012，94（9）：701-713.

[20] Miller A，Riehle-Colarusso T，Siffel C，et al. Maternal age and prevalence of isolated congenital heart defects in an urban area of the United States. Am J Med Genet A，2011，155A（9）：2137-2145.

[21] Kucik JE，Alverson CJ，Gilboa SM，et al. Racial/ethnic variations in the prevalence of selected major birth defects，metropolitan Atlanta，1994-2005. Public Health Rep，2012，127（1）：52-61.

[22] Materna-Kiryluk A，Wickowska B，Wiśniewska K，et al. Maternal reproductive history and the risk of isolated congenital malformations. Paediatr Perinat Epidemiol，2011，25（2）：135-143.

[23] Mills JL，Troendle J，Conley MR，et al. Maternal obesity and congenital heart defects：a population-based study. Am J Clin Nutr，2010，91（6）：1543-1549.

[24] Gilboa SM，Correa A，Botto LD，et al. National Birth Defects Prevention Study. Association between prepregnancy body mass index and congenital heart defects. Am J Obstet Gynecol，2010，202（1）：51.e1-51.

e10.

[25] Madsen NL, Schwartz SM, Lewin MB, et al. Prepregnancy body mass index and congenital heart defects among offspring: a population-based study. Congenit Heart Dis, 2013, 8 (2): 131-141.

[26] Liu S, Joseph KS, Lisonkova S, et al. Association between maternal chronic conditions and congenital heart defects: a population-based cohort study. Circulation, 2013, 128 (6): 583-589.

[27] Correa A, Gilboa SM, Besser LM, et al. Diabetes mellitus and birth defects. Am J Obstet Gynecol, 2008, 199: 237. e1-9.

[28] Lin S, Herdt-Losavio M, Gensburg L, et al. Maternal asthma, asthma medication use, and the risk of congenital heart defects. Birth Defects Res A Clin Mol Teratol, 2009, 85 (2): 161-168.

[29] Verkleij-Hagoort AC, Verlinde M, Ursem NT, et al. Maternal hyperhomocysteinaemia is a risk factor for congenital heart disease. BJOG, 2006, 113 (12): 1412-1418.

[30] Smedts HP, van Uitert EM, Valkenburg O, et al. A derangement of the maternal lipid profile is associated with an elevated risk of congenital heart disease in the offspring. Nutr Metab Cardiovasc Dis, 2012, 22 (6): 477-485.

[31] Vereczkey A, Kósa Z, Csáky-Szunyogh M, et al. Isolated atrioventricular canal defects: birth outcomes and risk factors: a population-based Hungarian case-control study, 1980-1996. Birth Defects Res A Clin Mol Teratol, 2013, 97 (4): 217-224.

[32] Nili F, McLeod L, O'Connell C, et al. Maternal and neonatal outcomes in pregnancies complicated by systemic lupus erythematosus: a population-based study. J Obstet Gynaecol Can, 2013, 35 (4): 323-328.

[33] Smedts HP, de Vries JH, Rakhshandehroo M, et al. High maternal vitamin E intake by diet or supplements is associated with congenital heart defects in the offspring. BJOG, 2009, 116 (3): 416-423.

[34] Smedts HP, Rakhshandehroo M, Verkleij-Hagoort AC, et al. Maternal intake of fat, riboflavin and nicotinamide and the risk of having offspring with congenital heart defects. Eur J Nutr, 2008, 47 (7): 357-365.

[35] Verkleij-Hagoort AC, de Vries JH, Ursem NT, et al. Dietary intake of B-vitamins in mothers born a child with a congenital heart defect. Eur J Nutr, 2006, 45 (8): 478-486.

[36] Shaw GM, Carmichael SL, Yang W, et al. Periconceptional nutrient intakes and risks of conotruncal heart defects. Birth Defects Res A Clin Mol Teratol, 2010, 88 (3): 144-151.

[37] Bean LJ, Allen EG, Tinker SW, et al. Lack of maternal folic acid supplementation is associated with heart defects in Down syndrome: a report from the National Down Syndrome Project. Birth Defects Res A Clin Mol Teratol, 2011, 91 (10): 885-893.

[38] Li X, Li S, Mu D, et al. The association between periconceptional folic acid supplementation and congenital heart defects: a case-control study in China. Prev Med, 2013, 56 (6): 385-389.

[39] Obermann-Borst SA, Vujkovic M, de Vries JH, et al. A maternal dietary pattern characterised by fish and seafood in association with the risk of congenital heart defects in the offspring. BJOG, 2011, 118 (10): 1205-1215.

[40] Malik S, Cleves MA, Honein MA, et al. National Birth Defects Prevention Study. Maternal smoking and congenital heart defects. Pediatrics, 2008, 121 (4): e810-816.

[41] Mateja WA, Nelson DB, Kroelinger CD, et al. The association between maternal alcohol use and smoking in early pregnancy and congenital cardiac defects. J Womens Health (Larchmt), 2012, 21 (1): 26-34.

[42] Zhu JL, Olsen J, Sørensen HT, et al. Prenatal maternal bereavement and congenital heart defects in offspring: a registry-based study. Pediatrics, 2013, 131 (4): e1225-1230.

[43] Kelley-Quon LI, Tseng CH, Janzen C, et al. Congenital malformations associated with assisted reproductive

technology：a California statewide analysis. J Pediatr Surg，2013，48（6）：1218-1224.

[44] Tan M，Xu C，Sim SK，et al. Types and distribution of congenital heart defects associated with trisomy 21 in Singapore. J Paediatr Child Health，2013，49（3）：223-227.

[45] Cereda A，Carey JC. The trisomy 18 syndrome. Orphanet J Rare Dis，2012，7：81.

[46] Polli JB，Groff DP，Petry P，et al. Trisomy 13（Patau syndrome）and congenital heart defects. Am J Med Genet A，2014，164A（1）：272-275.

[47] Carvalho AB，Guerra Júnior G，Baptista MT，et al. Cardiovascular and renal anomalies in Turner syndrome. Rev Assoc Med Bras，2010，56（6）：655-659.

[48] Lee MY，Won HS，Baek JW，et al. Variety of prenatally diagnosed congenital heart disease in 22q11.2 deletion syndrome. Obstet Gynecol Sci，2014，57（1）：11-16.

[49] 闫亚妮，吴青青，姚苓，等. 胎儿先天性心脏病与染色体及22q11微缺失异常的临床研究. 西安交通大学学报：医学版，2014，35（2）：249-253.

[50] Prendiville TW，Gauvreau K，Tworog-Dube E，et al. Cardiovascular disease in Noonan syndrome. Arch Dis Child，2014，17：[Epub ahead of print]

[51] Nancy B.S.Genetics of Alagille syndrome. Progress in Pediatric Cardiology，2005，20：169-176.

[52] Alessandro DM，Benoit GB. TBX5 mutations and congenital heart disease：Holt-Oram syndrome revealed. Current Opinion in Cardiology，2004，19：211-215.

[53] Su D，Li Q，Guan L，et al. Down-regulation of EBAF in the heart with ventricular septal defects and its regulation by histone acetyltransferase p300 and transcription factors smad2 and cited2. Biochim Biophys Acta，2013，1832（12）：2145-2152.

[54] Pang S，Liu Y，Zhao Z，et al. Novel and functional sequence variants within the TBX2 gene promoter in ventricular septal defects. Biochimie，2013，95（9）：1807-1809.

第 4 章

胎儿循环和胎儿特有的正常结构及先天异常的临床意义

第一节　正常胎儿血液循环特点

胎儿血液与母体血液之间并不直接交通。胎儿血液通过脐动脉进入胎盘，脐动脉进入胎盘后反复分支，最终分支为毛细血管网，与母体进行气体和物质交换，代谢产物及二氧化碳得以排除，营养物质和氧气得以进入脐毛细血管网，最后汇合成脐静脉供给胎儿营养。脐静脉是胎儿血中含氧量最高的血管，到肝下缘分成2支，一支经静脉导管将20% ～ 30%的脐静脉氧合血导入下腔静脉；另一支经左门静脉将其余70% ～ 80%脐静脉氧合血注入肝，与肝内的门静脉血混合，构成胎儿全部静脉回流量的65% ～ 70%。

混合回流的下腔静脉血含氧量较高，由于下腔静脉在右心房开口处对着卵圆孔，因此，来自下腔静脉的高含氧量血进入右心房后，大部分经卵圆孔流入左心房。含氧量低的上腔静脉血仅少部分（1% ～ 3%）经卵圆孔流入左心房，左心房再接受从肺静脉回流的血液（占联合心排血量的7% ～ 8%）后，三者混合经二尖瓣进入左心室。然后由左心室射入主动脉，大部分优先分布到冠状动脉、头颈部及上肢动脉，主要供应胎儿头部、上部躯干和上肢，仅少部分血液经峡部流入降主动脉。绝大部分含氧低的上腔静脉血（97% ～ 99%）、冠状静脉窦血及少部分含氧高的下腔静脉血混合后经三尖瓣进入右心室，由右心室射入主肺动脉，由于胎儿期肺循环阻力较高，右心室射出的大部分血液（90%以上）经动脉导管进入降主动脉，仅少部分（不到10%）进入肺循环。降主动脉血则分布到下部躯干、腹腔脏器、下肢和胎盘。由于降主动脉血氧含量（氧分压18 ～ 19mmHg）明显低于升主动脉（23 ～ 25mmHg），因此，腹腔脏器、下部躯干、下肢和胎盘灌注血液的氧含量明显低于头部、上部躯干、心及上肢灌注血液的氧含量。

降主动脉内大部分血液经左、右髂内动脉进入2支脐动脉，最后到达阻力极低的胎盘，在胎盘脐动脉内含氧低的血液与母体进行充分的物质交换后，经脐静脉回流到胎儿，进入下一循环。

在正常小儿和成年人，体循环的血只来自左心室，但胎儿体循环的血则来自左、右心室的射血，因此，胎儿的心排血量称为联合心排血量。其中右心的心排血量占联合心排血量的63% ～ 66%，左心排血量占联合心排血量的34% ～ 37%。胎儿胎盘循环的血流量约占左、右心室联合心排血量的40%（图2-1-13）。

第二节　静脉导管

【解剖概述及生理作用】　静脉导管位于胎儿肝内，近乎左、右肝叶之间，它起源于脐-门静脉窦，终止于下腔静脉入右心房处，朝向卵圆孔。胎儿时期静脉导管是开放的，为一狭小的喇叭状结构，入口处内径最窄，足月时内径约2mm（图4-2-1A、B），末端与下腔静脉连接处最宽。静脉导管起源处周围有平滑肌纤维束，起括约肌作用，对维持血管内高速血流和防止血流反转起重要作用。

【超声检查方法】　于胎儿腹部斜矢状切面或腹部斜横切面上，沿脐静脉向上追踪，可见静脉导管连于脐静脉窦部和下腔静脉之间。CDFI下表现为一细窄、明亮血流信号，此即为静脉导管血流。采用对低速血流充盈较好的成像技术对静脉导管充盈较好（图4-2-1C、D）。

典型的静脉导管血流频谱表现为三相波，波峰S发生在心室收缩期，波峰D发生在心室舒张早期，波谷A发生在心室舒张晚期（心房收缩期）。正常时A波与S、D波在基线的同一方向，均为回心血流（图4-2-2A），正常胎儿静脉导管收缩期峰值流速为40 ～ 80cm/s，搏动指数（DVPI=S-A/Vm）为1.21 ～ 0.67，阻力指数（DVRI=S-A/S）为0.77 ～ 0.47，静脉峰值流速指数（PVIV=S-A/D）为0.89 ～ 0.54，其随着妊娠的进展，静脉导管流速逐渐增加，搏动指数、阻力指数及静脉峰值流速指数逐渐减低。

【临床意义】　静脉导管作为胎儿血液循环的一条重要通道，将20% ～ 30%的富含氧和营养物质的胎血由脐静脉直接运送进入下腔静脉，回流入右心房，再通过卵圆孔进入左心房左心室，直接供应颅脑、心脏等重要脏器的生长发育。

1.静脉导管血流频谱异常

（1）静脉导管A波缺失或出现反向A波：心房收缩期在静脉导管的血流频谱中是最易受影响的阶段。先天性心脏病胎儿血流动力学变化常伴有静脉导管A波缺失或出现反向A波（图4-2-2B），尤其是右心梗阻性疾病时，正常胎儿中异常A波出现则较少。孕早期（11～14周），当二维与彩色血流信号尚不能很好显示胎儿心脏结构时，即可通过检测静脉导管频谱（A波缺失或出现反向A波）筛查胎儿先天性心脏畸形，敏感度和特异度分别达到91%和93.2%。当胎儿发生心律失常及胎儿心功能受损时，可引起心房收缩压力的变化，静脉导管也可表现为反向A波。

（2）静脉导管流速增快，阻力指数减低：当胎儿宫内缺氧、贫血时，胎儿体内血流动力学出现相应的保护性反应，静脉导管内括约肌样结构代偿性打开，管径扩张，通过静脉导管的血液分流量增多，以保证颅脑、心脏等重要脏器的血供。静脉导管血流频谱表现为前向血流速度加快，搏动指数（DVPI）、阻力指数（DVRI）、静脉峰值流速指数（PVIV）、S/A减低等。如果后期胎儿宫内缺氧严重，已无法代偿时，A波流速则显著下降，甚至出现反向A波，提示胎儿预后不佳。

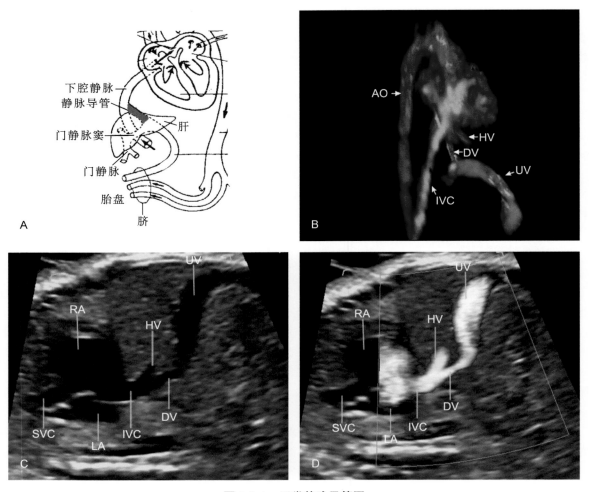

图4-2-1　正常静脉导管图

A.静脉导管模式图；B.静脉导管三维图；C.静脉导管二维图；D.静脉导管血流图。DV.静脉导管；UV.脐静脉；IVC.下腔静脉；HV.肝静脉；AO.主动脉；SVC.上腔静脉

2. 静脉导管缺失（absent ductus venosus，ADV）或闭锁　静脉导管缺失是一种罕见的胎儿异常，脐静脉未经过静脉导管，直接回流到右心房或直接注入下腔静脉，导致胎儿心力衰竭及胎儿水肿（图4-2-3）。ADV胎儿染色体异常及合并心内心外系统异常概率增大，因此，应建议其行染色体核型分析及进一步检查明确有无心内心外畸形。有报道显示，孤立性ADV的胎儿出生后20%死亡，出生后检查50%的患儿门静脉缺如。胎儿静脉导管闭锁是静脉导管呈纤维条索状闭锁，超声显示为静脉导管走行处一纤细的强回声光带，无血流信号通过，其临床预后尚不明确（图4-2-4）。

3. 静脉导管连接　静脉导管可注入扩张的冠状静脉窦回流入右心房，亦可注入肝静脉回流入右心房。

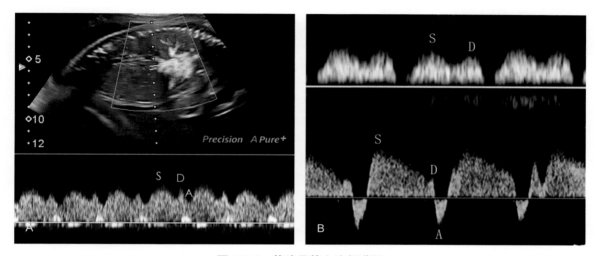

图4-2-2　静脉导管血流频谱图

A.正常静脉导管血流频谱图；B.异常静脉导管血流频谱图（上图为静脉导管A波缺失，下图为静脉导管反向A波）。图中S.心室收缩波；D.心室舒张波；A.心房收缩波

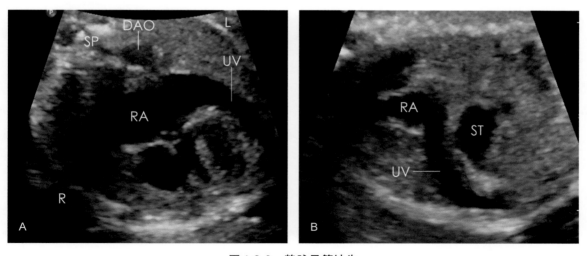

图4-2-3　静脉导管缺失

A.胸部横切面显示脐静脉未经静脉导管直接汇入右心房；B.腹部矢状切面显示脐静脉未经静脉导管直接汇入右心房。UV.脐静脉；RA.右心房；DAO.降主动脉；SP.脊柱；ST.胃泡；L.左；R.右

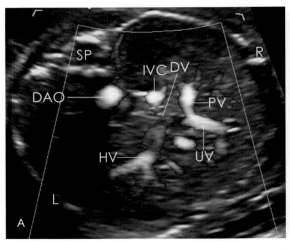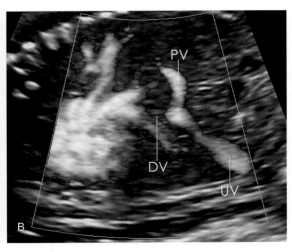

图 4-2-4　静脉导管闭锁

A.腹部斜横切面显示闭锁的静脉导管呈极细的管腔，未见血流信号通过；B.腹部斜矢状切面显示闭锁的静脉导管呈极细的管腔，未见血流信号通过。DV.静脉导管；UV.脐静脉；IVC.下腔静脉；HV.肝静脉；PV.门静脉；DAO.降主动脉；SP.脊柱；L.左；R.右

第三节　卵圆孔

【解剖概述及生理作用】　卵圆孔是胎儿时期重要的血流通道之一，在整个胎儿期是持续开放的。卵圆孔瓣位于左心房侧，因胎儿的右心房压力大于左心房，右心房的血液可以冲开卵圆孔瓣进入左心房，而左心房的血液由于左心房压力使活瓣紧贴在房间隔上而不能进入右心房。

【超声检查方法】

1.横向四腔心切面（图4-3-1A）　胎儿侧卧位，探头于胎儿胸部横切扫查，此切面探头声束与房间隔基本垂直，故可清晰地观察房间隔、卵圆孔、卵圆孔瓣等情况。

2.主动脉弓双心房切面（图4-3-1B）　在主动脉弓长轴切面基础上略微调整探头显示左、右心房，房间隔，辅助观察卵圆孔及卵圆孔瓣。

3.横向双心房切面　在横向四腔心切面基础上探头向左足侧倾斜（图4-3-1C），辅助观察卵圆孔及卵圆孔瓣。

正常胎儿卵圆孔超声表现为房间隔（呈中等线状回声）中部的回声连续中断；卵圆孔瓣位于左心房侧，附着于房间隔十字交叉端，卵圆孔瓣大部分为弧形，部分平直，回声纤细光滑，随心动周期在左心房内摆动。卵圆孔直径接近主动脉内径。

通过卵圆孔的血流频谱为三相波，波峰S发生在心室收缩期，波峰D发生在心室舒张早期，波谷A发生在心室舒张晚期（心房收缩期），峰值流速<50cm/s（图4-3-2）。

【临床意义】

1.产前不能诊断卵圆孔未闭、继发孔型房间隔缺损，因此，不建议常规测量卵圆孔大小及卵圆孔瓣长度。对于不合并其他心脏结构异常的胎儿，不建议做卵圆孔偏大或偏小的诊断。

2.卵圆孔早闭是胎儿期卵圆孔瓣提前关闭出现的一系列病理生理改变。胎儿左心发育不良时常合并卵圆孔早闭，本病发生率为0.2%～1%。早闭胎儿右心前负荷加重，右心增大，三尖瓣反流，左心血供受阻，导致胎儿缺氧，应尽早出生，如合并大量心包积液，腹腔积液或其他心脏畸形，常提示预后不佳。

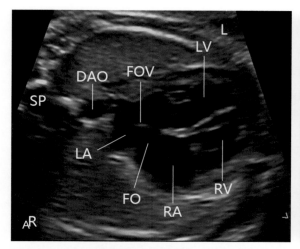
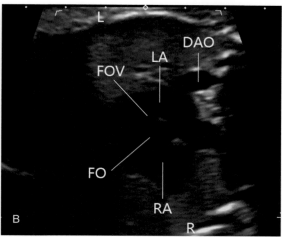
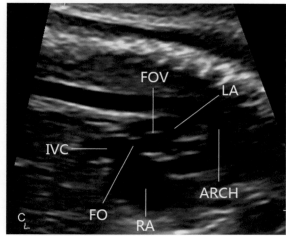

图 4-3-1　正常胎儿卵圆孔、卵圆孔瓣超声图

A.横向四腔心切面显示卵圆孔、卵圆孔瓣；B.同一胎儿主动脉弓双心房切面显示卵圆孔、卵圆孔瓣；C.同一胎儿横向双心房切面显示卵圆孔、卵圆孔瓣。FO.卵圆孔；FOV.卵圆孔瓣；LA.左心房；RA.右心房；LV.左心室；RV.右心室；DAO.降主动脉；ARCH.主动脉弓；IVC.下腔静脉；SP.脊柱

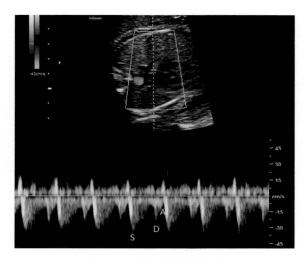

图 4-3-2　正常卵圆孔频谱

S.心室收缩波；D.心室舒张波；A.心房收缩波

第四节　动脉导管

【解剖概述及生理作用】　动脉导管是胎儿血液循环主要生理性分流通路之一，连接于肺动脉与主动脉之间，在整个胎儿时期处于开放状态。由于胎儿时期肺血管阻力很高，所以，右心室射入肺动脉的血液约90%通过动脉导管进入降主动脉，仅约10%血液进入肺组织。

【超声检查方法】

1. 三血管气管切面　由主动脉弓与动脉导管构成"V"字形征（图4-4-1A）。

2. 心底大动脉短轴切面　在心底大动脉短轴基础上，调整探头，可见动脉导管位于一侧，左肺动脉位于右肺动脉与动脉导管中间，构成三指征（图4-4-1B）。

3. 动脉导管弓长轴切面　可见动脉导管连于主肺动脉与降主动脉之间，构成曲棍柄征（图4-4-1C）。

正常胎儿动脉导管内径为肺动脉内径的1/3 ～ 1/2，略大于或与左、右肺动脉内径相近，随孕周增加而增

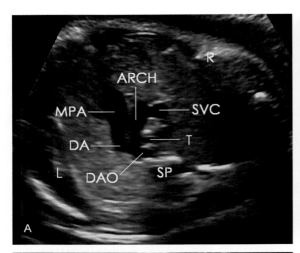
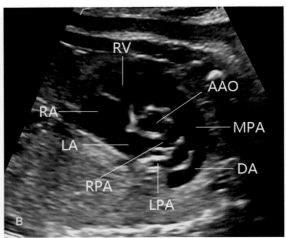
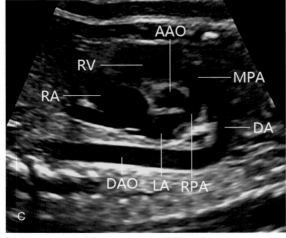

图4-4-1　正常动脉导管超声图

A. 三血管气管切面显示动脉导管与主动脉弓汇入降主动脉，构成"V"字形；B. 同一胎儿心底大动脉短轴切面显示动脉导管与左肺动脉、右肺动脉构成三指征；C. 同一胎儿动脉导管弓切面显示动脉导管连于主肺动脉与降主动脉之间，构成曲棍柄征。DA. 动脉导管；ARCH. 主动脉弓；SVC. 上腔静脉；MPA. 主肺动脉；LPA. 左肺动脉；RPA. 右肺动脉；DAO. 降主动脉；AAO. 升主动脉；T. 气管；RV. 右心室；RA. 右心房；LA. 左心房；SP. 脊柱

宽，流速随孕周增加而加快。正常胎儿动脉导管呈单向双峰双期血流频谱，舒张期呈波峰状（图4-4-2），收缩期峰值流速100～120cm/s。

【临床意义】

1.动脉导管狭窄或缺如 动脉导管狭窄，内径细小，常小于左、右肺动脉内径，流速增快，部分动脉导管内可探及反向血流；动脉导管缺如则探查不到管腔结构。动脉导管狭窄常见于肺动脉瓣狭窄、法洛四联症、锥干系统畸形合并肺动脉狭窄、三尖瓣大量反流等疾病（图4-4-3）；动脉导管缺如常见于永存动脉干、法洛四联症伴肺动脉瓣缺如等（图4-4-4）。

2.动脉导管宫内收缩或早闭 动脉导管宫内收缩：二维超声显示动脉导管呈"沙漏"样改变，血流速度增快，收缩期峰值流速为200～300cm/s，舒张期＞35cm/s，搏动指数＜1.9，伴有右心增大，肺动脉扩张，三尖瓣反流（图4-4-5）。动脉导管早闭表现为动脉导管内可见实性低回声充填，内无血流信号显示，

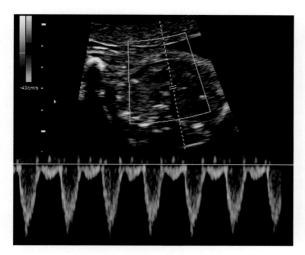

图4-4-2 动脉导管正常频谱图

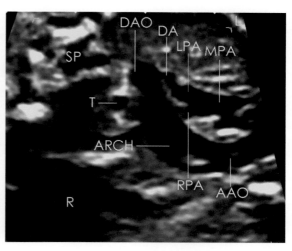

图4-4-3 动脉导管狭窄

孕22周胎儿心脏，单心室，肺动脉狭窄，可见细小动脉导管连于左肺动脉与降主动脉之间。DA.动脉导管；DAO.降主动脉；LPA.左肺动脉；RPA.右肺动脉；MPA.主肺动脉；AAO.升主动脉；ARCH.主动脉弓；T.气管；SP.脊柱

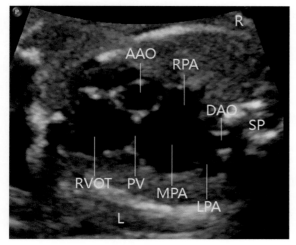

图4-4-4 动脉导管缺如

孕26周胎儿心脏，法洛四联症，肺动脉瓣缺如，三血管切面主肺动脉及左、右肺动脉扩张，动脉导管未探及。PV.肺动脉瓣；MPA.肺动脉；LPA.左肺动脉；RPA.右肺动脉；RVOT.右心室流出道；DAO.降主动脉；AAO.升主动脉；SP.脊柱

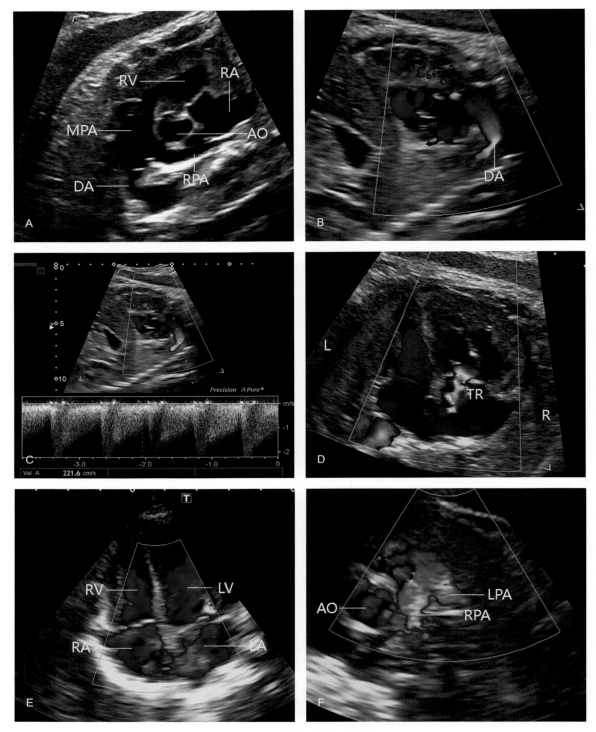

图4-4-5 动脉导管宫内收缩

孕40周胎儿心脏。A、B、C.示动脉导管呈沙漏样改变，彩色血流信号明亮，频谱形态异常，流速增快，收缩期2.22m/s，舒张期1.2m/s；D.示胎儿伴有右心增大，三尖瓣中量反流；E、F.为同一胎儿出生后1个月复查心脏超声，四腔心切面右心腔不大，三尖瓣无反流，大动脉短轴切面未见动脉导管。DA.动脉导管；MPA.主肺动脉；RPA.右肺动脉；LPA.左肺动脉；LV.左心室；RV.右心室；LA.左心房；RA.右心房；AO.主动脉；TR.三尖瓣反流

动脉导管完全闭合很少见。孕妇服用非甾体类抗炎药可导致胎儿动脉导管过早收缩或关闭，部分胎儿可发生自发性动脉导管收缩或早闭。发现胎儿动脉导管收缩后应密切观察，三尖瓣反流压差超过50mmHg或动脉导管早闭时，应及早分娩，临床预后良好。

(董凤群)

主要参考文献

[1] Bahlmann F, Wellek S, Reinhardt I, et al. Reference values of ductus venosus flow velocities and calculated waveform indices.Prenat Diagn, 2000, 20 (8): 623-634.

[2] Bellotti M, Pennati G, Gasperi C.Role. Ductus venosus in distribution of umbilical blood flow in human fetus during second half of pregnancy. Am J Physiol Heart circ Physiol, 2000, 279: 125-126.

[3] Chelemen T, Syngelaki A, Maiz N, et al. Contribution of Ductus Venosus Doppler in First Trimester Screening for Major Cardiac Defects. Fetal Diagn Ther, 2011, 29: 127-134.

[4] Gardiner HM, Belmar C, Tulzer G, et al. Morphologie and runetional predictors of eventual circulation in the fetus with pulmonary atresia or critical pulmonary stenosis with intact septum. J Am Coll CardioI, 2008, 51 (13): 1299-1308.

[5] 薛敏, 鲁树坤. 静脉导管的多普勒血流频谱在孕早期胎儿先天性心脏畸形筛查中的研究. 中国超声诊断杂志, 2004, 5: 523-526.

[6] 柴义青, 张志坤. 超声检查诊断胎儿贫血的研究进展. 国际妇产科学杂志, 2013, 40 (1): 14-16.

[7] Tongsong T, Tongprasert F, Srisupundit K, et al. Venous Doppler studies in low-output and high-output hydrops fetalis. Am J Obstet Gynecol, 2010, 203 (5): 488. el-6.

[8] Leung TY, Lao TT. Thalassaemia in pregnancy. Best Pract Res Clin Obstet Gynaecol, 2012, 26 (1): 37-51.

[9] 姚远, 李胜利, 陈秀兰, 等. 静脉导管缺失的产前超声诊断. 中国超声医学杂志, 2011, 27 (5): 458-460.

[10] Sau A, Sharland G, Simpson J. Agenesis of the ductus venosus associated with direct umbilical venosus return into the heart-case series and the review of the literature. Prenatal diagnosis, 2004, 24 (6): 418-423.

[11] Berg C, Kamil D, Geipel A, et al. Absence ductus venosus importance of umbilical venous drainage sit. Ultrasound Obstet Genecol, 2006, 28: 275-281.

[12] Kiserud T, Rasmussen S. Ultrasound assessment of the fetal foramen ovale. Ultrasound in Obstetries and Gynecology, 2001, 17 (2): 119-124.

[13] 董凤群, 张晓花, 邢小芬, 等. 超声心动图对正常胎儿卵圆孔、卵圆孔瓣的定量研究. 中华超声影像学杂志, 2012, 21 (10): 916-918.

[14] Benacerral BR, Sanders SP. Fetal echocardiography. Radial Clin North, 1990, 28: 131-148.

[15] 胎儿超声心动图协作组. 超声心动图检测胎儿心脏病. 中华妇产科杂志, 1992, 27: 25-27.

[16] 王惠芳, 刘兰芬, 张素阁, 等. 彩色多普勒超声心动图诊断胎儿继发孔型房间隔缺损的价值. 中国超声医学杂志, 2008, 24 (6): 552-554.

[17] 接连利. 胎儿心脏病理解剖与超声诊断学. 北京: 人民卫生出版社, 2010: 86-89.

[18] 路晶, 赵世怡, 钟晓红, 等. 超声诊断胎儿房间隔膨出瘤并卵圆孔早闭1例. 中华超声影像学杂志, 2009, 18 (9): 828.

[19] 谷孝艳, 何怡华, 刘琳, 等. 胎儿超声心动图诊断卵圆孔血流受限或提前闭合及转归分析. 中国医学影像技术, 2012, 28 (8): 1583-1586.

[20] Hung JH, Lu JH, Hung CY. Prenatal diagnosis of atrial septal aneurysm. Journal Clinical Ultrasound, 2008, 36 (1): 51-52.

[21] Papa M，Fragasso G，Camesasca C，et al .Prevalence and prognosis of atrial septal aneurysm in high risk fetuses without structural heart defects. Italian Heart Journal，2002，3（5）：318-321.

[22] 董凤群，张燕宏，卢冬敏，等．胎儿动脉导管的超声检测．中华超声影像学杂志，2011，20（1）：49-52.

[23] 董凤群，张燕宏，侯振洲，等．超声心动图评价动脉导管对胎儿先天性心脏病的诊断价值．中华超声影像学杂志，2011，20（4）：324-326.

[24] Abuhamad A．胎儿超声心动图实用指南正常和异常心脏．2版．李治安，译．天津：天津科技翻译出版公司，2011.

[25] 朱梅，刘传玺，李垂平，等．彩色多普勒超声诊断胎儿动脉导管早闭．中华超声影像学杂志，2004,13（4）：278-280.

[26] 张云姣，赵博文，刘志聪，等．超声心动图诊断动脉导管收缩及其临床意义．中华超声影像学杂志，2013，22（4）：305-307.

[27] 许燕，接连利，刘清华，等．胎儿动脉导管异常的超声心动图表现．中华医学超声杂志：电子版，2011，8（4）：743-748.

[28] Tseng JJ，Jan SL．Fetal echocardiographic diagnosis of isolated ductus arteriosus aneurysm：a longitudinal Study from 32 weeks of gestation to term．Ultrasound in Obstetrics and Gynecology，2005，26（1）：50-56.

[29] Homberger LK．Congenital ductus arteriosus aneurysm．J Am Coil Cardiol，2002，39（2）：348-350.

[30] Tsai IC，Fu YC，Jan SL，et al．Spontaneous regression of a largeduetus arteriosus aneurysmin aneonate．J Pediatr，2008，153（1）：143.

[31] 杨秋红，高露露，白新华，等．超声扫查晚孕期胎儿动脉导管形态改变的临床意义．临床超声医学杂志，2013，15（7）：486-487.

三节段分析法在复杂先天性心脏病诊断中的应用

先天性心脏病的系统诊断法（systematic approach）又称为分段诊断法（segmental diagnosis）、顺序诊断法（sequential diagnosis），1964年由美国哈佛医学院病理学教授Van Praagh等提出，最早主要用于先天性心脏病的病理解剖学的诊断，随着超声心动图各项技术的不断进展，使先天性心脏病的系统诊断法得以应用于临床。

复杂先天性心脏病的诊断应当首先明确心脏位置，然后按照内脏、心房、房室瓣、心室、圆锥部、大动脉这种从静脉至动脉的顺序进行分析和诊断，明确每一心脏节段的解剖状况，确定各心脏节段之间的序列和连接方式。

一、心脏位置

在诊断先天性心脏病之前首先应熟悉心脏在胸腔内的位置，心脏与其他脏器的关系。虽然先天性心脏病的系统诊断并不依赖于心脏位置，但心脏位置的确定仍是非常重要的。根据心脏在胸腔内的位置，分为右位心（dextrocardia）、左位心（levocardia）和中位心（mesocardia）（图5-0-1）。

（一）左位心（levocardia）

左位心是指心脏大部分位于左侧胸腔，心底和心尖的连线指向左下方，正常情况下，心脏多为左位心且为正位心脏（situs solitus）；当反位心脏（situs inversus）心尖扭转异常，心底和心尖的连线指向左时，构成左旋心（levoversion），又称为孤立性左位心或单发左位心。

（二）右位心（dextrocardia）

右位心是指心脏大部分位于右侧胸腔。有3种情况。

1. 右移心（dextroposition）　由于左胸腔内占位性病变推移或右胸腔组织的牵拉使纵隔右移，造成心脏右移，但心底和心尖的连线仍指向左。

2. 反位心脏（situs inversus）　即相对于正常正位左位心而言的"镜像右位心"（miror-imaging dextrocardia），心底和心尖的连线指向右下方。

3. 右旋心（dextroversion）　即心脏正位（situs solitus），但胚胎发育过程中，心尖不能正常自右扭转朝向左，心底和心尖的连线指向右。

（三）中位心（mesocardia）

中位心是指心脏位于胸腔中部，心脏轴线既不指右下方，也不指左下方，而是指向下方，心尖朝前，左、右心室并列。可以是正常心房-心室-大动脉连接，也可伴发内脏、心房关系异常，心房和心室不一致，心室和大动脉连接关系异常。

异位心（ectopia cordis）是指心脏部分或全部位于胸腔外。常见有以下4种类型。

1. 颈型　心脏异位至颈部。

2. 胸型　心脏异位至胸腔之外，常伴胸骨和心包缺如。

3. 胸腹联合型　常伴膈肌缺损、胸骨和心包缺如。

4. 腹型　心脏异位至腹腔，常伴膈肌缺损和心包缺如。

二、心脏节段的划分

从胚胎学角度，心脏至少有10个节段：①静脉窦；②原始心房；③共同肺静脉；④房室管；⑤原始心室；⑥近端心球；⑦圆锥；⑧动脉干；⑨主动脉囊泡；⑩动脉弓。为便于临床诊断，心脏节段被简化为3个主要节段：①内脏心房位置（用于心房的定位）；②心室襻（用于心室的定位）；③动脉干（用于确定心室与大动脉的关系）。如用解剖术语表达这3个心脏节段，则分别称为心房、心室、大动脉。

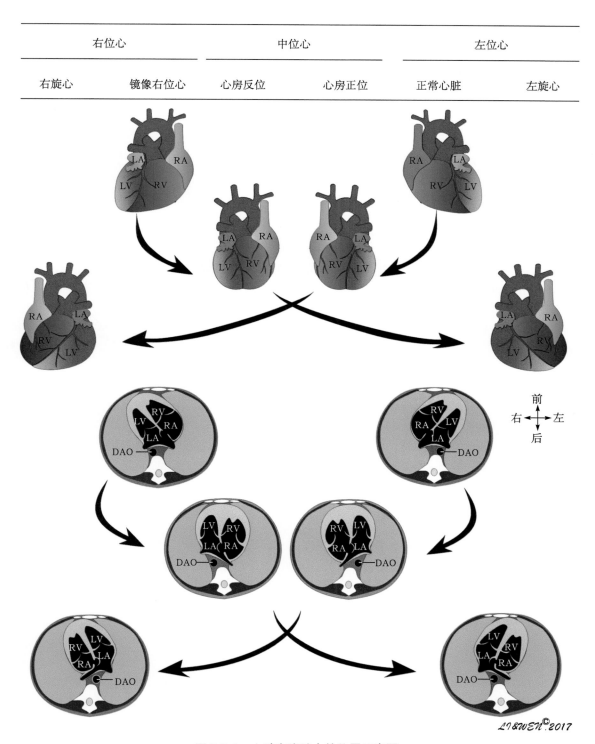

图 5-0-1　心脏在胸腔内的位置示意图

LV.左心室；RV.右心室；RA.右心房；LA.左心房；DAO.降主动脉

　　除了上述3个主要心脏节段外，还有2个连接心房与心室及连接心室与大动脉的节段，这2个连接节段称为房室管和圆锥部。如用解剖术语表达这2个连接节段，则分别称为房室瓣（二尖瓣、三尖瓣及共同房室瓣）和动脉圆锥（肺动脉瓣下、主动脉瓣下，双侧或缺如）。

　　综上所述，心脏共分为5个具有诊断意义的节段，其中3个为主要心脏节段，2个为连接心脏节段。这5个心脏节段按照静脉-动脉的顺序分别为心房、房室瓣、心室、动脉圆锥和大动脉。

　　无论是从病理解剖角度还是从超声心动图角度，复杂先天性心脏病的诊断实质是明确每一心脏节段的解剖状况，确定各心脏节段之间的序列和连接方式。即使再复杂的先天性心脏病，依分段诊断法都可明确诊断。

三、内脏、心房位置的类型与超声判定

（一）内脏、心房位置的类型

　　心房位置与内脏位置关系非常密切，绝大多数情况两者是完全一致的，因此，我们可以通过内脏的位置来判断心房位置的类型。通常分为以下3类。

　　1.内脏、心房正位（situs solitus）　内脏与心房位置正常。形态学右心房与肝同在右侧，形态学左心房与胃和脾同在左侧。腹主动脉和下腔静脉分列脊柱左、右两侧。右肺为三叶结构，右支气管短而粗，位于右肺动脉上方，左肺为二叶结构，左支气管长而细，位于左肺动脉下方。

　　2.内脏、心房反位（situs inversus）　内脏与心房位置是正位内脏-心房的镜像位。形态学右心房与肝同在左侧，形态学左心房与胃和脾同在右侧。腹主动脉位于脊柱右侧，相反，下腔静脉位于脊柱左侧。左肺为三叶结构，左支气管短而粗，位于左肺动脉上方，右肺为二叶结构，右支气管长而细，位于右肺动脉下方。与正位内脏和心房在解剖学上左-右反转，相当于正位的镜像位。

　　3.心房不定位（situs ambiguous）　又称心房异构（atrial isomerism），分为两种类型，左心房异构和右心房异构。左心房异构为双侧心房均为左心耳形态，呈弯指征或管状，考虑双侧心房均为形态学左心房，常伴有肝内段下腔静脉离断、多脾、水平肝、双侧肺为两叶肺结构。右心房异构为双侧心房均为右心耳形态，呈三角形或锥形，考虑双侧心房均为形态学右心房，常伴有水平肝、无脾等内脏异常，双侧肺为三叶肺结构。

（二）心房位置的判定

　　心房位置可根据心房本身的形态学判定，如右心房的界嵴和卵圆窝缘、左心房的卵圆瓣及左、右心耳形态不同等，这些特点是形态学家区分形态学右心房与形态学左心房最可靠的标志。在超声心动图上可根据这种形态学的差异尤其观察心耳的不同形状来区分左、右心房。但是在心脏畸形病例，心耳形态多变，有时也不容易区分。形态学左心房和右心房的区分更有特征的是心耳与心房光滑部之间的连接特点。形态学右心耳内梳状肌广泛连接于心房界嵴上并一直延续至其附着的心房腔内，而形态学左心耳与心房的连接处狭窄且无梳状肌相连，左心耳附着的心房腔内壁光滑，这些形态学特点经胸超声心动图很难区别，但经食管超声心动图可以有助于辨别。

　　目前超声心动图判定心房位置主要还是通过腹腔内脏位置、下腔静脉与心房的连接、下腔静脉与腹主动脉之间的关系来确定。其中腹腔内脏位置判定较为简便；下腔静脉与右心房连接最为可靠。而肺静脉常发生畸形引流，不能正常与左心房连接，因此，依据肺静脉的连接来确定心房的位置是不可靠的。

　　1.依腹腔内脏位置来判定心房位置　内脏与心房的关系比较恒定，且较易识别，故最常采用。心房正位时，肝位于右侧，胃泡及脾位于左侧。心房反位时，肝位于左侧，胃泡及脾位于右侧。由此可见，右心房总是与肝在同侧，而左心房总是与胃泡和脾在同侧。但有时心房与内脏的关系不一致，此时可采用其他方法来确定心房的位置。

2. 下腔静脉与腹主动脉的关系　心房正位时，下腔静脉在脊柱右侧上行，接受肝静脉血流后进入右心房。而腹主动脉在脊柱左侧下行。在腹部超声检查横切面上，下腔静脉呈圆形，位于脊柱的右前方；腹主动脉也呈圆形，位于脊柱的左前方。心房反位时，下腔静脉在脊柱左侧上行，腹主动脉在脊柱右侧下行。在横切面上，下腔静脉位于脊柱的左前方；腹主动脉位于脊柱的右前方。腔静脉壁薄、无搏动，随呼吸弛张，多普勒检查为连续静脉型频谱。主动脉壁厚、与心搏一致，多普勒检查为脉冲动脉型频谱。左心房异构时，腹主动脉位于脊柱前方，扩张的奇静脉或半奇静脉位于腹主动脉右后方或左后方，右心房异构时腹主动脉和下腔静脉位于脊柱同侧，且下腔静脉位于腹主动脉前方。

3. 下腔静脉与心房的连接　根据下腔静脉与心房的连接方式来确定心房的位置相对来说是最可靠的。上腔静脉会存在左位上腔静脉或双上腔静脉的解剖学变异。因此，不能依据上腔静脉与心房的连接来确定心房的位置。但是下腔静脉在解剖学上极罕见双侧的，它与心房的连接也是单侧的，因此，可以依据下腔静脉与心房的连接来确定心房的位置。同时，即使发生下腔静脉阻断或下腔静脉转接时，肝上段下腔静脉总还存在，并且总是与右心房相连接。从未见报道人类肝上段下腔静脉与左心房相连接。因此，肝上段下腔静脉的连接是确定右心房位置最可靠的诊断标志。

4. 气管形态及肺叶数目　从解剖角度根据气管形态及肺叶数目判断内脏和心房位置更为准确，但是由于超声难以探测肺叶及气管走行，故此方法只能用于手术中或病理解剖。

四、心室襻的类型与超声判定

（一）心室襻的分类

心室襻可分为右襻和左襻两种类型。在胚胎第2周，原始心管开始形成。随着胚体的发育，心管发生2个缩窄环，将心管分为3个部分，从头端至尾端依次为心球、心室和心房。以后心房在尾端又出现了静脉窦。由于心管的增长比心包增长的速度快，心包将心管的两端固定使其不能延长，于是心管发生扭曲、旋转。正常情况下，心管向右扭曲，其结果右心室转至右侧，左心室位于左侧，这种形式的扭曲称为右襻（D-loop）。异常情况下，心管向左扭曲，使得右心室位于左心室的左侧，这种形式的扭曲称为左襻（L-loop）（图5-0-2）。

从根本上来说，右襻与左襻是心室本身的解剖结构的类型，而非单纯的心室的空间关系。应用"正位"与"反位"这类惯用的术语，难以准确描述心室的解剖结构与位置。Van Praagh等介绍的"左右手法则"（chirality）有利于判断心室的右襻和左襻。用手的拇指代表右心室流入道，其余四指代表圆锥部流出

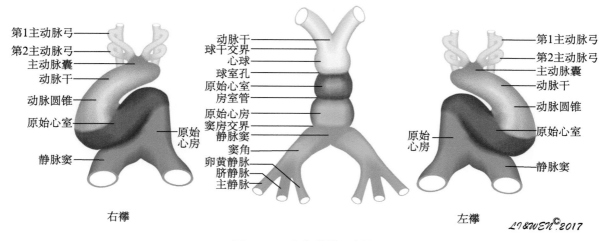

图 5-0-2　心室成襻示意图

道，手掌心朝向右心室间隔面，手背朝向右心室游离壁。如果能用右手完成则为心室右襻，如能用左手完成则为心室左襻（图5-0-3）。

（二）心室的超声判定

超声诊断中右心室及左心室鉴别，主要依赖于心室形状、房室瓣、腱索、乳头肌、肌小梁（肉柱）等几个方面。

1. 心室的形状　心室的形状可从左心室短轴切面及四腔心切面上判定。心室短轴图上右心室呈新月形，而在四腔心切面上呈三角形。在短轴图上左心室呈圆形，在四腔心切面上大致呈椭圆形。但是心室的形状还受心室的容量和压力的影响：当右心室容量负荷过重时，心室短轴切面上右心室可呈圆形，左心室受压后可呈D形。此外，当心室转位且合并其他畸形时，心室形状更不确定。因此，心室的形状不是判定心室形态学的可靠指标。

2. 房室瓣　与二尖瓣相连的心室均为解剖左心室，与三尖瓣相连的均为解剖右心室，因此，明确房室瓣的形态结构后，与之相连的解剖心室即可确定。房室瓣的形态可根据以下几点来综合判定。

（1）房室瓣在室间隔的附着点：三尖瓣的隔侧瓣和二尖瓣的前瓣的附着处系房室交点，即心内膜垫。正常情况下，在四腔心切面上，三尖瓣的隔侧瓣的附着点比二尖瓣前瓣的附着点低0.5～1.0cm，借此可以区别二尖瓣和三尖瓣。如三尖瓣的隔侧瓣下移超过1.5cm，则可诊断为三尖瓣下移。当完全性心内膜垫缺损时，左、右房室瓣的附着点在同一水平，则难以根据房室瓣在室间隔的附着点来鉴别二尖瓣或三尖瓣。

（2）房室瓣数目：三尖瓣为三瓣叶，二尖瓣为二瓣叶。正常时一般难以同时显示三尖瓣的3个瓣叶，仅当右心室扩大时方可显示。在复杂先天性心脏病心室转位时也往往可以辨认。但当原发孔房间隔缺损时，常伴有二尖瓣的前瓣裂，瓣叶呈三叶式，应注意和三尖瓣相区别。

（3）房室瓣形状：在心室短轴切面上，二尖瓣开放呈椭圆形或鱼口形，关闭呈线形；三尖瓣的开口比二尖瓣更圆，关闭呈花瓣状。在四腔心切面上，二尖瓣前瓣较长，后瓣宽而短；三尖瓣隔侧瓣较短，运动受限，前叶较长。当心内膜垫缺损时，三尖瓣隔侧瓣较长，运动幅度较大。

（4）房室瓣与室间隔的关系：二尖瓣前瓣的基底部的一部分与室间隔相连，一部分与主动脉后壁相连，因此，二尖瓣前瓣部分被左心室流出道与室间隔分开。这种关系最好从心尖部观察。在标准心尖四腔

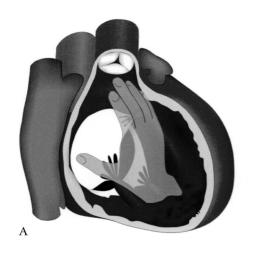 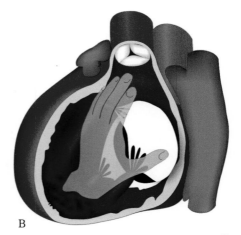

LI&WEN©.2017

图5-0-3　右心室结构的右手形态学和左手形态学示意图

将手掌置于室间隔形态学右心室面，拇指指向流入道，其余四指指向流出道，符合右手形态者称右手形态学，符合左手者称左手形态学。A.右手形态学；B.左手形态学

图上，二尖瓣前瓣与室间隔相连。如将探头进一步向前倾斜，则出现所谓心尖五腔图，此时二尖瓣前叶失去与室间隔的连续性而与主动脉后壁相连，左心室流出道将室间隔和二尖瓣隔开。与此相反，三尖瓣隔侧瓣始终附着在室间隔上，与肺动脉无连续性。

3.腱索　在四腔心切面上，三尖瓣隔侧瓣的腱索连于室间隔的隔束上，且较短，活动性差；正常二尖瓣的腱索从不与室间隔相连，但在心内膜垫缺损时，二尖瓣的腱索与室间隔相连是该病的特点之一。

4.乳头肌　左心室的两个乳头肌发自游离心壁，两个乳头肌相距较近，在四腔心图上可见前乳头肌位于左心室前侧壁，在左心长轴切面可见后乳头肌位于左心室后壁，而在左心室短轴图上可见前后乳头肌分别位于约4点钟与8点钟的位置。但在降落伞形二尖瓣时，左心室内可仅有一个大的乳头肌，且常发自心尖部。而四腔心切面上可见右心室有一较大乳头肌发自心尖部靠近室间隔附近。

5.调节束（隔缘肉柱）　调节束系右心室内肌肉束，左心室无此结构，它从室间隔连于右心室游离壁，其作用是限制右心室过度的扩张。在四腔心图上，右心室内近心尖1/3处可见一横行的回声带，即为调节束。调节束为右心室的重要标志，也是心室判定的重要条件。有时，左心室内也可探及一假腱索自左心室游离壁连于室间隔，但表现为线性较强回声。

6.肌小梁结构（肉柱）　为心室下部心内膜凸凹不平的肌肉柱，形成小梁样外观。右心室内肌小梁粗大，内膜面粗糙不平；左心室内肌小梁细小，内膜面较光滑。心长轴图上室间隔右心室面粗糙，且有多层回声，左心室面较光滑，为一连续线样回声。四腔心图上，右心室近心尖部内膜面粗糙，而左心室内膜面较光滑。在右心室明显扩张时，内膜面变得较光滑。左心室肥厚时，内膜面变得较粗糙。

7.流出道的构成　右心室流出道为一肌性管道，形如漏斗，常称漏斗腔。三尖瓣不直接参与构成右心室流出道的侧壁，肌肉组织将三尖瓣与半月瓣隔开，两者之间无纤维连续性。与此相反，二尖瓣构成左心室流出道的侧壁，二尖瓣与半月瓣之间存在纤维连续性，其间无肌肉组织相隔。三尖瓣与右心室流出道及肺动脉瓣的关系可从右心室流入道长轴图及流出道长轴图上观察，三尖瓣不与肺动脉瓣相连。二尖瓣与左心室流出道及主动脉瓣的关系可从左心室长轴及五腔图上观察，二尖瓣前瓣与主动脉瓣有纤维连续，且构成左心室流出道侧壁。但是需要注意的是，在右心室双出口畸形时左心室无流出道，且二尖瓣与半月瓣无纤维连续性，因此，不能应用此特征来判定心室。

8.大动脉位置与心室位置的关系　心室攀法则认为，右心室总是与主动脉在同侧，而左心室总是与肺动脉在同侧。例如，正常人的主动脉在肺动脉的右方，因此，形态学右心室在右侧；而矫正型大动脉转位时，主动脉位于肺动脉的左前方，此时形态学右心室也在左侧。在超声图像上，大动脉的位置最好从主动脉短轴图上认定。

综合以上各项内容，从超声影像图上不难判定左心室与右心室，房室瓣的判定尤为重要。一般情况下，房室瓣位置总是与心室相对应，而不与心房相对应。二尖瓣总是与左心室相伴随，三尖瓣总是与右心室相伴随。因此，确定了房室瓣的位置，也就确定了心室的位置。例如，心室右攀时，三尖瓣与右心室同在右侧，二尖瓣与左心室同在左侧。此时，心房的位置可以是正位，也可以是反位。

五、房室连接

（一）房室瓣的位置

房室瓣位置可分为正位、反位和不定位。不管心房的位置如何，房室瓣正位或反位总是和心室的正位或反位相一致。当二尖瓣和左心室同在左侧，三尖瓣和右心室同在右侧时为房室瓣正位，反之则为房室瓣反位。

（二）房室连接的类型

房室连接类型分为3类，双心室型房室连接、单心室型房室连接和单一心房双心室连接。

1. 第一种类型　双心室型房室连接，每一个心房与一个心室相连接。

（1）房室序列一致：右心房开向右心室，左心房开向左心室。这时心房和心室的位置相一致，即在心房正位时，心室为右襻；在心房反位时，心室为左襻。

（2）房室序列不一致：右心房-二尖瓣-左心室相连，左心房-三尖瓣-右心室相连。这种情况通常发生在心房和心室位置不同的情况下，即在心房正位时，心室为左襻，即右心房和左心室在右，左心房和右心室在左。在心房反位时，心室为右襻，即左心房与右心室在右，右心房与左心室在左。

（3）房室序列不定位或迷走：也称为心房不定位房室连接，心房异构时，双侧心房均为左心房或右心房结构，心室有2个，可以是右襻也可以是左襻（根据左右手法则来判断），注意观察体静脉及肺静脉引流部位和房室连接关系造成的血流动力学改变。

2. 第二种类型　单心室型房室连接，仅见单一心室，可以是左心室，也可以是右心室，或者是不定型心室。心房位置可以是正位、反位、左心房异构或右心房异构4种类型（图5-0-4）。

（1）心室双入口或共同入口：2个房室瓣完全或大部分开口于一个心室，称为心室双入口。心室双入口分为左心室双入口和右心室双入口。此时，心室的区分需要根据心室本身的解剖形态和位置来判断，而不能依赖相连的房室瓣来决定。一般情况下优势心室旁会有另一个发育不全的心室腔，往往发育不全的

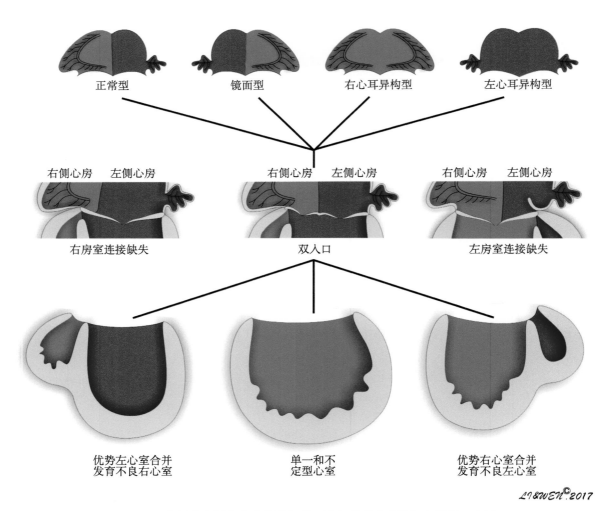

图5-0-4　左侧或右侧房室连接缺如及双流入道单室连接解剖类型示意图
四种心房排列通过三种房室连接类型与三种单一心室相连，可产生36种不同的解剖类型

右心室位于优势型主心腔（左心室）的前上方，反之，发育不全的左心室则位于主心腔（右心室）的后下方。共同房室瓣完全或大部分开口于一个心室，共同入口左心室或共同入口右心室，多数情况下为单心室。

（2）一侧房室瓣闭锁：2个心房与一个心室相连，另一侧房室瓣心房底部完全闭锁，无房室瓣和房室口，因此，也称为一侧房室连接缺如，缺如侧心室流入道不发育，并多伴逐个心室的发育不全，可分为左侧房室连接缺如或右侧房室连接缺如。

3.第三种类型　单一心房双心室连接，也称为心房双出口，即一侧房室连接缺如，而单组房室连接骑跨或者跨立于室间隔上。

（三）房室瓣形态

房室瓣有其特定的形态结构，并不取决于房-室连接的类型，心腔内可以是两组房室瓣，或者是共同房室瓣，其中一个瓣膜可出现狭窄、瓣膜反流、闭锁及骑跨或者跨立（图5-0-5）。

1.双侧房室瓣均开通　房室环水平有两组房室瓣开通，可狭窄、发育正常或发育不良，两侧瓣口均有血流通过，房室瓣有二尖瓣和三尖瓣之分，极罕见病例为双侧二叶瓣或三叶瓣。

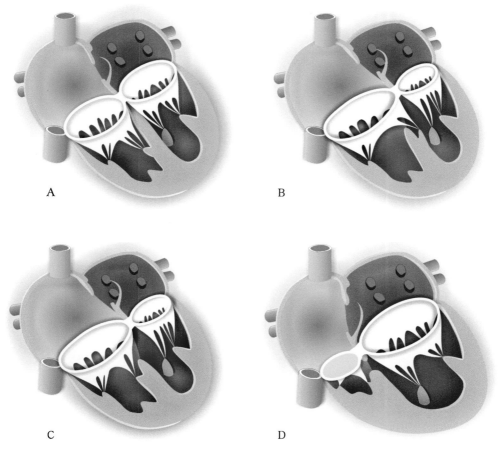

图5-0-5　两组房室瓣连接方式示意图

A.正常房室瓣连接；B.三尖瓣骑坐；C.三尖瓣骑跨；D.三尖瓣闭锁

  2. 共同房室瓣 心房与心室间仅见一个房室瓣环，只有一组房室瓣，常见于完全性房室间隔缺损或单房单室畸形，房室间隔缺损时共同房室瓣多为5瓣，而单房单室畸形时，房室瓣可以是3～5叶（图5-0-6）。

  3. 一侧房室瓣闭锁 心房肌与心室肌由房室环连接，但房室环的孔口被膜性组织封闭。房室之间被一强回声带分开，此回声无开放及关闭运动。如果回声较厚，可能系房室沟组织所致（图5-0-7）。如果回声纤细，则可能是发育不良的瓣膜组织。三尖瓣或二尖瓣均可发生闭锁，但三尖瓣闭锁更为常见。根据心室位置的不同，房室瓣闭锁可有右襻型和左襻型。因此，三尖瓣闭锁可以在右侧，也可以在左侧。二尖瓣闭锁可以在左侧，也可以在右侧。房室瓣闭锁时，常伴有相应的心室发育不良、房间隔缺损及室间隔缺损等。

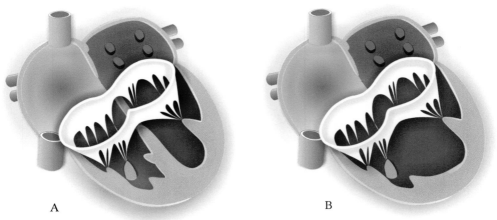

图 5-0-6 共同房室瓣连接方式示意图
A. 完全型心内膜缺如，共同房室瓣常常骑坐在房室间隔缺损上；B. 单心室，共同房室瓣与单心室相连

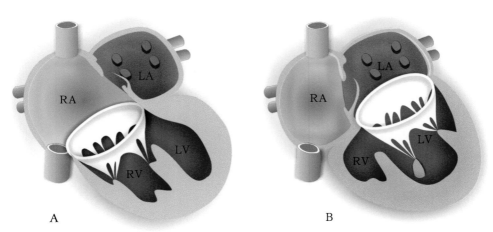

图 5-0-7 单组房室瓣连接方式示意图
A. 左侧房室瓣缺如，仅可见右侧房室瓣，右侧房室瓣骑跨；B. 右侧房室瓣缺如，仅可见左侧房室瓣

4.**房室瓣骑跨**（overriding）　系指一侧房室环跨置在室间隔上，该房室瓣的腱索为单腔附着，即只附着在同侧室腔，而不附着在对侧室腔的任何部分，称之为房室瓣骑跨。二尖瓣和三尖瓣均可发生骑跨。骑跨的房室瓣可以是正位或反位。房室瓣的骑跨程度决定房室连接序列的判断，如果一侧房室瓣骑跨程度少于该房室瓣环的一半，则认为是双心室连接；如果骑跨程度大于该房室瓣环的一半时，则认为是单心室连接，这就是我们所说的"50%定律"。

5.**房室瓣跨立**（straddling）　系指一侧房室环跨置在室间隔上，但该房室瓣的腱索为双室腔附着，即不但附着在同侧的室腔壁上，而且还跨过室间隔附着在对侧室腔乳头肌或室间隔上。三尖瓣和二尖瓣均可发生跨立。三尖瓣跨立的腱索可以附着在右心室或左心室。在单心室时，可附着左心室和漏斗部流出腔。二尖瓣的腱索可以附着在左心室和右心室，以及单心室的左心室和漏斗部流出腔。房室瓣骑跨和跨立往往同时存在。

六、动脉圆锥位置及其超声判定

（一）动脉圆锥分类

动脉圆锥又称漏斗部，是另一个具有诊断意义的肌性连接节段，它连接心室和大动脉，主要由壁束组成，不包括隔束和调节束。动脉圆锥主要分为4种类型（图5-0-8）。

1.**肺动脉瓣下圆锥**　系正位型动脉圆锥，见于动脉关系正常的心脏。这种圆锥位于心脏的左前方，肺动脉瓣下。它介于肺动脉瓣与房室瓣之间，使这两个结构失去纤维连续性。主动脉瓣下圆锥在胚胎期被吸收，因此，无圆锥组织存在。主动脉瓣与房室瓣之间存在纤维连接。

2.**主动脉瓣下圆锥**　系反位型动脉圆锥。与上述情形相反，圆锥位于主动脉瓣下，主动脉瓣与房室瓣失去纤维连续性。肺动脉瓣下圆锥被吸收，肺动脉瓣与房室瓣具有纤维连续性。主动脉瓣下圆锥典型的例子是完全性D型大动脉转位，其右侧的主动脉瓣下圆锥为正常左侧肺动脉瓣下圆锥的镜像。

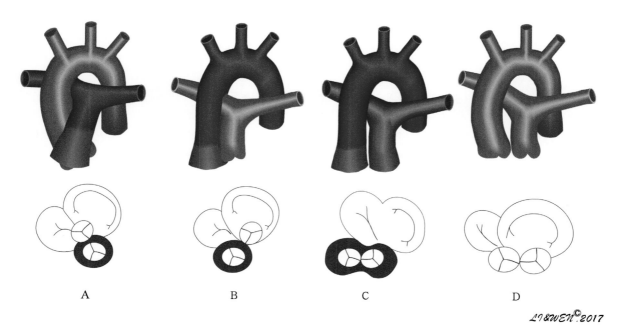

图 5-0-8　动脉圆锥的类型示意图
A.肺动脉瓣下圆锥；B.主动脉瓣下圆锥；C.双动脉下圆锥；D.双动脉下圆锥缺如

3.双侧圆锥　主动脉瓣及肺动脉瓣下均有圆锥组织存在，因此，左、右房室瓣与左、右半月瓣均无纤维连续性。双侧圆锥的典型例子是陶-宾综合征（右心室双出口的一种类型）。

4.圆锥缺如　主动脉瓣及肺动脉瓣下均无圆锥组织存在，因此，左、右半月瓣分别与左、右房室瓣以纤维组织的方式相连。如左心室双出口。

（二）动脉圆锥的超声判定

超声检查对圆锥的精确估价是比较困难的，因为它仅是一肌性组织，不像瓣膜或心室的结构那样具有特点。但是超声检查时可根据由于圆锥组织介入房室瓣与半月瓣之间，造成半月瓣的位置升高、前移，房室瓣与半月瓣之间有较强较厚的回声这两个基本特点来评估圆锥是否存在。

具有圆锥的大动脉的位置几乎总是位于前方，因此，位于前方的大动脉，应考虑其存在圆锥部，至于后方的动脉是否有圆锥部，主要取决于半月瓣与房室瓣是否有纤维连接。

在肺动脉瓣下圆锥时，肺动脉与主动脉根部有45°的交叉，因此，不可能在一个切面上显示2条动脉的长轴或短轴。在右心室流出道长轴图上，可显示肺动脉的长轴和主动脉的短轴。肺动脉瓣的位置在左前上方，主动脉瓣的位置在右后下方。肺动脉瓣与三尖瓣有较长的距离，它们之间无纤维连续性，而主动脉瓣与二尖瓣有纤维组织直接相连。

在主动脉瓣下圆锥时，主动脉瓣位置前移，主动脉与肺动脉平行发出，因此，可以在一个切面上显示2条动脉的长轴或短轴。在右心室流出道长轴图上，主动脉瓣位于右前上方，肺动脉瓣位于左后下方。主动脉一般从右心室发出，但主动脉与三尖瓣之间无纤维连续性，因为主动脉瓣下有圆锥组织存在。肺动脉从左心室发出，肺动脉瓣与二尖瓣有纤维连续性。这种解剖学改变构成了典型的完全性D型大动脉转位。

在双侧圆锥时，主动脉瓣与肺动脉瓣下均有圆锥，其半月瓣的位置取决于圆锥组织的多寡，圆锥组织较多的半月瓣位于前上方。如前所述，双侧圆锥主要见于陶-宾综合征（即右心室双出口、大动脉转位、肺动脉瓣下室间隔缺损、无肺动脉狭窄）。此时，主动脉位于前方，从右心室发出，因此，主动脉下圆锥的存在毫无疑问。而最具特征性的表现是，后方的肺动脉瓣与二尖瓣之间有一较强的圆形或椭圆形的强回声，表明肺动脉圆锥的存在。如能肯定这一圆形的强回声为圆锥组织，则双侧圆锥的诊断可以成立。

七、大动脉关系与超声判定

大动脉的关系一般以主动脉瓣相对于肺动脉瓣的空间位置关系来判断。要明确大动脉关系，首先要清楚哪条动脉是主动脉，哪条是肺动脉，也就是说两条大动脉的解剖结构判断是前提。鉴别要点有以下2条：①追踪动脉远端，向后走行很短即分为左、右两支并无后续血管相连的为肺动脉，向上走行较远才发出多支头臂动脉并延续为降主动脉的为主动脉；②主动脉根部可见明显膨大的窦部和冠状动脉起源，肺动脉根部膨大不明显。在辨认大血管时，切忌以大血管的粗细来分辨，不要误认为主动脉一定比肺动脉粗。

（一）大动脉关系正常（normally related great arteries, NRGA）

判断大动脉关系正常的先决条件是正位型动脉圆锥（肺动脉瓣下圆锥），肺动脉瓣始终位于主动脉瓣的前方，根据肺动脉瓣与主动脉瓣的左右方位关系分为2种类型（图5-0-9）。

1.正位型正常大动脉关系（solitus NRGA）　肺动脉瓣位于主动脉瓣的左前上方。主动脉瓣位于肺动脉瓣的右后下方。

2.反位型正常大动脉关系（inversus NRGA）　肺动脉瓣位于主动脉瓣的右前上方。主动脉瓣位于肺动脉瓣的左后下方，与第一种情况正好相反。

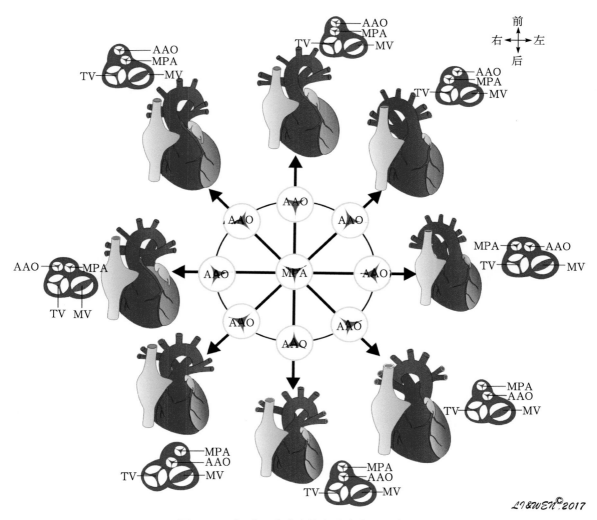

图 5-0-9　相对于肺动脉的主动脉方位示意图
MPA.主肺动脉；AAO.升主动脉；MV.二尖瓣；TV.三尖瓣

（二）大动脉关系异常（abnormally related great arteries，ANRGA）

判断大动脉关系异常的先决条件是反位型动脉圆锥（主动脉瓣下圆锥）、双侧圆锥或圆锥缺如，主动脉瓣位于肺动脉瓣的前方或两者并列。右心室双出口、左心室双出口、大动脉转位和大动脉异位均属大动脉关系异常的范畴。根据主动脉瓣与肺动脉瓣的位置可以分为D位、L位和A位。

1.D位（dextro position）　主动脉瓣在肺动脉瓣的右侧，为右位型大动脉关系异常。

2.L位（levo position）　主动脉瓣在肺动脉瓣的左侧，为左位型大动脉关系异常。

3.A位（antero position）　主动脉瓣在肺动脉瓣的正前方，为前位型大动脉关系异常。

大动脉转位（transposition of the great arteries，TGA）与大动脉异位（malposition of the great arteries，MGA）均属大动脉关系异常。大动脉转位时最主要的特征为心室-大动脉连接关系异常，主动脉起始于解剖学右心室，肺动脉起始于解剖学左心室，并多为反位型动脉圆锥（主动脉瓣下圆锥）。而大动脉异位时心室-大动脉连接关系正常，主动脉仍起始于解剖学左心室，肺动脉仍起始于解剖学右心室，仅有大动脉之间的位置异常，多为双侧圆锥。

大动脉转位可以有 D-TGA、L-TGA 或 A-TGA。大动脉异位也可以有 D-MGA、L-MGA 或 A-MGA。

（三）大动脉关系的超声判定

1. 大动脉关系正常　取左心长轴和大动脉短轴图观察。由于主动脉与肺动脉互相交叉走行，因此，在同一切面上不可能同时显示两条大动脉的长轴或短轴，只能同时显示一条大动脉的长轴和另一条大动脉的短轴。在正位型正常大动脉关系时，大动脉短轴图上可显示肺动脉干呈香肠形，从左侧包绕主动脉。在此切面上，肺动脉干为长轴，主动脉为短轴。肺动脉瓣位于主动脉瓣的左前方，主动脉瓣位于肺动脉瓣的右后方。在反位型正常大动脉关系时，肺动脉干从右侧包绕主动脉，肺动脉瓣在主动脉瓣的右前方，主动脉瓣位于肺动脉瓣的左后方。

2. 大动脉关系异常　最常见的大动脉关系异常是大动脉转位，在决定是否存在大动脉转位时应分析大动脉与心室的起始关系；确认主动脉和肺动脉；弄清主动脉与肺动脉之间的位置关系。

大动脉转位时，两条大动脉以平行的方式发自心室，互相无交叉。因此，在左心室长轴图上能够显示两条大血管的长轴，且并列走行；在大动脉短轴切面上表现为两个圆形结构，分别为主动脉和肺动脉的短轴。主动脉和肺动脉的确认主要根据前述其解剖结构特点来鉴别。两条大动脉可能为左右关系，也可能为前后关系。D-TGA 即主动脉位于肺动脉的右侧或右前方；L-TGA 即主动脉位于肺动脉的左侧或左前方；A-TGA 即主动脉位于肺动脉正前方。

（四）心室－大动脉连接类型

大动脉与心室的连接决定了心脏的血流动力学，可以分为连接一致、连接不一致、双出口和单出口4种类型。

1. 心室-大动脉连接一致　指主动脉发自解剖左心室，肺动脉发自解剖右心室。大动脉空间位置关系包括正位型正常、反位型正常和大动脉异位。

2. 心室-大动脉连接不一致　指主动脉发自解剖右心室，肺动脉发自解剖左心室，两条大动脉关系异常，平行走行，即大动脉转位。若房室连接一致，为完全型大动脉转位；若房室连接不一致，为矫正型大动脉转位。

3. 心室双出口　定义为主动脉与肺动脉完全或大部分均起自于同一个心室。同一心室既可是形态学右心室，也可以是形态学左心室，甚至不确定心室。

4. 心室单出口　仅有一支动脉与心室相连，多骑跨于室间隔之上，可以为共同动脉干，也可以是孤立主动脉（肺动脉闭锁）或孤立肺动脉（主动脉闭锁），或者是孤立性动脉干（既往也称之为共同动脉干Ⅳ型）。

八、心脏节段的符号表达法

3个主要心脏节段的位置可以用3个大写的英文字母表达，每3个字母构成一组，它们之间用逗号隔开，并用括号将这3个字母括上。这3个主要心脏节段按照顺序分别为心房、心室、大动脉。表达符号，见表5-0-1。

代表3个主要节段位置的符号放在括号内，主要连接异常以及合并心脏畸形标在括号外。例知，完全性D型大动脉转位的符号表达法为TGA {S, D, D}，读作：大动脉转位伴心房正位，心室右襻，主动脉异常右位。如果主动脉瓣正好位于肺动脉瓣的前方，则表达为TGA {S, D, A}。如将伴发室间隔缺损、房间隔缺损等畸形与符号合并在一起，则表达为TGA {S, D, D} VSD、ASD。

图5-0-8按心脏节段表示方式总结了各种心脏类型，包括正常心脏和各种复杂性先天性心脏病。

复杂性先天性心脏病的完整的诊断应包含：心脏节段位置分析；心脏节段序列分析；心脏节段连接分析；心脏节段空间关系分析；伴发心脏畸形分析及心脏功能分析。其中心脏节段位置分析是最基本和最重要的，它是确定心脏节段的序列、各节段的连接及伴发的心脏畸形的决定因素。

表 5-0-1　心脏节段符号表达法

心房位置	心室位置
正位＝S	D襻＝D
反位＝I	L襻＝L
不定位＝A	X襻＝X（X＝未知）
动脉位置	
正位型正常动脉关系（S-NRGA）＝S	
反位型正常动脉关系（I-NRGA）＝I	
异常右位（D-TGA或D-MGA）＝D	
异常左位（L-TGA或L-MGA）＝L	
异常前位（A-TGA或A-MGA）＝A	
举例	
正常心脏＝（S，D，S）	
正常心脏反位＝{I，L，I}	
典型D-大动脉转位＝TGA {S，D，D}	
典型L-大动脉转位＝TGA {S，L，L}	
典型右心室双出口＝DORV {S，D，D}	

（李治安）

Chapter 6

正常胎儿超声心动图

第一节　胎儿方位的确定

超声心动图检查胎儿心血管系统第一步，需要明确胎儿的内脏位置，即胎儿内脏器官的偏侧性，内脏位置关系包括3种基本类型：内脏正位、内脏反位及内脏不定位（表6-1-1）。

一、胎儿内脏位置的解剖学定义

1.内脏正位　内脏器官及血管的排列位置正常，即肝位于身体右侧，胃泡及腹主动脉位于左侧，下腔静脉位于右侧，解剖右心房位于右侧（图6-1-1 A）。

2.内脏反位　内脏器官及血管的排列与内脏正位置时完全相反，呈镜像关系，即肝位于身体左侧，胃泡及腹主动脉位于右侧，下腔静脉位于左侧，解剖右心房位于左侧（图6-1-1 B）。

3.内脏不定位（内脏异位）　不同于内脏正位与内脏反位的腹部和（或）胸腔器官的内脏位置异常均称为内脏异位，或内脏不定位、心脾综合征、心房异构综合征等（图6-1-1 C～F）。包括两组典型病变：①双侧均为右侧结构的称为右心房异构（右侧异构，无脾综合征）（图6-1-1 E、F）；② 双侧均为左侧结构的称为左心房异构（左侧异构，多脾综合征）（图6-1-1 C、D）。

表 6-1-1　胎儿左心房异构、右心房异构和内脏反位的病理解剖特征

	左心房异构	右心房异构	内脏反位
内脏改变			
肝	对称，常见左侧	对称，肿大，中位或右侧	左侧
下腔静脉和腹主动脉位置	奇静脉与离断的下腔静脉相连接	二者前后并列于脊柱左侧或右侧	主动脉位于右后方，下腔静脉在左前方
胃肠道	胃常在右侧，也可在左侧。上消化道梗阻	胃可在中间、左侧或右侧，亦可疝入胸腔下部	胃在右侧
脾[a]	多脾	无脾	正常脾，或右侧
胸腔改变			
支气管[a]	较长的支气管，在双肺动脉下	较短的支气管，在双肺动脉上	动脉上左支气管，动脉下右支气管
肺[a]	双肺均二叶	双肺均三叶	右肺二叶，左肺三叶
心房[a]	双侧均为左房，心耳呈弯指状，伴狭小的连接部常见	双侧均为右房，心耳呈圆钝的锥状，宽大的连接部	右心耳呈弯指状，左心耳呈圆钝的锥状
房室连接	常见双心室型连接	常见单心室型连接	正常连接
房室间隔缺损	40%～50%的病例为非均衡型	80%～90%的病例为非均衡型	不存在
心室大动脉连接	通常连接一致，常见左右心室流出道梗阻	常见连接不一致，肺动脉瓣闭锁或狭窄	连接一致
肺静脉异位连接	偶见	常见	不存在
左位上腔静脉	常见	常见	罕见
心动过缓、传导阻滞	常见	不存在	不存在
水肿和宫内死胎	常见	不存在	不存在

a.产前超声很难发现（引自：吴瑛.胎儿内脏异位伴左心房异构和右心房异构、内脏反位//李治安主译.胎儿超声心动图实用指南-正常和异常心脏.天津：天津科技翻译出版公司，2011：262-274.）

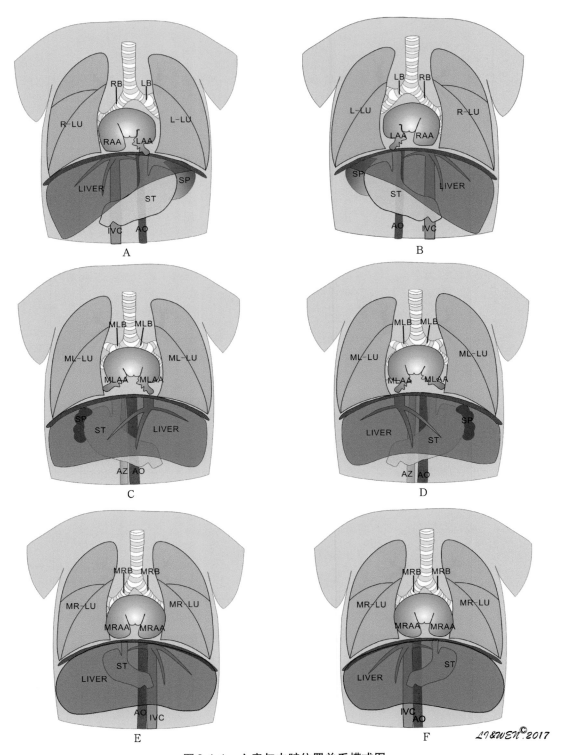

图 6-1-1　心房与内脏位置关系模式图

A.心房与腹腔脏器正位；B.心房与腹腔脏器反位；C、D.左侧异构（或左侧同形）；E、F.右侧异构（又称右侧同形）。R-LU.右肺；L-LU.左肺；RAA.右心耳；LAA.左心耳；RB.右支气管；LB.左支气管；LIVER.肝；ST.胃；AO.主动脉；IVC.下腔静脉；MLB.形态学左支气管；MRB.形态学右支气管；SP.脾；MR-LU.形态学右肺；ML-LU.形态学左肺；MRAA.形态学右心耳；MLAA.形态学左心耳

二、胎儿内脏位置的超声确定方法与步骤（图 6-1-2）

1. 第 1 步，胎儿头部在子宫内位置的确定　通过超声检查胎儿头颅骨的特征性环形强回声光环确定胎儿头部位置以确定胎儿先露部位，头位或臀位。

2. 第 2 步，胎儿在子宫内位置的确定（图 6-1-3）　通过超声检查胎儿脊柱的矢状切面与母体脊柱的矢状切面之间的关系确定胎儿在子宫内的位置。胎儿纵向位：胎儿的脊柱与母亲的脊柱平行，包括 4 种基本胎儿方位，头位枕前位、头位枕后位、臀位枕前位、臀位枕后位。胎儿横位：胎儿的脊柱与母亲的脊柱垂直，也包括 4 种基本胎儿方位，胎头位于母亲右侧的枕前横位、胎头位于母亲右侧枕后横位、胎头

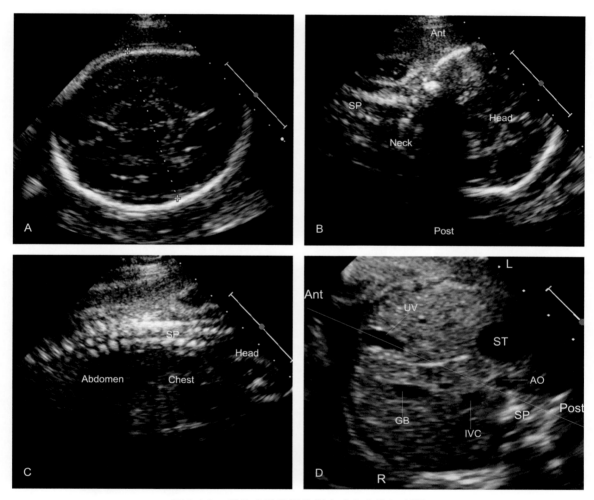

图 6-1-2　胎儿内脏位置的超声确定方法与步骤

A. 确定胎儿头部在子宫内的位置（胎方位及胎先露），胎儿颅骨呈强回声光环，易于识别；B. 确定胎儿头部在子宫内的位置后，沿胎儿长轴方向由头侧向腹侧连续移动扫查，可见颈部及脊柱，进一步确定胎儿的前、后侧；C. 从胎儿头颈部向胸腹侧连续移动扫查，首先显示胸腔器官，包括胎儿肺及心脏；D. 连续由胸腔向腹腔扫查过程中，当扫查平面通过膈肌进入腹腔后，转动探头与胎儿的长轴切面垂直，在脐静脉（UV）水平可以获得腹部横切面，通过脐静脉长轴中心与脊柱的前缘中点连线即为人体的正中线，此线左侧分布着胃泡、腹主动脉等左侧的组织器官，而其右侧为肝、胆囊及下腔静脉等右侧组织器官。Abdomen. 腹腔；Ant. 前侧；AO. 主动脉；Chest. 胸腔；GB. 胆囊；Head. 头颅；Neck. 颈部；Post. 后侧；SP. 脊柱；ST. 胃泡；UV. 脐静脉

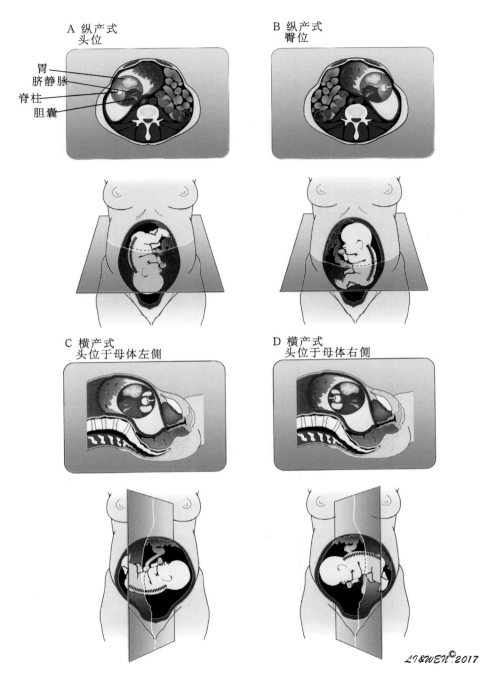

A　纵产式
　头位

胃
脐静脉
脊柱
胆囊

B　纵产式
　臀位

C　横产式
　头位于母体左侧

D　横产式
　头位于母体右侧

LI&WEN©2017

图6-1-3　胎产式与胎方位及胎儿前后、左右、上下关系示意图

　　A.B.母体腹部横切面，胎儿亦呈横切面时，胎产式为纵产式，如为头位，脊柱位于母体右侧，则靠近母体腹壁的一侧为胎儿的左侧，靠近母体脊柱的一侧为胎儿右侧，胃应在母体腹壁侧，胆囊应在母体的脊柱侧（A）；如为臀位，脊柱位于母体左侧，则靠近母体腹壁的一侧为胎儿的左侧，靠近母体脊柱的一侧为胎儿右侧，胃应在母体腹壁侧，胆囊应在母体的脊柱侧（B）。C、D.母体腹部纵切面，胎儿呈横位切面时，胎产式为横产式。如果胎头位于母体左侧，脊柱靠近子宫下段，则靠近母体腹壁的一侧为胎儿的左侧（C）；如果胎头位于母体右侧，脊柱靠近子宫底部，则靠近母体腹壁的一侧为胎儿左侧（D）

位于母亲左侧的枕前横位、胎头位于母亲左侧枕后横位。斜向位：胎儿的脊柱与母亲的脊柱呈一定夹角，既不平行，也不垂直，是纵向位与横位的中间状态，包括8种位置关系，因此，胎儿在宫内共有16种位置关系。

3. 胎儿左右侧的超声判定　确定胎儿在子宫内的位置后，根据胎头和脊柱的相互关系较易确定胎儿的左、右侧。

三、胎儿内脏位置的超声评估

1. 内脏正位　确定胎头位置后，沿着脊柱矢状面平行方向将探头从头侧向胸腹部移动，在低位胸椎平面将探头旋转90°可以获得腹部横切面，此切面显示胃泡位于胎儿腹部左侧、腹主动脉位于脊柱的左前方，下腔静脉位于胎儿腹主动脉的右前方。向头侧稍微平行滑动探头可以显示四腔心切面，心尖指向胎儿胸腔的左侧。当确定胎儿胃泡、腹主动脉及心尖位于胎儿左侧，下腔静脉位于胎儿右侧，即可确定胎儿内脏方位为内脏正位（图6-1-4）。

2. 内脏反位　方位同内脏正位，确定胎头位置后，沿着脊柱矢状面平行方向将探头从头侧向胸腹部移动，在低位胸椎平面将探头旋转90°可以获得腹部横切面，此切面显示胃泡位于胎儿腹部右侧、腹主动脉位于脊柱的右前方，下腔静脉位于胎儿腹主动脉的左前方。向头侧稍微平行滑动探头可以显示四腔心切面，心尖指向胎儿胸腔的右侧。当确定胎儿胃泡、腹主动脉及心尖位于胎儿右侧，下腔静脉位于胎儿左侧，即可确定胎儿内脏方位为内脏反位（图6-1-5）。

3. 内脏不定位　当通过超声扫查显示胎儿内脏位置既不是正位，也非反位时，应仔细检查胎儿胃泡与心脏的关系，以及上腹部大血管之间的相互排列关系，确定是否左侧异构或右侧异构。

（1）左侧异构（图6-1-6）：最常见的伴发异常为肝段下腔静脉缺如，下腔静脉肾上段离断后与奇静脉（或半奇静脉）相连，将下腹部回流的静脉引流进入心脏。在腹部横切面或四腔心切面不能在降主动脉右前方显示下腔静脉回声，但可见扩张的奇静脉（或半奇静脉）沿脊柱旁在降主动脉左后方与降主动脉平行

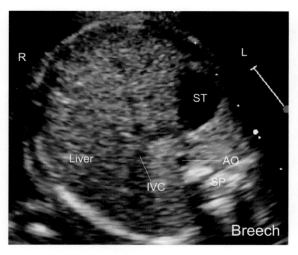

图6-1-4　胎儿腹部横切面显示胎儿内脏正位

胎儿腹部横切面显示胎儿内脏正位，通过确定胎头位置确定胎儿为臀先露，枕后位，显示胎儿胃泡（ST）、腹主动脉（AO）位于胎儿左侧，下腔静脉（IVC）及肝（Liver）位于右侧，提示胎儿内脏正位。AO.主动脉；ST.胃泡；Liver.肝；IVC.下腔静脉；SP.脊柱

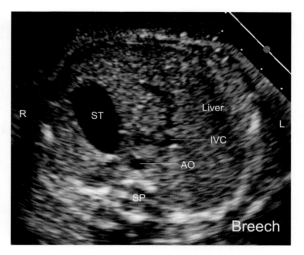

图6-1-5　胎儿腹部横切面显示胎儿内脏反位

胎儿腹部横切面显示胎儿内脏反位，通过确定胎头位置确定胎儿为臀先露，枕后位，显示胎儿胃泡（ST）、腹主动脉（AO）位于胎儿右侧，下腔静脉（IVC）及肝（Liver）位于左侧，提示胎儿内脏反位。AO.主动脉；Breech.臀先露；IVC.下腔静脉；L.左侧；Liver.肝；R.右侧；SP.脊柱；ST.胃泡

向头侧走行，即所谓双管征，向上追踪奇静脉（或半奇静脉）可见其注入上腔静脉。右心房-腔静脉连接切面可见肝静脉直接注入右心房。三血管切面及三血管气管切面可见上腔静脉扩张。

左侧异构其他异常包括胃泡位于右侧。多脾、对称性左位或中位肝等异常表现产前超声不能可靠诊断，采用超声鉴别左、右心耳的形态也非常困难。

（2）右侧异构（图6-1-7）：右侧异构超声检查在腹部横切面可见上腹部中位的肝，胃泡位于左侧或右侧，下腔静脉位于腹主动脉的同侧前方，可同在脊椎的左侧或右侧。几乎所有的右侧异构均伴发心血管畸形，包括房室间隔缺损、肺动脉狭窄（闭锁）伴心室与大动脉连接异常的动脉圆锥畸形（右心室双出口及完全性大动脉转位）、部分型或完全型肺静脉异位引流。

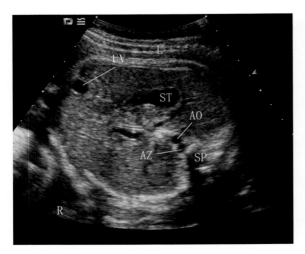

图6-1-6   胎儿左侧异构上腹部横切面

胎儿腹部横切面显示腹主动脉（AO）的右侧扩张的奇静脉（AZ）呈典型的"双管征"，未见下腔静脉回声。UV.脐静脉；ST.胃；SP.脊柱；L.左侧；R.右侧

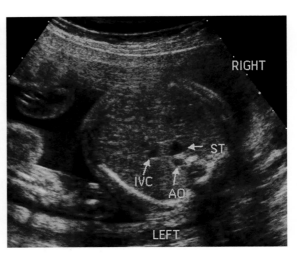

图6-1-7   胎儿右侧异构上腹部横切面

胎儿腹部横切面显示下腔静脉（IVC）与腹主动脉（AO）位于同一侧。ST.胃；LEFT.左侧；RIGHT.右侧

第二节   胎儿心脏位置的确定

超声确定胎儿位置及内脏位置后，进一步可以确定胎儿心脏在胸腔的位置及轴向，是胎儿超声心动图节段分析诊断法的重要内容。

一、胎儿心脏位置的解剖学定义

胎儿心脏位置：胎儿心脏位置是指胎儿心脏在胸腔的位置，大多数情况下，胎儿心脏的2/3位于左侧胸腔，但也可以大部分位于右侧胸腔或其他位置。

心脏位置包括左位心（图6-2-1）、右位心（图6-2-2）和中位心。此外，胸腔占位病变推移或组织牵拉使纵隔右移或左移，导致心脏位置异常异位。左侧胸腔占位性病变，包括膈疝、左肺肿物、左侧胸腔积液及右肺发育不良会导致心脏位置右移则称为右移心（dextroposition）（图6-2-3），心脏过度左移时称为左移心（levoposition）（图6-2-4），多与右侧占位性病变推移心脏更加向左侧移位有关。如心脏部分或全部位于胸腔外，称之为异位心（ectopia cardis）。

1.左位心（levocardia）

（1）正常左位心：心底和心轴均指向左侧，内脏正常位，心脏大血管各节段位置和连接关系正常（图

6-2-1）。

（2）左旋心：单发左位心，心脏轴线指向左侧，心尖扭转异常，多有心房反位，内脏完全或不完全反位。心轴向左偏增大多见于法洛四联症、主动脉缩窄及三尖瓣下移畸形（Ebstein畸形）。

2.右位心（dextrocardia）

（1）镜像型右位心（图6-2-2）：心脏轴线指向右侧，内脏反位，心房、心室和大动脉位置全部与正常左位心相反，如同正常左位心的镜面像，心脏大血管的连接关系及内部结构通常无异常。

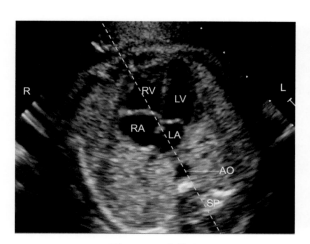

图6-2-1　左位心

胎儿胸部横切面（四腔心水平）显示胎儿心脏大部分位于左侧胸腔（黄色虚线代表身体中线），心尖指向左侧，心轴约45°

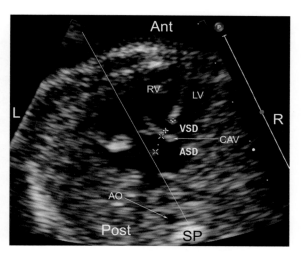

图6-2-2　右位心

房室间隔缺损胎儿胸部横切面（四腔心水平）显示胎儿心脏大部分位于右侧胸腔（黄线代表身体中线），心尖指向右侧，心脏与正常胎儿呈镜像型右位心改变，可见房室间隔连续中断（ASD，VSD），房室瓣为共同房室瓣（CAV）

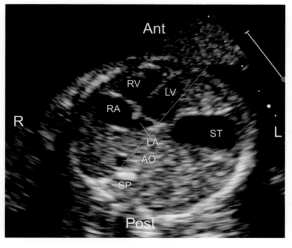

图6-2-3　右移心

左侧膈疝胎儿由于胃泡等腹部结构进入左侧胸腔，向右侧推移心脏，形成右移心，右移的心脏心尖仍然指向左侧，左、右心位置关系未发生改变，只是被推移至右侧胸腔

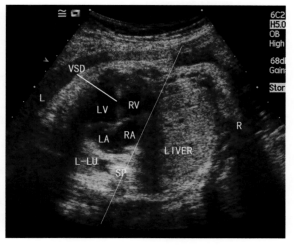

图6-2-4　左移心

右侧膈疝胎儿由于肝（LIVER）进入右侧胸腔，向左侧推移心脏，形成左移心。LV.左心室；RV.右心室；VSD.室间隔缺损；LA.左心房；RA.右心房；L.左侧；R.右侧；L-LU.左肺

（2）右旋心：心脏位于右侧胸腔，心脏轴线及心尖指向右侧，内脏位置正常，心房可以反位或不定位，常伴有先天性心脏病，房室连接关系多异常。

3.中位心（mesocardia）　心脏位于胸腔中心，心脏轴线和心尖居于胸腔中间，指向下方，心尖朝向前，左右心室并列，心房和心室可正常亦可反位。常见的伴发心血管畸形包括心室大动脉连接异常（完全性大动脉转位及右心室双出口）。

二、胎儿心轴

胎儿心轴是指胎儿心脏的长轴，在胎儿胸腔横切面显示胎儿心脏四腔心切面后，以室间隔与胎儿正中线（胸骨中线与脊柱连线）间的夹角表示心轴的大小（图6-2-5、图6-2-6）。正常心轴在正中线偏左45°，范围45°±20°，心轴不随孕周变化。研究显示心轴>65°或<25°为心轴异常。

心轴与心脏位置无关，对于不同位置的心脏，需要单独描述心轴的方向。多数情况下，胎儿畸形可以同时表现为胎儿心脏位置和心轴的异常（图6-2-7、图6-2-8），也可以单独发生异常改变。

评估胎儿心脏位置和心轴改变需要考虑多个引起改变的因素，包括内脏心房位置、心脏结构的节段性连接关系及胸腔内其他脏器可能存在的病变影响等。

心轴异常的临床意义：研究显示心轴>59°或<28°时，预测胎儿先天性心脏病或胸腔内异常病变的敏感度高达79%，而在先天性心脏病胎儿的研究中发现心轴左偏>75°占76%。导致胎儿心轴左偏的常见胎儿先天性心脏病包括法洛四联症、主动脉缩窄及埃布斯坦综合征。导致胎儿心轴右偏的常见胎儿先天性心脏病包括右心室双出口、房室间隔缺损及单心房。

胸腹壁缺损、脐膨出及膈疝等亦可导致胎儿心轴异常。

胎儿先天性心血管畸形导致心轴发生异常的可能机制与胚胎早期心球过度旋转异常相关。

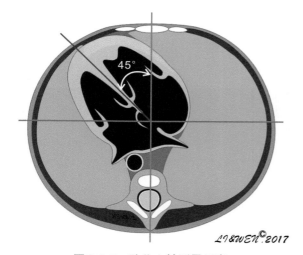

图6-2-5　胎儿心轴测量示意

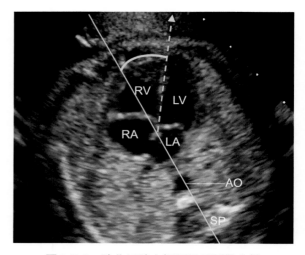

图6-2-6　胎儿四腔心切面显示测量心轴

胎儿胸腔横切面（四腔心切面水平），测量胎儿室间隔与胎儿正中线（胸骨中线与脊柱连线）间的夹角，即为心轴。AO.主动脉；LA.左心房；LV.左心室；RA.右心房；RV.右心室；SP.脊柱

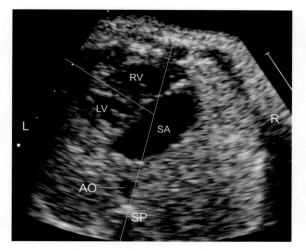

图6-2-7　单心房胎儿心轴异常
胎儿四腔心切面显示心轴明显左偏，同时未见房间隔回声。L.左侧；R.右侧；RV.右心室；LV.左心室；SA.单心房；AO.主动脉；SP.脊柱

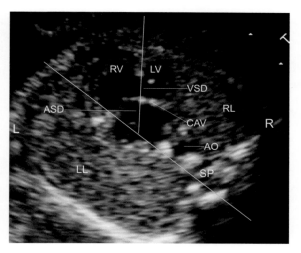

图6-2-8　右位心
房室间隔缺损胎儿心轴明显异常：胎儿四腔心切面显示心脏大部分位于右侧胸腔，心尖指向右侧，心轴右偏。AO.主动脉；ASD.房间隔缺损；CAV.共同房室瓣；L.左侧；R.右侧；LL.左肺；LV.左心室；RL.右肺；RV.右心室；SP.脊柱；VSD.室间隔缺损

第三节　正常二维胎儿超声心动图

胎儿超声心动图的检查是要通过孕妇的腹壁来进行的，故其检查具有一定的特殊性，易受胎位的限制，脊柱的影响，每个胎儿心脏都必须进行多切面、系统的检查，完整的检查必须包括以下基本切面（观）。

一、腹部横切面

此切面是确定胎儿左、右方位的基本切面之一。探头与胎儿脊柱垂直，从胎儿脐血管附着处向头侧平行扫查，可见腹主动脉位于脊柱的左前方，下腔静脉位于脊柱的右前方，下腔静脉位于腹主动脉的右前方，胃泡位于心脏的同侧左上腹腔（图6-3-1、图6-3-2），如存在胎儿内脏反位，则上述结构的方位发生改变。

二、静脉切面

1.上、下腔静脉-右心房切面　上、下腔静脉-右心房连接切面（图6-3-3）是胎儿超声心动图三段诊断法重要的起始切面，也是确定内脏心房位置的重要内容。在四腔心切面的基础上以右心房为观察中心，向头侧或尾侧轻微转动探头，或倾斜探头获得心脏纵向长轴切面，即可显示上、下腔静脉汇入右心房的切面，此切面可以确定解剖右心房（与下腔静脉相连的心房）。

2.肺静脉-左心房切面　肺静脉在胎儿心脏超声检查中较难显示，但在图像清晰的四腔心切面中，可显示左、右肺静脉分别与左心房底部相连（图6-3-4）。

三、四腔心切面

（一）四腔心切面的获得

在腹部横切面的基础上，探头继续向头侧移行，使超声声束由腹部移向胎儿胸部，可见胎儿心脏四腔心出现，心尖指向左前方，右心室靠近胸前壁。检查时，探头与脊柱平行，先进行纵向扫查，显示心脏后

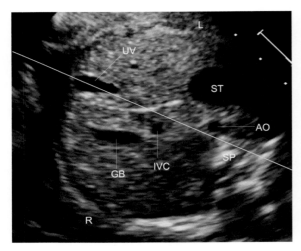

图6-3-1　正常胎儿（臀先露）腹部横切面

脐静脉（UV）与脊柱（SP）前缘中点之间的连线（黄色直线）将胎儿腹部分为左右两侧，腹主动脉（AO）位于脊柱的左前方，下腔静脉（IVC）位于脊柱的右前方，下腔静脉位于腹主动脉的右前方，胃泡（ST）位于心脏的同侧左上腹腔，胆囊（GB）位于胎儿右侧。AO.腹主动脉；GB.胆囊；IVC.下腔静脉；L.左侧；R.右侧；ST.胃泡

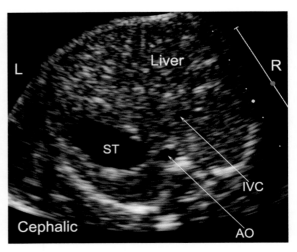

图6-3-2　正常胎儿（头先露）腹部横切面

胎儿腹部横切面显示：腹主动脉（AO）位于脊柱的左前方，下腔静脉（IVC）位于脊柱的右前方，下腔静脉位于腹主动脉的右前方，胃泡（ST）位于心脏的同侧左上腹腔。AO.腹主动脉；Cephalic.头位；IVC.下腔静脉；L.左侧；R.右侧；ST.胃泡

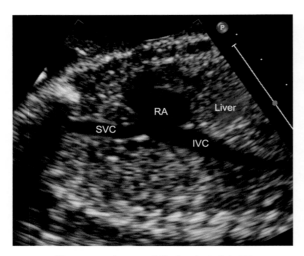

图6-3-3　上、下腔静脉-右心房切面

显示上腔静脉（SVC）、下腔静脉（IVC）汇入右心房（RA）的切面。IVC.下腔静脉；Liver.肝；RA.右心房；SVC.上腔静脉

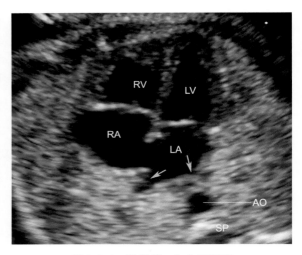

图6-3-4　肺静脉-左心房切面

胎儿四腔心切面显示肺静脉（黄色箭头）汇入左心房（LA）的切面。AO.主动脉；LA.左心房；LV.左心室；RA.右心房；RV.右心室；SP.脊柱

旋转90°，即可获得满意的四腔心切面，根据胎位不同，可显示为纵向四腔心切面（图6-3-5—图6-3-8）或横向四腔心切面（图6-3-9、图6-3-10）。纵向四腔心切面又可根据胎位不同分为仰卧位四腔心切面（心尖四腔心切面）（图6-3-5、图6-3-6）和俯卧位四腔心切面（基底四腔心切面）（图6-3-7、图6-3-8），仰卧位四腔心切面是胎儿心脏检测的最佳体位，此时胎儿胸壁朝上，胎儿心脏距离探头最近，且通过改变声束方向，可以实现对横向四腔心切面及心尖四腔心的全面检查，此时获得的图像是心尖朝上，心底朝下。横向四腔心切面时探头声束与房室间隔基本垂直，故可清晰地观察房室间隔、卵圆孔大小、卵圆孔瓣的启闭

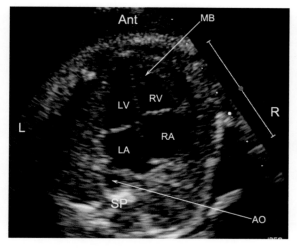

图6-3-5 正常胎儿（头先露枕后位）心尖四腔心切面

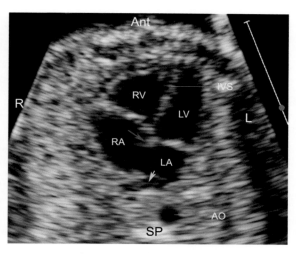

图6-3-6 正常胎儿（臀先露枕后位）心尖四腔心切面

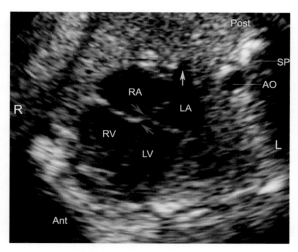

图6-3-7 正常胎儿（头先露枕前位）基底四腔心切面

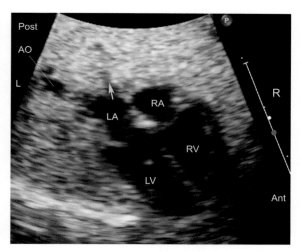

图6-3-8 正常胎儿（臀先露枕前位）基底四腔心切面

4幅图显示心尖指向左侧，心脏2/3位于左侧胸腔，左、右心大小基本对称，室间隔连续性完整，室壁厚度正常，心脏十字交叉结构存在（房间隔原发隔存在），右心室近心尖1/3处可见调节束（MB），三尖瓣隔瓣根部附着点比二尖瓣前叶根部附着点更靠近心尖（红色箭头），肺静脉汇入左心房（黄色箭头）。Ant.前侧；AO.腹主动脉；IVS.室间隔；L.左侧；LA.左心房；LV.左心室；MB.调节束；Post.后侧；R.右侧；RA.右心房；RV.右心室；SP.脊柱

及血流束的宽度、方向、室间隔有无缺损等畸形（图6-3-9、图6-3-10）。

（二）四腔心切面观察的主要内容

1.胎儿位置、左右方位的观察及一般评估

（1）胎儿左、右侧及心脏位置的确认。

（2）胃泡和心脏位于胎儿左侧。

（3）心脏主要位于左侧胸腔。

（4）心胸比测量：此切面可以计算心脏面积与胸腔面积比值，以此来评估心脏的大小，正常值为0.25～0.33。

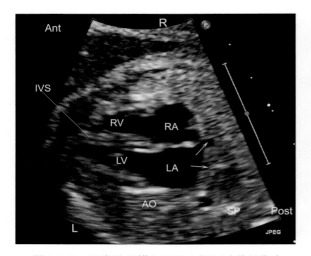

图6-3-9　正常胎儿横向四腔心切面（收缩期）

显示房室瓣关闭，并可见与房室瓣连接的腱索结构，室间隔完整，左心房内黄色箭头显示肺静脉汇入左心房，白色箭头显示卵圆孔瓣回声。Ant.前侧；AO.腹主动脉；IVS.室间隔；L.左侧；LA.左心房；LV.左心室；Post.后侧；R.右侧；RA.右心房；RV.右心室；SP.脊柱

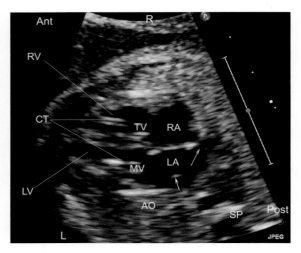

图6-3-10　正常胎儿横向四腔心切面（舒张期）

显示左、右心大小对称，房室瓣开放，室间隔完整，室壁厚度正常，黄色箭头显示肺静脉汇入左心房。Ant.前侧；AO.腹主动脉；L.左侧；LA.左心房；LV.左心室；Post.后侧；R.右侧；RA.右心房；RV.右心室；SP.脊柱；CT.腱索

（5）心轴的测量：正常心轴在正中线偏左45°，范围45°±20°。

（6）心脏四个腔室存在。

（7）心律规则。

（8）无病理性心包积液。

2.胎儿心房的观察

（1）2个心房存在且大小基本一致。

（2）卵圆孔瓣可见并凸向左心房侧。

（3）房间隔原发隔存在（十字交叉处房间隔存在）。

（4）可见肺静脉与心房连接（至少可见1支静脉与左心房相连，CDFI有助于显示肺静脉血流进入左心房）。

3.胎儿心室的观察

（1）2个心室存在且大小基本一致。

（2）心室壁无异常增厚且收缩舒张未见明显异常。

（3）解剖右心室近心尖1/3处可见调节束。

（4）室间隔连续性完整（从心尖到十字交叉处）。

4.胎儿房室连接及房室瓣的观察

（1）十字交叉存在且完整无连续中断。

（2）房室瓣（二尖瓣及三尖瓣）回声、开放及关闭无异常。

（3）房室瓣室间隔附着点位置存在差异：三尖瓣隔瓣附着点较二尖瓣前叶根部附着点更靠近心尖。

（4）室间隔连续性完整（从心尖到十字交叉处）。

（三）四腔心切面的临床价值

此切面是超声检查胎儿心脏最重要、最基本和最常用的切面，16～40周获得成功率高达

95% ～ 99.5%。研究显示47% ～ 63%的胎儿先天性心血管畸形在四腔心切面具有明显特征性异常表现，因此，能够被检测出，包括左、右心室发育不良，单心室、单心房，大的房室间隔缺损，房室瓣闭锁，严重的三尖瓣下移畸形，心脏肿瘤，先天性心肌肥厚等。

但是，单纯四腔心切面不能显示静脉与心房的连接关系（主要不能显示腔静脉与右心房的连接关系）、心室与大动脉的连接关系及大血管的相互关系等，许多严重的胎儿先天性心血管畸形，由于四腔心切面不表现明显异常，因此，采用单纯四腔心切面进行筛查必然导致漏诊和误诊，四腔心切面结合左、右心室流出道切面观察，可以有效地提高心血管畸形的检出率。

1. 表现为胎儿四腔心切面异常的胎儿先天性心脏病

（1）单心室（图6-3-11）。

（2）单心房（图6-3-11）。

（3）左心室发育不良综合征。

（4）右心室发育不良综合征。

（5）二尖瓣闭锁。

（6）三尖瓣闭锁（图6-3-12）。

（7）心室双入口。

（8）巨大室间隔缺损。

（9）巨大房间隔缺损。

（10）严重的主动脉弓缩窄。

（11）主动脉弓离断。

（12）严重的三尖瓣下移畸形（埃布斯坦综合征）（图6-3-13）。

（13）心脏位置异常。

（14）心脏肿瘤（图6-3-14）。

（15）大量心包积液。

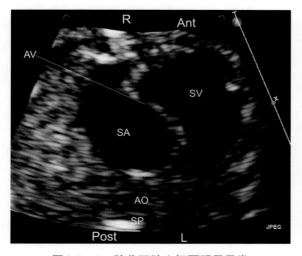

图6-3-11　胎儿四腔心切面明显异常

显示单一心室（SV），单一心房（SA），无室间隔及房间隔，仅单一房室瓣（AV）。Ant.前侧；AO.腹主动脉；AV.房室瓣；L.左侧；Post.后侧；R.右侧；SA.单心房；SV.单心室；SP.脊柱

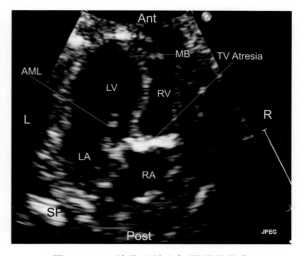

图6-3-12　胎儿四腔心切面明显异常

显示三尖瓣位无正常回声瓣膜结构，代之为强回声带，无启闭活动，右心室（RV）明显小于左心室（LV），提示三尖瓣闭锁（TV Atresia）。AML.二尖瓣前叶；Ant.前侧；L.左侧；LA.左心房；LV.左心室；MB.调节束；Post.后侧；R.右侧；RA.右心房；RV.右心室；SP.脊柱；TV Atresia.三尖瓣闭锁

2.四腔心切面正常的胎儿先天性心脏病

(1)法洛四联症。

(2)心室双出口：右心室双出口（图6-3-15）及左心室双出口，后者罕见。

(3)大动脉转位。

(4)永存动脉干。

(5)早期或轻中度三尖瓣下移畸形（埃布斯坦综合征）。

(6)小的室间隔缺损。

(7)轻中度主动脉狭窄。

(8)轻中度肺动脉狭窄。

(9)轻中度主动脉缩窄。

(10)部分型肺静脉异位引流。

四、左心室流出道切面

1.左心室流出道切面的获得　获得心尖四腔心切面后，探头向胎儿头部前侧倾斜，若获得横位四腔心切面，则探头向胎儿左肩部旋转30°，即可显示左心室流出道切面（图6-3-16）。正常情况下左心室流出道切面显示解剖左心室发出主动脉，主动脉前壁与室间隔连续性（前连续）存在，主动脉后壁则与二尖瓣前叶相连续（后连续）。

2.左心室流出道切面观察的内容

(1)左心室流出道切面最重要的观察内容是显示主动脉起源于解剖左心室。

解剖左心室的超声特征如下。

①室壁较厚，内膜光滑。

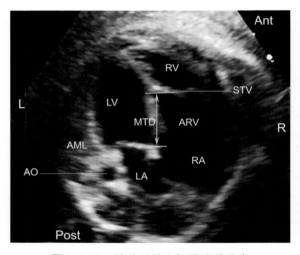

图6-3-13　胎儿四腔心切面明显异常

埃布斯坦综合征胎儿四腔心显示三尖瓣隔瓣（STV）明显向心尖下移，与二尖瓣前叶（AML）根部附着点距离（MTD）明显增大，右心室由房化右心室（ARV）和固有右心室（RV）两部分组成。AML.二尖瓣前叶；Ant.前侧；AO.腹主动脉；ARV.房化右心室；L.左侧；LA.左心房；LV.左心室；MTD.二尖瓣前叶根部附着点与三尖瓣隔瓣根部附着点之间的距离；Post.后侧；R.右侧；RA.右心房；RV.右心室；STV.三尖瓣隔瓣

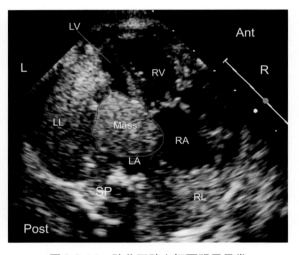

图6-3-14　胎儿四腔心切面明显异常

胎儿四腔心切面显示左心房（LA）内二尖瓣口强回声占位（Mass），部分强回声团已经进入左心室（LV），左心明显小于右心。Ant.前侧；L.左侧；LA.左心房；LL.左肺；LV.左心室；Post.后侧；R.右侧；RA.右心房；RL.右肺；RV.右心室

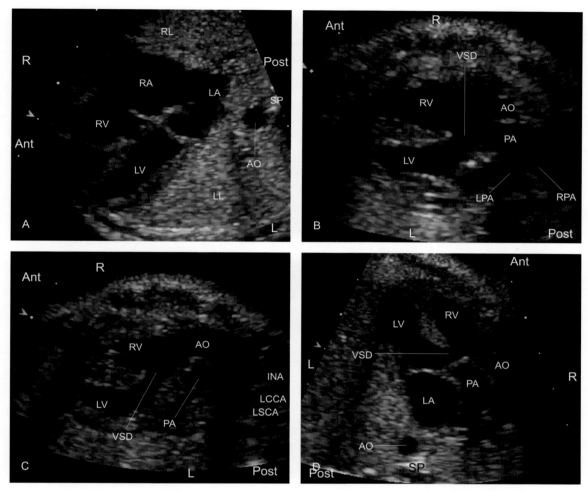

图6-3-15　右心室双出口胎儿四腔心切面及流出道切面

A.四腔心切面显示心尖指向左侧，左、右心大小基本对称，室间隔连续性完整，室壁厚度正常，心脏十字交叉结构存在（房间隔原发隔存在），右心室近心尖1/3处可见调节束，三尖瓣隔瓣根部附着点比二尖瓣前叶根部附着点更靠近心尖；B.同一胎儿在四腔心切面基础上旋转探头获得左心室流出道切面时显示较大的室间隔缺损（VSD），同时显示室间隔缺损上方有一存在分叉的大血管（PA）骑跨，此血管走行一小段后分出2个内径接近的血管，即左、右肺动脉（LPA，RPA），此血管前方可见另一大血管（AO）从右心室起源；C.同一胎儿在四腔心切面基础上旋转探头获得流出道切面时显示肺动脉前方的大血管（AO）从右心室起源，走行呈弓状，其弓上头侧可见3个分支，分别为无名动脉（INA）、左颈总动脉（LCCA）及左锁骨下动脉（LSCA），由此确定此大血管为主动脉（AO），此切面显示存在大的室间隔缺损（VSD）；D.同一胎儿非标准心尖五腔心切面显肺动脉（PA）骑跨在室间隔缺损（VSD）之上，骑跨率约50%，主动脉在肺动脉前方完全从右心室起源。Ant.前侧；AO.腹主动脉；INA.无名动脉；L.左侧；LA.左心房；LCCA.左颈总动脉；LL.左肺；LPA.左肺动脉；LSCA.左锁骨下动脉；LV.左心室；Post.后侧；R.右侧；RA.右心房；RL.右肺；RPA.右肺动脉；RV.右心室；SP.脊柱；VSD.室间隔缺损

②心室腔呈圆锥形。

③房室瓣为二叶瓣（二尖瓣），且其内的房室瓣在室间隔的附着点距心尖距离较对侧心室内房室瓣附着点远。

④流入道（二尖瓣口）与流出道（主动脉瓣口）紧密相连。

⑤游离壁上有2个粗大的乳头肌附着。

⑥心室内无调节束。

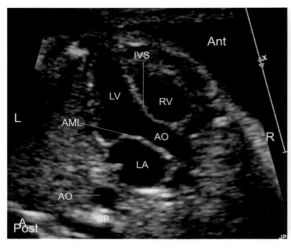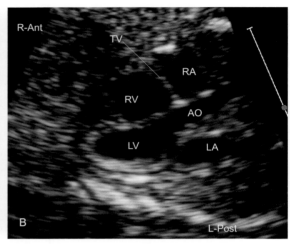

图6-3-16　正常胎儿心尖五腔心切面（左心室流出道切面）

　　A.心尖五腔心切面显示主动脉（AO）起源于左心室（LV），主动脉前壁与室间隔连续性存在（前连续），主动脉后壁与二尖瓣前叶（AML）相连续（后连续）；B.横向四腔心切面基础上获得的左心室流出道切面。AML.三尖瓣前叶；Ant.前侧；AO.腹主动脉；IVS.室间隔；L.左侧；LA.左心房；L-Post.左后侧；LV.左心室；Post.后侧；R.右侧；RA.右心房；R-Ant.右前侧；RV.右心室；SP.脊柱；TV.三尖瓣

　　主动脉的超声特征如下。

　　①主动脉从心室发出后走行较长距离呈拐杖把状走行为弓状，分别为升主动脉、主动脉弓及降主动脉。

　　②主动脉弓上从右向左分别发出头臂干、左颈总动脉及左锁骨下动脉三分支。

　　③主动脉前壁与室间隔连续性（前连续）存在，主动脉后壁则与二尖瓣前叶相连续（后连续）。

　　④主动脉根部可见冠状动脉开口。

　　（2）主动脉前壁与室间隔处在同一平面且连续性（前连续）完整，主动脉前壁以较大的角度与室间隔相连；主动脉后壁则与二尖瓣前叶相连续（后连续）。

　　（3）左心室流入道和左心室流出道关系紧密相连，以二尖瓣前叶将其分开，其间无圆锥组织。

　　（4）主动脉瓣回声无增厚、开放及关闭未见明显异常。

　　（5）右上及左上肺静脉进入左心房。

　　（6）冠状静脉窦无明显扩张。

　　3.左心室流出道切面的临床价值　左心室流出道切面最重要的价值是显示解剖左心室与主动脉的解剖连接关系，有助于观察四腔心切面不能显示的胎儿先天性心脏病，主要包括动脉圆锥干畸形和室间隔缺损。

五、右心室流出道切面

　　1.右心室流出道切面的获得　获得心尖四腔心切面，将探头向胎儿头侧平移，并向胎儿左肩旋转30°，则可显示主动脉短轴和右心室流出道，右心室流出道及主肺动脉包绕主动脉，肺动脉与三尖瓣之间为突出的肌性圆锥，肺动脉在主动脉左前方，其起始部与主动脉呈"十字交叉"状，肺动脉为长轴，而主动脉为短轴，同时可显示左、右肺动脉、左心房、右心房、右心室及连接于降主动脉与肺动脉之间的动脉导管（图6-3-17）。

　　2.右心室流出道切面观察的内容

　　（1）右心室流出道切面最重要的观察内容是显示肺动脉起源于解剖右心室。

解剖右心室的超声特征如下。

①室壁较薄，流入道和心尖部肌小梁丰富。

②心室腔近心尖 1/3 处可见特征性的调节束回声。

③心室腔呈三角形或半月形（马鞍形）。

④房室瓣为三叶瓣（三尖瓣），且其内的房室瓣在室间隔的附着点距心尖距离较对侧心室内房室瓣附着点近。

⑤流入道（三尖瓣口）与流出道（肺动脉瓣口）不直接相连，通过圆锥组织分开。

⑥心室壁上有 3 个乳头肌附着。

肺动脉的超声特征如下。

①肺动脉从心室发出后走行较短距离分出左、右肺动脉，并进一步延伸通过动脉导管与降主动脉相连。

②与肺动脉连接的动脉导管弓呈曲棍球杆状，头侧无血管分支。

③肺动脉与三尖瓣之间无直接联系，其间有圆锥组织分开。

④肺动脉根部无冠状动脉开口。

（2）肺动脉瓣回声无增厚，开放及活动未见明显异常。

3. 右心室流出道切面的临床价值　右心室流出道切面最重要的价值是显示解剖右心室与肺动脉的解剖连接关系，有助于观察四腔心切面不能显示的胎儿先天性心脏病，主要包括动脉圆锥干畸形等。

六、左、右心室流出道切面观察要素内容

左心室流出道切面、右心室流出道切面是四腔心切面最重要的辅助诊断切面，重点观察以下内容。

①主动脉与肺动脉分别起源于对应的心室：主动脉起源于解剖左心室；肺动脉起源于解剖右心室。

②主动脉与肺动脉呈交叉起源关系，两个流出道夹角约 70°。

③主动脉起源于心脏中央，在肺动脉的右后部发自解剖左心室。

④肺动脉干在心脏的前方发自解剖右心室，与主动脉交叉后向胎儿的左肩方向走行。

⑤肺动脉从心室发出后走行一小段后分为左、右肺动脉；而主动脉从心室发出后走行较长一段后延伸

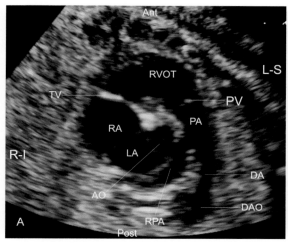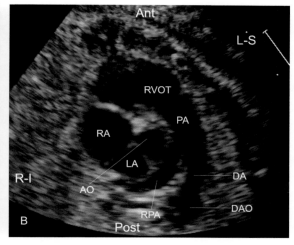

图 6-3-17　右心室流出道切面

A. 舒张期显示右心室流出道（RVOT）延伸肺动脉（PA），动脉导管（DA）与降主动脉（DAO）；B. 收缩期。Ant. 前侧；AO. 主动脉；DA. 动脉导管；DAO. 降主动脉；L-S. 左上侧；LA. 左心房；PA. 肺动脉；R-I. 右下侧；RPA. 右肺动脉；Post. 后侧；RA. 右心房；RVOT. 右心室流出道；TV. 三尖瓣

为弓状，弓上向头侧有3个血管分支。

⑥胎儿期肺动脉内径始终大于主动脉内径，肺动脉比主动脉内径宽15%～20%或PA=1.15×AO～1.20×AO。胎儿期主动脉内径大于或等于肺动脉提示存在异常。

七、三血管切面

1.三血管切面的获得　三血管切面是胎儿上胸部的横切面，在获得四腔心切面后将探头向头侧移动至胎儿上纵隔水平，扫查平面与胎儿长轴垂直，在此切面可以显示胎儿主肺动脉的斜切面、升主动脉及上腔静脉的横断面（图6-3-18）。

2.三血管切面的观察内容　在三血管切面，可以观察胎儿肺动脉主干、升主动脉及上腔静脉的血管内径大小、空间排列关系及空间断面相关关系（图6-3-19）。

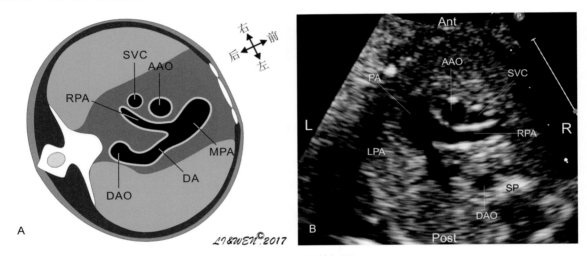

图6-3-18　三血管切面

A.示意图；B.显示三个大血管从左至右依次为肺动脉主干（PA）、主动脉（AAO）及上腔静脉（SVC）。Ant.前侧；AAO.主动脉；DAO.降主动脉；L.左侧；LPA.左肺动脉；RPA.右肺动脉；Post.后侧；SVC.上腔静脉；R.右侧

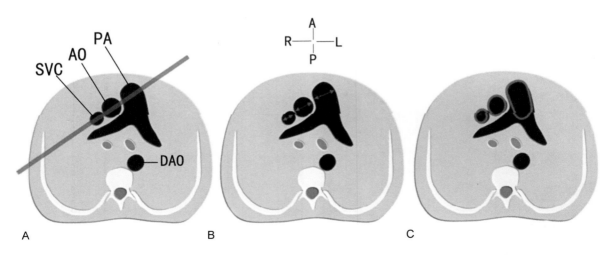

图6-3-19　三血管切面血管空间排列关系、内径关系及空间断面相关关系示意图

A.三个血管的空间排列关系：正常情况下三个血管排列呈一条线形。B.三个血管的内径关系：正常情况下肺动脉＞主动脉＞上腔静脉。C.三个血管的空间断面关系：正常情况下肺动脉为长轴切面，主动脉及上腔静脉则为短轴。[引自胎儿心脏超声解剖/（德）齐阿帕（Chiappa，E.E.）等原著者：唐红，卢漫，刘德泉主译.北京：人民军医出版社，2012，7：73]

（1）空间位置排列关系（图6-3-19A）

①从左向右：肺动脉、主动脉、上腔静脉。

②从前向后：肺动脉、主动脉、上腔静脉。

③直线形排列：从肺动脉主干向上腔静脉方向（反之亦然），三个血管排列呈一条线形。

（2）内径大小关系：肺动脉＞主动脉＞上腔静脉（图6-3-19B）。

（3）空间断面关系：肺动脉为长轴切面，主动脉及上腔静脉则为短轴（图6-3-19C）。

3.三血管切面的临床价值　三血管切面是胎儿超声心动图检查易于获得和非常重要的切面，大多数累及胎儿流出道和大动脉的先天性心脏病，包括动脉圆锥干病变均会导致胎儿三血管切面异常。

三血管切面异常包括以下4种类型。

（1）血管内径异常：正常血管内径关系肺动脉＞主动脉＞上腔静脉消失，表现为3个血管中的1支或多支血管内径的异常改变。

①主动脉内径变小：见于主动脉狭窄、主动脉弓缩窄、主动脉弓离断，左心发育不良综合征等。

②主动脉内径增宽：见于法洛四联症、肺动脉狭窄及右心发育不良综合征等。

③肺动脉内径变小：见于法洛四联症、肺动脉狭窄及右心发育不良综合征等。

④上腔静脉增宽：见于心房异构时，下腔静脉离断，奇静脉（半奇静脉）血流回流进入上腔静脉，血流量增加所致。肺静脉异位引流（心上型）：肺静脉（总干）通过垂直静脉汇入上腔静脉。

（2）血管空间排列关系异常：表现为3个血管不在一条直线上，见于动脉圆锥干异常，包括法洛四联症、右心室双出口、完全型大动脉转位、矫正型大动脉转位及对位不良的室间隔缺损胎儿。可以伴有血管内径的异常。

（3）血管空间排列顺序异常：表现为3个血管的排列顺序发生改变，正常的从左向右的排列关系消失，多见于动脉圆锥异常，包括法洛四联症、右心室双出口、完全型大动脉转位、矫正型大动脉转位的胎儿。可以伴有血管空间排列关系异常及血管内径的异常。

（4）血管数目异常：正常三血管切面显示3条大血管，血管数目异常时可仅见2条血管或血管数目增加为4条。2条血管见于永存动脉干、2个大血管中的1条闭锁（主动脉闭锁或肺动脉闭锁）；4条血管见于永存左位上腔静脉、心上型完全型肺静脉异位引流及持续性右脐静脉经奇静脉引流进入上腔静脉。

八、三血管气管切面

1.三血管气管切面的获得　三血管气管切面在三血管切面的基础上稍将探头向头侧移动获得，此切面可以显示肺动脉主干通过动脉导管与主动脉弓汇合，即显示动脉导管弓和主动脉弓在脊柱的正前方呈"V"字形汇入降主动脉，此切面上尚可显示上腔静脉和气管。

2.三血管气管切面的观察内容　与三血管切面相似，三血管气管切面除可以观察胎儿肺动脉主干、升主动脉及上腔静脉的血管内径大小、空间排列关系外尚可评估动脉导管弓、主动脉弓与气管的相关关系（图6-3-20）。

此切面最重要的价值如下。

（1）无论胎儿处于何种胎位，在三血管气管切面CDFI显示的动脉导管弓和主动脉弓内血流方向始终一致（同方向，同色彩），流向降主动脉。

（2）气管位于动脉导管弓和主动脉弓的右侧，气管的右侧无任何血管走行，气管与脊柱之间（气管后方）也无血管走行，若发现气管右侧或后方出现血管必然提示血管走行或起源异常。

3.三血管气管切面的临床价值

（1）主动脉弓狭小伴主动脉弓内反向血流信号，见于左心室流出道严重梗阻的胎儿先天性心脏病，包括主动脉瓣严重狭窄、主动脉瓣闭锁、主动脉弓缩窄及主动脉弓发育不良等，升主动脉和主动脉弓的血流部分或全部来自动脉导管的反向逆灌。

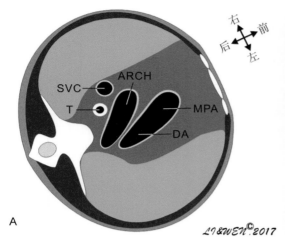
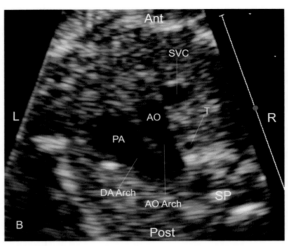

图6-3-20　三血管气管切面

A.示意；B.显示两个大血管弓呈"V"字形与降主动脉相连，从左至右依次为肺动脉向上延续的动脉导管弓（DA Arch）、主动脉（AO）向上延续的主动脉弓（AO Arch）及上腔静脉（SVC），在两个大血管弓的右侧，上腔静脉的后方可见气管回声（T）。Ant.前侧；AO.主动脉；AO Arch.主动脉弓；DA Arch.动脉导管弓；L.左侧；Post.后侧；R.右侧；SVC.上腔静脉；T.气管

（2）动脉导管弓狭小伴肺动脉内反向血流信号，见于右心室流出道严重梗阻的胎儿先天性心脏病，包括肺动脉瓣严重狭窄、肺动脉瓣闭锁等，肺动脉主干的血流部分或全部来自动脉导管的反向灌注。

（3）肺动脉瓣假性闭锁：见于三尖瓣发育不良和埃布斯坦综合征时的重度三尖瓣关闭不全，收缩期大量三尖瓣反流，导致右心室收缩压明显降低，不足以推动肺动脉瓣开放，此时即使不伴右心室流出道梗阻，肺动脉前向血流仍然灌注不足，肺动脉内就会出现来自动脉导管的反向逆灌血流。因此，在肺动脉干内观察到来自动脉导管的反向逆灌血流信号，并非全是器质性（真性）肺动脉严重狭窄或肺动脉瓣闭锁所致，需要考虑假性（功能性）肺动脉瓣闭锁的可能。

（4）在右位主动脉弓、双主动脉弓及迷走右锁骨下动脉诊断中的价值，三血管气管切面是诊断上述主动脉弓异常的最佳切面。

①右位主动脉弓：三血管气管切面显示正常的双弓V形结构消失，两弓之间的距离增大，形成U形结构，主动脉弓位于气管的右侧，肺动脉及动脉导管位于气管左侧。

②双主动脉弓：三血管气管切面显示正常的双弓V形结构消失，主动脉弓位于气管的右侧，在气管水平分叉为左、右两支，分别环绕气管的左右两侧，形成O形环包绕气管，肺动脉及动脉导管位于气管左侧。CDFI有助于显示气管前方的主动脉弓分叉及走行。

③迷走右锁骨下动脉：三血管气管切面显示主动脉弓与动脉导管连接处发出一异常血管，经气管后方走向右锁骨和右肩方向。

九、主动脉弓切面

1.主动脉弓切面的获得　将探头与胎儿长轴平行，显示降主动脉，并以此为基准，将探头向头侧移动，以显示主动脉弓及升主动脉，主动脉弓起源于升主动脉，弯曲度较大，形似"拐杖把"状，从右向左分别发出头臂干、左颈总动脉及左锁骨下动脉三分支（图6-3-21）。

2.主动脉弓切面的观察的基本内容及临床价值　主动脉弓切面是识别大动脉解剖特征的重要切面，可以显示升主动脉、主动脉弓、主动脉峡部（左锁骨下动脉和动脉导管之间的主动脉弓部）及降主动脉。是诊断主动脉弓缩窄、离断的最重要切面。

（1）主动脉弓缩窄：主动脉弓切面显示主动脉峡部狭窄多见，狭窄段自然弯曲消失，纤曲，可见管壁成角，狭窄段较长时为主动脉弓发育不良。

（2）主动脉弓离断：主动脉弓各个节段不能连续显示。

十、动脉导管弓切面

1.动脉导管弓切面的获得　从主动脉弓切面进一步向左侧滑动探头即可获得动脉导管弓切面。动脉导管位于主动脉弓下方，起源于肺动脉，呈宽大的大角度弯曲形态，几乎呈直角关系与降主动脉相连，动脉导管弓形似曲棍球杆状，动脉导管弓无任何血管分支，此点是与主动脉弓鉴别的特征（图6-3-22）。两

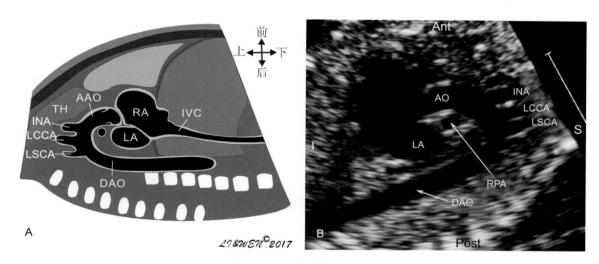

图6-3-21　主动脉弓切面

A.示意；B.显示主动脉弓呈"拐杖把"状，其头侧可见特征性的3个分支头臂干（INA）、左颈总动脉（LCCA）及左锁骨下动脉（LSCA）。Ant.前侧；AO.主动脉；DAO.降主动脉；I.下侧；INA.头臂干；LA.左心房；LCCA.左颈总动脉；LSCA.左锁骨下动脉；Post.后侧；S.上侧

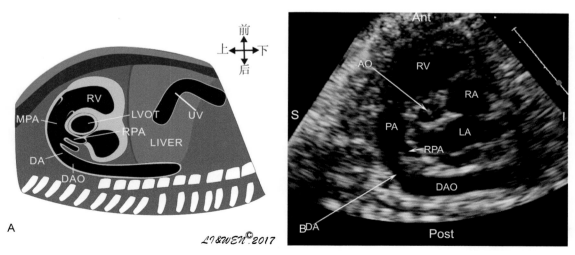

图6-3-22　动脉导管弓切面

A.示意；B.显示动脉异常弓形似曲棍球杆状，起源于肺动脉，呈宽大的大角度弯曲形态，几乎呈直角关系与降主动脉相连，头侧无血管分支。Ant.前侧；AO.主动脉；DA.动脉导管；DAO.降主动脉；I.下侧；LA.左心房；PA.肺动脉；Post.后侧；RA.右心房；RPA.右肺动脉；RV.右心室；S.上侧

弓相距甚近，如由动脉导管探测主动脉弓，需将探头向胎儿头部及右侧小角度移动，即可获得主动脉弓图像。

2.动脉导管弓切面观察的基本内容及临床价值　动脉导管弓切面是识别大动脉解剖特征的重要切面，可以显示右心室流出道、肺动脉瓣、肺动脉主干、动脉导管及降主动脉。动脉导管弓切面在诊断动脉导管提前收缩、动脉导管早闭及动脉导管依赖型先天性心脏病中具有一定价值。

（1）动脉导管提前收缩：动脉导管弓切面显示动脉导管内径变窄，肺动脉扩张及邻近的降主动脉扩张，动脉导管弓失去平滑的"曲棍柄"样而呈纤曲走向的"沙漏"样改变。CDFI显示局部呈五彩血流信号，频谱多普勒示收缩期峰值血流速度≥180cm/s，舒张期峰值血流速度≥35cm/s，PI＜1.9。

（2）动脉导管早闭：动脉导管弓切面显示动脉导管管壁增厚，管腔消失，CDFI无法显示通过动脉导管正向或逆向的血流信号。

（3）动脉导管依赖型先天性心脏病

①动脉导管依赖型的左心系统先天性心脏病：包括严重的主动脉狭窄、主动脉闭锁、二尖瓣闭锁、左心室发育不良综合征等，由于左心系统血流量减小，右心系统排血总量重新分布且明显增加，主动脉弓和降主动脉的血流灌注也主要来源于动脉导管的血流，因此，动脉导管内径增宽，但位置及形态无明显异常改变。

②动脉导管依赖型的右心系统先天性心脏病：包括严重的肺动脉狭窄、肺动脉闭锁、三尖瓣闭锁、右心室发育不良综合征等，由于右心系统血流量减小，左心系统排血总量重新分布且明显增加，肺动脉血流灌注主要来源于动脉导管反向逆灌血流，因此，动脉导管内径、起源及形态往往会发生异常改变，表现为动脉导管走行近垂直位，与血流方向异常改变有关。

第四节　正常M型胎儿超声心动图

早在20世纪60年代，国内学者王新房、周永昌等首先报道了采用M型超声心动图检测胎儿心脏。此后近半个世纪，随着超声技术的不断发展，M型超声心动图在胎儿心血管系统的检测方面的应用得到了拓展，包括评估胎儿心律、测量胎儿心率、心室腔径、室壁厚度、房室瓣口的大小、流出道和主、肺动脉的内径，以及评价心室收缩功能等。迄今为止，M型超声仍然是一项检查胎儿心血管系统的有价值的辅助检查手段。

一、M型超声心动图取样线的放置

不像出生后可以通过心电图检查作为参考，胎儿超声心动图不能同时进行心电图检查，因此，不能获得明确的收缩期和舒张期时相。因此，需要将M型超声心动图取样线置于合适的位置以便能够识别心室的机械收缩波和舒张波。因此，M型取样线应垂直于二、三尖瓣水平的室间隔，然后进行M型扫查。从M型曲线上可以识别胎儿心脏的收缩末期（取样线上室壁之间的最小距离点的时相）和舒张末期（房室瓣关闭时的时相），从而可获得心脏的一系列测值。

二、胎儿M型超声心动图主要曲线

1.房室瓣曲线　横向四腔心切面上将M型超声心动图曲线垂直于心室间隔，恰好通过二尖瓣口及三尖瓣尖口，获得二尖瓣及三尖瓣的M型运动曲线（图6-4-1）。

2.心室曲线　横向四腔心切面上将M型超声心动图曲线垂直于心室壁，恰好通过二尖瓣环及三尖瓣环水平，获得左、右心室运动曲线，此曲线主要用于室壁厚度、心室短轴缩短率及射血分数的测量（图6-4-2）。

3.主动脉根部曲线　在类似儿童或成人的左心室长轴切面，M型取样线通过主动脉根部及左心房，可以获得主动脉及左心房运动曲线，可以测量主动脉内径及计算左心房短轴缩短率。

4.**双心房-卵圆孔瓣曲线**　横向四腔心切面上将M型超声心动图曲线垂直于心房壁，恰好通过心房中部卵圆孔瓣，获得左、右心房及卵圆孔瓣的运动曲线，此曲线主要用于心律及心率的观察，以及卵圆孔瓣运动幅度的测量（图6-4-3）。

5.**房室瓣环运动曲线**　获得标准纵位四腔心切面后，调整探头位置，使心尖朝前或朝后，获得最大心室显示切面，运用M型超声心动图将取样线置于二尖瓣后叶根部与左心室游离壁交界处或三尖瓣前叶瓣环与右心室游离壁交界处，测量时尽量使声束平行于心脏纵向，减少两者之间的夹角（夹角<20°），测量二尖瓣环或三尖瓣环从舒张末期至收缩末期最大的运动位移距离，即为二尖瓣环位移（mitral annular displacement/excursion，MAD/MAE）（图6-4-4）和三尖瓣环位移（tricuspid annular displacement/excursion，TAD/TAE）（图6-4-5）。研究显示MAD及TAD值随孕周增加而增长，与心率无相关性。由于右心室以纵行方向的浅层螺旋状肌肉为主，因此，TAD能够非常好地反映右心室长轴方向纵向收缩功能。

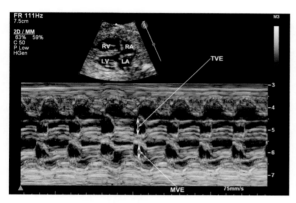

图6-4-1　胎儿房室瓣口M型曲线
正常胎儿房室瓣口M型曲线，横向四腔心切面，M型取样线通过房室瓣口，即可获得二尖瓣口及三尖瓣口M型运动曲线。LA.左心房；LV.左心室；MVE.二尖瓣开放幅度；RA.右心房；RV.右心室；TVE.三尖瓣开放幅度

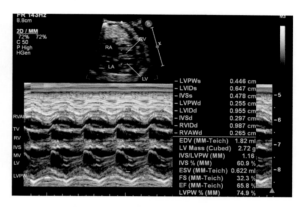

图6-4-2　胎儿心室M型曲线
正常胎儿心室M型曲线，横向四腔心切面，M型取样线垂直通过房室瓣环水平，垂直于左、右心室壁及室间隔，即可获得心室M型运动曲线。IVS.室间隔；LA.左心房；LV.左心室；LVPW.左室后壁；MV.二尖瓣；RA.右心房；RV.右心室；RVAW.右室前壁；TV.三尖瓣

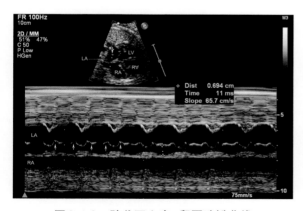

图6-4-3　胎儿双心房-卵圆孔瓣曲线
正常胎儿双心房-卵圆孔瓣M型曲线，横向四腔心切面，M型取样线垂直通过心房中部，恰好通过卵圆孔瓣时，即可获得双心房-卵圆孔瓣曲线。LA.左心房；LV.左心室；RA.右心房；RV.右心室；白色箭头代表卵圆孔瓣回声

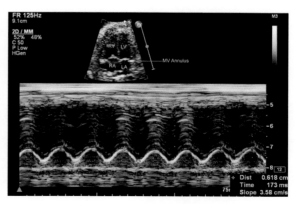

图6-4-4　胎儿M型曲线测量二尖瓣环位移
心尖四腔心切面M型取样线垂直通过二尖瓣后叶根部与左心室游离壁交界处的二尖瓣环，即可获得二尖瓣环曲线，通过测量舒张末期至收缩末期最大的运动位移距离即可获得二尖瓣环位移（MAD/MAE）

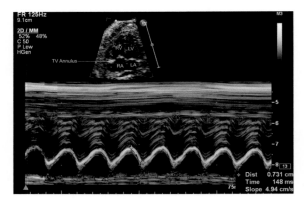

图 6-4-5　胎儿 M 型曲线测量三尖瓣环位移

心尖四腔心切面 M 型取样线垂直通过三尖瓣前叶根部与右心室游离壁交界处的三尖瓣环，即可获得三尖瓣环曲线，通过测量舒张末期至收缩末期最大的运动位移距离即可获得三尖瓣环位移（TAD/TAE）。LA. 左心房；LV. 左心室；TV Annulus. 三尖瓣环；RA. 右心房；RV. 右心室

第五节　正常胎儿彩色多普勒超声心动图

彩色多普勒超声心动图是超声心动图的重要组成部分，包括彩色多普勒血流显像（CDFI）及频谱多普勒超声心动图（PW 及 CW），CDFI 能够显示胎儿心腔、房室瓣口、大动脉血流信息，PW 及 CW 则能够定量测量胎儿心腔、房室瓣口、大动脉瓣口的血流速度与压差。PW 主要用于低速血流和定点测量，CW 可以测量高速血流。

1. 二尖瓣及三尖瓣血流　二尖瓣及三尖瓣 CDFI 血流观察最常用和最佳切面是纵向四腔心切面（心尖朝前或朝后），此时声束与血流方向几乎平行，能够取得最佳显示，也可以通过 PW 测量房室瓣口舒张期血流频谱。存在房室瓣反流时可以通过 CW 测量收缩期峰值流速及压差。

CDFI 显示正常胎儿二尖瓣与三尖瓣血流呈舒张期出现的宽带明亮的彩色血流束（图 6-5-1、图 6-5-2），PW 血流频谱形态呈双峰，第一峰（E 峰）为舒张早期心室快速充盈形成，第二峰（A 峰）为舒张晚期心房收缩所致，因胎儿期心脏顺应性较低，故 E 峰低于 A 峰，两者的比值（E/A）随妊娠的增加而增长，足月时接近 1（图 6-5-3，图 6-5-4）。另外，因胎儿期右心系统占优势，所以，三尖瓣口血流流速及流量均大于

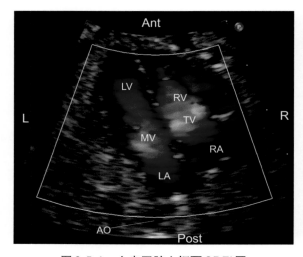

图 6-5-1　心尖四腔心切面 CDFI 图

显示舒张期二尖瓣口（MV）及三尖瓣口（TV）宽带明亮的红色血流束分别由左心房（LA）进入左心室（LV），由右心房（RA）进入右心室（RV）。Ant. 前侧；Post. 后侧

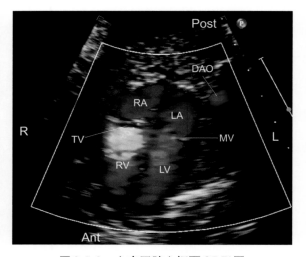

图 6-5-2　心底四腔心切面 CDFI 图

显示舒张期二尖瓣口（MV）及三尖瓣口（TV）宽带明亮的蓝色血流束分别由左心房（LA）进入左心室（LV），由右心房（RA）进入右心室（RV）。Post. 后侧；Ant. 前侧

二尖瓣口。据研究，胎儿期可存在少量三尖瓣反流，一般并不伴有心血管畸形及心功能异常。

临床意义：房室瓣口血流频谱形态可以反映胎儿心室的顺应性和前后负荷的变化。E/A比值反映心室的舒张功能，胎儿期E峰低于A峰与胎儿期心肌僵硬度高而顺应性低有关，研究显示中孕期开始胎儿的A峰基本恒定，而E峰逐渐增加，一方面反映了胎儿期随着孕周的增加，胎儿心室肌的僵硬度逐渐降低，而顺应性则逐渐增加，心室的主动松弛功能逐渐增加；另一方面可能由于随着孕周的增加，胎盘的血管阻力逐渐下降致使心脏的后负荷降低，足月时E/A比值接近或达到1。

多种先天性心脏病会导致房室瓣口血流频谱发生异常改变，包括多种原因引起的胎儿心室肥厚及心腔扩张时。

（1）胎儿先天性二尖瓣发育不良、严重的主动脉狭窄及左心室发育不良综合征时二尖瓣口血流信号减少、流速减低、频谱形态异常，E、A融合或呈单峰改变。

（2）胎儿室间隔完整的肺动脉闭锁伴右心室发育不良综合征时三尖瓣口舒张期血流频谱出现异常改变。

（3）胎儿二尖瓣反流多见于左心室流出道梗阻性心脏病包括主动脉狭窄（主干及瓣膜）、左心室发育不良、心肌病变等。

（4）胎儿期轻度三尖瓣反流较为常见，绝大多数无病理意义。中度及以上的三尖瓣反流可能由于三尖瓣病变（先天性发育不良、埃布斯坦综合征）、右心室流出道梗阻性心脏病（肺动脉狭窄、肺动脉闭锁、动脉导管提前收缩或早闭）、心脏功能异常（心肌病、心肌炎及胎儿宫内缺氧及容量负荷过重）等原因导致。

2.主动脉及肺动脉血流　CDFI观察主动脉血流（左心室流出道、主动脉瓣口及升主动脉）的最佳切面为纵向五腔心切面（左心室流出道长轴切面），主动脉弓切面能够观察升主动脉、主动脉弓及降主动脉血流情况，三血管-气管切面能够显示主动脉弓部及动脉导管的血流情况，并与肺动脉主干及动脉导管弓进行比较。

CDFI观察肺动脉血流（右心室流出道、肺动脉瓣口及肺动脉主干）的最佳切面为右心室流出道长轴切面，动脉导管弓切面、三血管切面及三血管-气管切面均能够显示肺动脉血流情况。

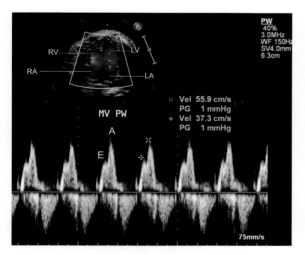

图6-5-3　PW获得二尖瓣口血流频谱图

在心尖四腔心切面PW取样容积置于二尖瓣口（MV）获得典型的双峰频谱，舒张早期E峰（E）和心房收缩产生的A峰（A），E峰<A峰。RV.右心室；LV.左心室；RA.右心房；LA.左心房

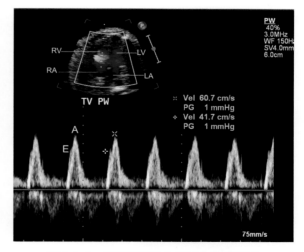

图6-5-4　PW获得三尖瓣口血流频谱图

在心尖四腔心切面PW取样容积置于二尖瓣口（MV）获得典型的双峰频谱，舒张早期E峰（E）和心房收缩产生的A峰（A），E峰<A峰。A.A峰；LA.左心房；LV.左心室；TV.三尖瓣；RA.右心房；RV.右心室

　　CDFI显示正常胎儿主动脉瓣口与肺动脉瓣口血流呈收缩期出现的明亮彩色血流束（图6-5-5、图6-5-6），主动脉与肺动脉血流PW频谱形态均呈单峰，但肺动脉频谱较主动脉宽，可能与肺动脉内径宽于主动脉相关，且肺动脉频谱上升支陡峭，下降支的速度缓慢，呈典型"匕首"形，可能与胎儿期肺循环未开放，及肺动脉高压有关，主动脉频谱上升支与下降支对称（图6-5-7、图6-5-8）。

　　临床意义：主动脉狭窄、主动脉闭锁、主动脉弓缩窄时主动脉血流信号均会发生异常改变。肺动脉狭窄、肺动脉闭锁、肺动脉瓣缺如综合征时肺动脉血流信号均会发生异常改变。

　　3.主动脉弓及动脉导管弓血流　　主动脉弓血流的显示最佳切面为主动脉弓长轴切面，能够从左心室开始显示主动脉瓣口、升主动脉、主动脉弓部、主动脉峡部及降主动脉的血流情况（图6-5-9）；动脉导管血流显示最佳切面是动脉导管弓长轴切面可以观察到动脉导管弓的全程血流信号，包括从右心室流出道、肺

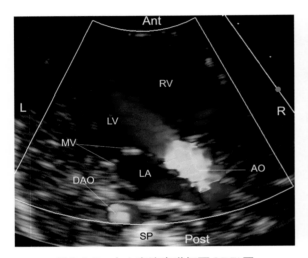

图6-5-5　左心室流出道切面CDFI图
显示收缩期宽带明亮的蓝色血流束由左心室（LV）经主动脉瓣口进入升主动脉（AO）

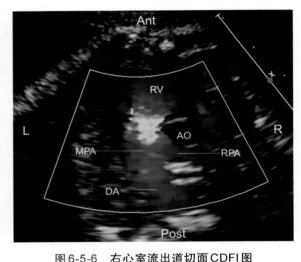

图6-5-6　右心室流出道切面CDFI图
显示收缩期宽带明亮的蓝色血流束由右心室（RV）经肺动脉瓣口进入升肺动脉（PA），同时可见右肺动脉（RPA）及与肺动脉延续连接的动脉导管（DA）

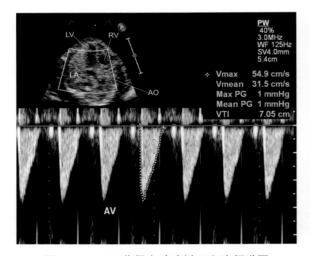

图6-5-7　PW获得主动脉瓣口血流频谱图
心尖五腔心切面（左心室流出道切面）PW取样容积置于主动脉瓣口（AO）获得收缩期单峰血流频谱

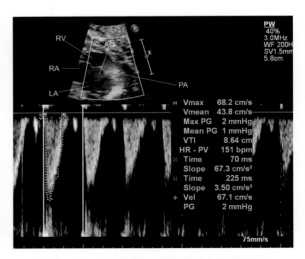

图6-5-8　PW获得肺动脉瓣口血流频谱图
右心室流出道切面PW取样容积置于肺动脉瓣口（PA）获得收缩期单峰血流频谱

动脉瓣、动脉导管到降主动脉的血流情况（图6-5-10）。

两者的血流多普勒频谱形态相似，均为收缩期高流速，舒张期低流速，但收缩期动脉导管流速高于主动脉弓，舒张期动脉导管血流频谱呈波峰状，而降主动脉则频谱平缓（图6-5-11、图6-5-12），正常情况下，动脉导管血流搏动指数＞1.9，若此指数降低，提示可能存在动脉导管提前收缩。

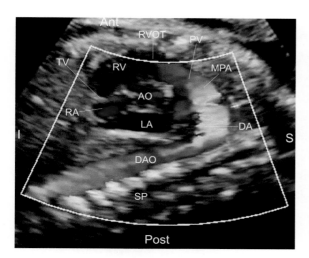

图6-5-9 主动脉弓长轴切面CDFI图
显示收缩期动脉导管弓内宽带明亮的蓝色血流信号由右心室流出道（RVOT）经肺动脉瓣口（PV）进入主肺动脉（MPA），并经动脉导管（DA）进入降主动脉（DAO）

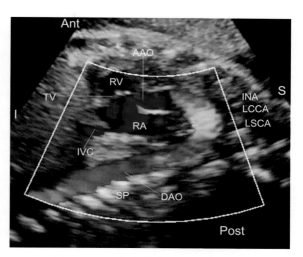

图6-5-10 动脉动脉弓切面CDFI图
显示收缩期升主动脉（AAO）内红色血流信号，继续向上延伸由于声束与血流方向几近垂直，此段无血流信号显示，然后显示主动脉弓起始端、弓部、峡部及降主动脉（DAO），在主动脉弓头侧可见3个特征性分支：无名动脉（INA）、左颈总动脉（LCCA）及左锁骨下动脉（LSCA）

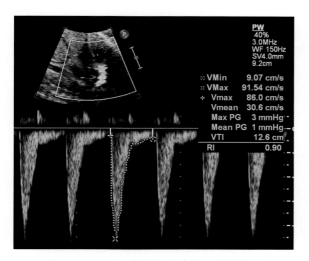

图6-5-11 PW获得降主动脉血流频谱图
PW取样容积置于降主动脉起始端获得降主动脉（DAO）血流频谱，为双期连续性、收缩期为高速频谱，然后延续为平缓的舒张期低速血流频谱

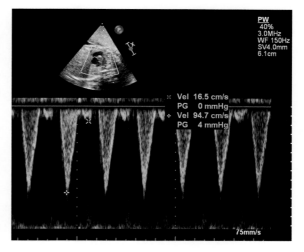

图6-5-12 PW获得动脉导管弓血流频谱图
PW取样容积置于动脉导管（DA）内获得动脉导管的双期连续性血流频谱，为典型的双峰型，即收缩期为高速频谱，舒张期低速血流频谱，与降主动脉舒张期血流频谱不同，动脉导管舒张期血流频谱呈典型的"三角形"

临床意义：动脉导管提前收缩或早闭、主动脉弓缩窄、主动脉弓离断时动脉导管弓及降主动脉血流出现异常改变。

4. 卵圆孔血流　正常卵圆孔血流的观察切面为横向四腔心切面或心尖四腔心切面等，以前者最佳，因为此切面声束与房间隔垂直，可以良好显示卵圆孔瓣。CDFI显示正常卵圆孔血流为自右心房向左心房的连续性血流（图6-5-13），当左心房压力增高时，流速减慢，甚至出现逆流。PW频谱表现为双峰，S峰为心室收缩产生，D峰为心室舒张形成（图6-5-14）。卵圆孔流速范围为20～40cm/s。

临床意义：

（1）正常卵圆孔血流方向为右心房向左心房，胎儿严重主动脉狭窄、主动脉闭锁、二尖瓣严重狭窄、二尖瓣闭锁及左心室发育不良综合征时卵圆孔血流方向异常，为左心房向右心房。

（2）严重的右心系统病变（肺动脉狭窄、肺动脉闭锁、三尖瓣发育不良、埃布斯坦综合征等）导致重度三尖瓣反流时及三尖瓣闭锁时，卵圆孔右向左血流量增加。

（3）卵圆孔受限时CDFI显示卵圆孔处血流信号细窄，PW测量血流速度增加，＞100cm/s。

5. 肺静脉　肺动脉血流显示及频谱测量最常用的切面为纵向四腔心切面（心尖朝前或朝后），可以显示肺静脉-左心房的连接关系，以右上肺静脉最易显示（图6-5-15、图6-5-16）。在整个心动周期中，肺静脉内始终保持着流向左心房的低速血流，胎儿肺静脉PW频谱由出现于收缩期的S峰、舒张期的D峰、收缩前期即心房收缩期的A波构成三峰频谱（图6-5-16）。

临床意义：

（1）肺静脉血流的显示虽然不可能排除部分型肺静脉异位引流，但对于排除全肺静脉异位引流具有非常重要的意义，在四腔心切面上，通过CDFI只要显示1支肺静脉回流进入左心房即可排除全肺静脉异位引流。

（2）左心室发育不良综合征时肺静脉血流频谱异常表现为肺静脉频谱反向A波。

6. 下腔静脉血流　CDFI观察下腔静脉的切面包括腔静脉-右心房切面及下腔静脉腹部长轴切面等（图6-5-17）。

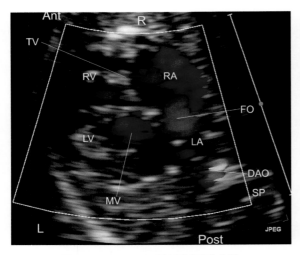

图6-5-13　CDFI显示卵圆孔血流

横向四腔心切面CDFI显示由右心房通过卵圆孔进入左心房的蓝色血流信号。Ant.前侧；R.右侧；L.左侧；TV.三尖瓣；RV.右心室；RA.右心房；LV.左心室；LA.左心房；MV.二尖瓣；FO.卵圆孔；DAO.降主动脉；SP.脊柱；Post.后侧

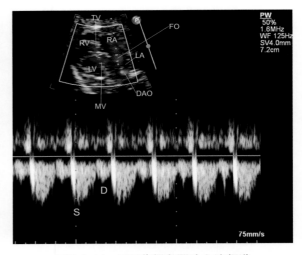

图6-5-14　PW获得卵圆孔血流频谱

横向四腔心切面PW取样容积置于卵圆孔处获得卵圆孔双峰血流频谱，S峰为心室收缩产生，D峰为心室舒张形成。DAO.降主动脉；FO.卵圆孔；LA.左心房；MV.二尖瓣；RA.右心房；RV.右心室；TV.三尖瓣

　　下腔静脉频谱显示血流流向右心房的双向频谱，心室收缩期，下腔静脉血流快速流入右心房，显示高大的S峰，舒张期显示D峰，时相与三尖瓣E峰相同，舒张晚期心房收缩可见反向A峰，时相与三尖瓣A峰相同（图6-5-18）。

　　临床意义：胎儿严重宫内发育迟缓时，下腔静脉反向A波速度增加。

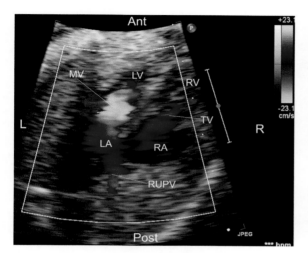

图6-5-15　CDFI显示肺静脉血流信号
心尖四腔心切面CDFI显示由右上肺静脉进入左心房的红色血流信号。Ant.前侧；Post.后侧；R.右侧；L.左侧；MV.二尖瓣；LV.左心室；RV.右心室；TV.三尖瓣；LA.左心房；RA.右心房；RUPV.右上肺静脉

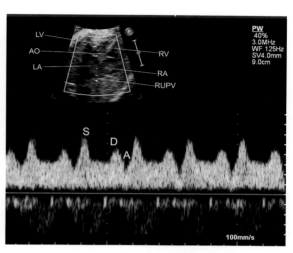

图6-5-16　PW获得肺静脉血流频谱
心尖四腔心切面PW取样容积置于右上肺静脉进入左心房处获得肺静脉三峰血流频谱，S峰为心室收缩产生，D峰为心室舒张形成，A波为心房收缩形成。A.A波；AO.主动脉；D.D峰；LA.左心房；LV.左心室；RA.右心房；RUPV.右上肺静脉；RV.右心室

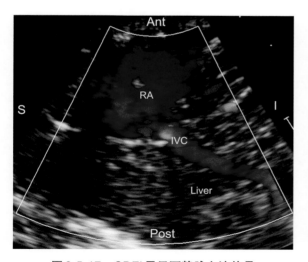

图6-5-17　CDFI显示下静脉血流信号
腔静脉-右心房切面CDFI显示由下腔静脉进入右心房的红色血流信号。Ant.前侧；I.下侧；IVC.下腔静脉；Liver.肝；Post.后侧；RA.右心房；S.上侧

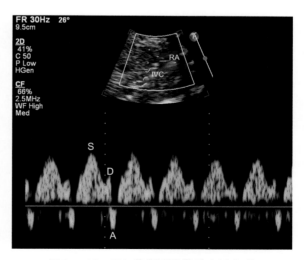

图6-5-18　PW获得下腔静脉血流频谱
腔静脉-右心房切面PW取样容积置于下腔静脉内获得下腔静脉三峰血流频谱，S峰为心室收缩产生，D峰为心室舒张形成，反向A波为心房收缩形成。A.A波；D.D峰；IVC.下腔静脉；RA.右心房；S.S峰

7.**静脉导管血流**　静脉导管是胎儿期连接脐静脉与下腔静脉的重要静脉通道。获得腹部横切面后，通过CDFI首先显示脐静脉血流，然后向头侧稍微调整探头扫查角度，可以显示脐静脉与下腔静脉之间的静脉导管，其血流特征是可见速度稍高的花色倒错血流信号（图6-5-19）。PW显示静脉导管血流频谱有2个波峰，1个波谷，第1峰为心室收缩形成的S峰，第2峰为心室舒张形成的D峰，波谷即为心房收缩形成的A峰（图6-5-20）。静脉导管内在整个心动周期均为从脐静脉到下腔静脉的前向血流信号。

临床意义：

（1）胎儿严重宫内发育迟缓时，静脉导管A波速度减低、消失或出现反向A波。

（2）胎儿右心梗阻性心脏病时静脉导管A波速度减低、消失或出现反向A波。

（3）胎儿心功能不全时静脉导管A波速度减低、消失或出现反向A波。

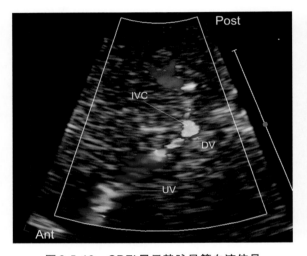

图6-5-19　CDFI显示静脉导管血流信号
腹部横切面CDFI显示连接脐静脉和下腔静脉的静脉导管，其内可见彩色血流信号。Ant.前侧；DV.静脉导管；IVC.下腔静脉；Post.后侧；UV.脐静脉

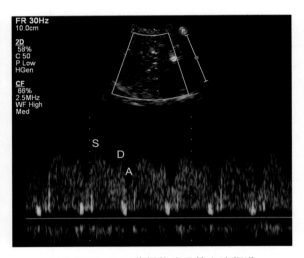

图6-5-20　PW获得静脉导管血流频谱
PW取样容积置于静脉导管获得特征性的三峰血流频谱，S峰为心室收缩产生，D峰为心室舒张形成，A波为心房收缩形成。A.A波；D.D峰；S.S峰

（赵博文）

第 7 章

Chapter 7

胎儿心功能评估

胎儿超声心动图是目前诊断胎儿先天性心脏病及胎儿心律失常、预测产前治疗疗效及定量评估胎儿心脏功能的最重要的无创医学影像手段。

一、胎儿心脏结构及功能的独特性

心脏功能在胚胎发育中逐渐形成，人类原始心管在胚胎第22天出现收缩，然后形成心襻，接着心肌形态学分化开始，发育形成心房和心室。心室几何学在整个孕期不断发展。心肌经历进行性发育过程，当冠状循环形成后，心肌组织血供不再是通过血流弥散的方式供给。心室组织构筑（myocardial architecture）发育的同时电激动序列也逐渐发育形成。左、右心房发育时形态结构存在明显不同，右心房由广泛分布的梳状肌构成，而左心房内几乎没有梳状肌。右心室肌小梁丰富，分布在近心尖1/3处的调节束是超声声像图上识别右心室的解剖标志。右心室呈"马鞍形"或"香蕉形"，两端为肺动脉瓣口和三尖瓣口。左心室呈"圆锥形"或"芭蕾舞演员脚形"，左心室内肌小梁低平，在超声声像图上表现为心内膜较为光滑。心室的房室瓣不同：右心室内的三尖瓣有3个瓣叶，左室内的二尖瓣只有2个瓣叶，且三尖瓣隔瓣根部附着点比二尖瓣前叶根部附着点更靠近心尖。

对动物和人胎儿心脏的胚胎解剖和超声背向散射积分研究显示，胎儿左、右心室的心肌构筑明显不同，表现在构成左、右心肌的肌层的心肌纤维排列方式和走行不同，心肌细胞密度、毛细血管密度及单位容积心肌密度等均不同。

胎儿心脏代表2个平行运行的循环系统，由2个特殊的结构卵圆孔和动脉导管连接；与出生后不同，胎儿期所谓的"体循环"和"肺循环"的区分是相对的，准确地应称为"左心系统"和"右心系统"。

虽然研究报道的左、右心系统占联合心排血量（combined ventricular output, CVO）的比例和数值各异，但对羊胚胎和人类胎儿的研究结果肯定地显示在胎儿期右心系统占主导，右心系统占CVO的52%～65%，左心系统占35%～48%。右心排血量中的绝大多数（75%～90%）通过动脉导管进入体循环系统，因此，胎儿期右心室发挥体循环心室的作用。

二、出生后血流动力学改变

胎儿由子宫分娩后，几乎同时发生了一系列血流动力学变化。刚刚出生时，呼吸运动开始，肺血流量增加，肺血管阻力下降。右心室的输出量比例由胎儿期的CVO的65%下降到新生儿期的约52%，而左心室的输出量比例则由胎儿期的34%增加到48%，此时左、右心室心排血量接近。由于呼吸运动和氧合，进一步使肺血管阻力下降，肺血流量增加，通过肺静脉回流经入左心房的血流量增加，促使通过卵圆孔由右心房分流过来的血流量明显下降。随着肺血流量的进一步增加和肺血管阻力的明显下降，右心室输出量中通过动脉导管到降主动脉的血流量逐渐减少。肺循环血流量的明显增加，使肺静脉回流进入左心房的血流量增加，导致左心房压升高，超过系统循环静脉压和右心房压，最终引起卵圆孔关闭。此时CVO维持不变，但左心室输出量超过右心室输出量，分别为CVO的55%和45%，左心室高的输出量与此时动脉导管仍然保持开放，约CVO的10%通过动脉导管分流进入肺动脉有关。肺动脉压逐渐下降，动脉导管最后关闭，提示肺循环与体循环分离。脐带血流的终止仅引起体循环压一定程度的升高，以及动脉导管水平分流量的轻度增加，CVO变化甚微。由此可见，胎儿出生后，呼吸运动导致的肺血管阻力明显下降是围生期引起血流循环变化的最重要的原因。肺静脉回流血量增加引起的左心房压力升高促使卵圆孔关闭，脐静脉血流的终止也对卵圆孔的关闭发挥了一定作用。动脉导管的关闭提示肺循环与体循环的分离。

三、胎儿心脏功能评估的意义

1.更加精准地了解胎儿心血管结构和血流动力学变化的特征。

2.先天性心脏病胎儿的心脏功能改变可能是临床评估胎儿病情改变的最早和最直接的表现。

3.胎儿期由于右心室占主导地位，因此，采用可靠的技术准确评估胎儿右心室功能至关重要。

4.胎儿先天性心脏病发生率呈增长趋势,全面系统和系列化评估产前、产后心功能的动态变化,对于先天性心脏病患儿出生后的评估及指导合理治疗均非常重要。

5.预测先天性心脏病胎儿的预后。

6.评估胎儿先天性心脏病介入治疗及其他宫内治疗疗效。

四、胎儿心脏功能评估的技术

目前用于胎儿心脏功能评估的技术包括胎儿超声心动图技术、多普勒技术对静脉血流分析及胎儿心脏磁共振成像技术。

(一)胎儿超声心动图技术

1.M型超声心动图　20世纪80年代中期实时二维超声作为参考的M型超声心动图用于正常和先天性心脏病胎儿的心室短轴内径、室壁厚度、房室瓣活动及流出道内径的测量,获取横位四腔心或双心室短轴切面,在乳头肌水平将取样线垂直于右心室前壁、室间隔及左心室后壁,取得心室波群后,测量左、右心室收缩末期内径及舒张末期内径,可以简捷地计算胎儿心室短轴缩短率=(心室舒张末期内径-心室收缩末期内径)/心室舒张末期内径,同时可采用立方体法或Teichholz法得到心室容积和射血分数(EF)(图7-0-1)。M型超声心动图要求测量目标与取样线垂直,这在一些胎儿应用时受到限制。

近来的研究采用M形曲线获得房室瓣环位移(atrial-ventricular annular displacement/excursion, AVAD/AVAE),方法是在显示标准四腔心切面后,调整探头位置,使心尖朝前或朝后,获得最大心室显示切

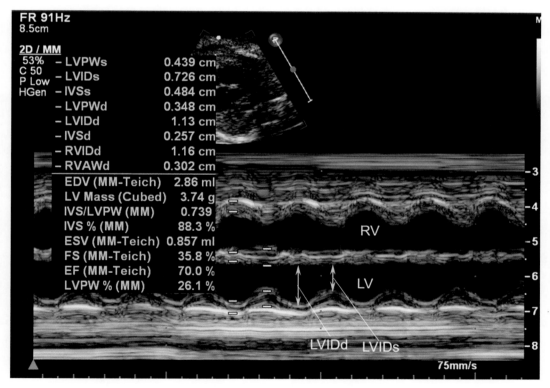

图 7-0-1　M型超声心动图获得心室波群后测量左心室容量及功能

正常胎儿心室M形曲线,横向四腔心切面,M形取样线垂直通过房室瓣环水平,垂直于左、右心室壁及室间隔,即可获得心室M形运动曲线,通过测量室壁厚度及心室腔内径变化即可定量评估心室容量及收缩功能变化。LV.左心室;LVIDd.左心室舒张末期内径;LVIDs.左心室收缩末期内径;RV.右心室

面，运用M型超声心动图将取样线置于二尖瓣后叶根部与左心室游离壁交界处或三尖瓣前叶瓣环与右心室游离壁交界处，测量时尽量使声束平行于心脏长轴，减少两者之间的夹角（夹角<20°），测量二尖瓣环或三尖瓣环从舒张末期至收缩末期最大的运动位移距离，即为二尖瓣环位移（mitral annular displacement/excursion，MAD/MAE）（图7-0-2）和三尖瓣环位移（tricuspid annular displacement/excursion，TAD/TAE）（图7-0-3）。研究显示MAD及TAD值随孕周增加而增长，与心率无相关性。由于右心室以纵行方向的浅层螺旋状肌肉为主，因此，TAD能够非常好地反映右心室长轴方向纵向收缩功能。

2.二维超声心动图－新的定量分析参数：Z-评分（Z-Score）　20世纪90年代开始采用实时二维胎儿超声心动图测量心腔及流出道的内径，克服了M型超声心动图的局限性。1992年Sharlan和Allan报道采用二维切面超声心动图测量胎儿心室及流出道多个参数，将胎儿心血管参数进行多元回归方程分析，建立与孕周相关的多个心血管测值的95%可信区间。2005年Schneider等首先报道胎儿超声心动图定量测量指标——Z-评分，首次将17个胎儿超声心动图测量的心腔大血管参数与胎儿非心血管生物测量参数（双顶径、股骨长度及孕周）进行相关比较并建立回归方程，结果显示通过测量胎儿非心血管生物参数（双顶径、股骨长度及孕周）能够准确可靠地定量估测多个反映胎儿心血管发育状态的心血管参数。2010年Lee通过测量2735例大样本胎儿的双顶径、股骨长度及孕周作为独立变量，预测主动脉、肺动脉瓣环内径，左、右心室舒张末期内径及舒张末期心脏面积，建立了上述心血管参数的线性回归方程计算Z-评分。Z-评分将所有测量的胎儿心血管定量指标以标准差的倍数表示，可以通过与正常胎儿参考值范围进行定量比较，定量反映一个具体的心血管参数高于或低于特定的正常人群均数的程度，因此，可以准确提供心血管疾病部位和病变程度的定量信息（图7-0-4、图7-0-5）。目前已有研究将胎儿超声心动图定量新指标——Z-评分用于几种围生期预后不良的胎儿心血管病变的心功能严重程度的定量评估以及预后预测。Z-评分计算方法：Z-评分=（实际测量值－预测值）/预测标准差。研究显示，胎儿超声心动图心心血管评分特别适合那些心血管病理生理变化遵循一定规律且病理生理改变趋于一致的胎儿。最近Stirnemann等对107例双胎输血综合征胎儿的研究显示，与传统的Quintero分级相比，胎儿心脏功能评分能够区分心脏做功指数增大、左、右心室短轴缩短率减小及静脉导管多普勒血流脉动指数增加的3组双胎输血综合征的胎儿，提示这类胎儿存在进

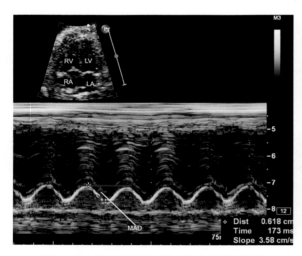

图7-0-2　胎儿M型曲线测量二尖瓣环位移

心尖四腔心切面M型取样线垂直通过二尖瓣后叶根部与左心室游离壁交界处的二尖瓣环，即可获得二尖瓣环曲线，通过测量舒张末期至收缩末期最大的运动位移距离即可获得二尖瓣环位移（MAD）。LA.左心房；LV.左心室；MAD.二尖瓣环位移；RA.右心房；RV.右心室

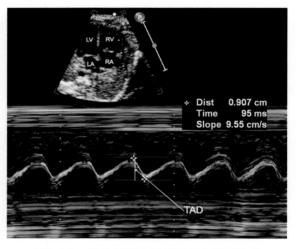

图7-0-3　胎儿M型曲线测量三尖瓣环位移

心尖四腔心切面M型取样线垂直通过三尖瓣前叶根部与右心室游离壁交界处的三尖瓣环，即可获得三尖瓣环曲线，通过测量舒张末期至收缩末期最大的运动位移距离即可获得三尖瓣环位移（TAD）。LA.左心房；LV.左心室；RA.右心房；RV.右心室；TAD.三尖瓣环位移

行性心脏功能改变，超声心动图获得的胎儿心脏功能评分能够为临床提供更为便捷和精准的定量信息。

3. 房室瓣口舒张期多普勒血流频谱分析　获得标准四腔心切面后，将脉冲多普勒取样容积置于房室瓣口，可以获得 2 个特征性的舒张期房室瓣口血流频谱：E 峰：出现在舒张早期，心室主动松弛，心室压力下降，心房压力超过心室，血液由心房快速充盈进入心室形成。A 峰：出现在心室舒张晚期，心房主动收缩，再次使心房压力超过心室，促使血液由心房充盈心室形成（图 7-0-6—图 7-0-9）。胎儿期 E 峰小于 A 峰，随

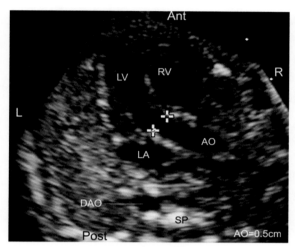

图 7-0-4　左心室流出道切面测量主动脉环内径

左心室流出道切面在主动脉瓣环水平测量收缩期主动脉（AO）内径。Ant. 前侧；L. 左侧；LA. 左心房；LV. 左心室；RV. 右心室；Post. 后侧；R. 右侧；SP. 脊柱

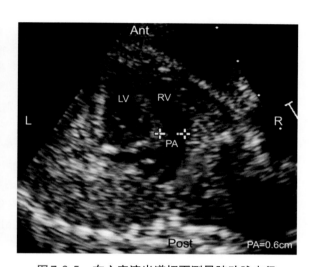

图 7-0-5　右心室流出道切面测量肺动脉内径

右心室流出道切面在肺动脉瓣环水平测量收缩期肺动脉（PA）内径。Ant. 前侧；L. 左侧；LV. 左心室；RV. 右心室；PA. 肺动脉；Post. 后侧；R. 右侧

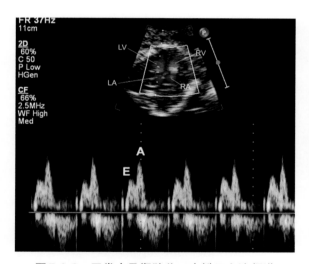

图 7-0-6　正常中孕期胎儿二尖瓣口血流频谱

正常中孕期胎心尖四腔心切面 PW 取样容积置于二尖瓣口获得典型的双峰频谱：舒张早期 E 峰（E）和心房收缩产生的 A 峰（A），E 峰 < A 峰。A. A 峰；LA. 左心房；LV. 左心室；RV. 右心室；RA. 右心房

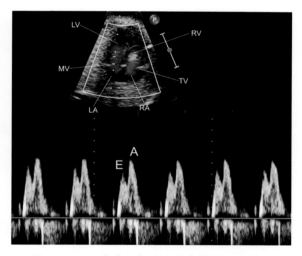

图 7-0-7　正常晚孕期胎儿二尖瓣口血流频谱

正常晚孕期胎心尖四腔心切面 PW 取样容积置于二尖瓣口获得典型的双峰频谱：舒张早期 E 峰（E）和心房收缩产生的 A 峰（A），E 峰 < A 峰，与图 7-0-6 相比，E 峰流速增加，而 A 峰相对恒定。A. A 峰；LA. 左心房；LV. 左心室；MV. 二尖瓣；RA. 右心房；RV. 右心室；TV. 三尖瓣

着孕周增加，E峰逐渐增加，A峰随孕周变化不明显，在整个孕期维持相对恒定，因此，胎儿期E/a比值＜1，但随着孕周的增加E/A比值逐渐增加，足月时E/A比值接近1。E峰随孕周增加反映胎儿心室松弛功能的逐渐完善，因为心室舒张才能够确保冠状动脉血流的运行，但研究显示整个孕周冠状动脉血流量维持恒定。

E/A比值在儿童和成年人的研究提示能够反映心室舒张功能异常，特别是充血性心力衰竭患者。E/A比值在双胎输血综合征的胎儿研究显示，受血胎儿的二尖瓣口和三尖瓣口E/A比值均明显降低。但在宫内发育迟缓和先天性囊性腺瘤样畸形导致的心脏功能异常的胎儿的研究却显示E/A比值增加。但如果显示房室瓣口特征性的双峰波形消失，代之为单峰波形，提示心排血量明显异常，见于主动脉狭窄、双胎输血综合征，对于宫内发育迟缓的胎儿，房室瓣口单峰改变提示预后不良。但单峰改变也见于胎心率加快时的E峰与A峰相互融合，易与病理状态下的单峰改变相鉴别。

E/A比值是反映心室舒张功能变化的指标，分别通过左、右房室瓣口可以独立进行左、右心室功能评估。

4.房室瓣口舒张期彩色M型血流传播速度（Vp）　房室瓣口舒张期彩色M型血流传播速度（color M-mode propagation velocity，Vp）的测定方法：获得标准四腔心切面后，开启CDFI，调节CDFI的基线，使房室瓣口彩色血流出现部分色彩倒错（一般为E峰速度的75%），此时启动M型超声心动图，尽量使M型取样线与房室瓣口舒张期彩色血流束方向平行（夹角＜15°），Vp通过测定M型彩色多普勒频谱图像的第1个色彩倒错的彩色分彩面斜率获得（图7-0-10）。M型彩色多普勒频谱图横轴代表时间，纵轴代表深度，图像的色彩亮度代表速度大小，故图像上的每一个点都包含着时间、空间和速度三方面的信息。由于同一色彩代表了相同的血流流速，因此，Vp代表了血流自房室瓣口到心尖达到相同速度的距离和时间的比值。在成年人和儿童的研究显示，Vp与定量评价心室舒张功能的金标准——心室等容弛缓常数（tau）密切相关。与传统的房室瓣口舒张期血流频谱相比，Vp受心脏前后负荷的影响小，不会出现"伪正常化"，且Vp值的测定不受心率增快的限制，可能是评价胎儿心室舒张功能的较好指标。对中、晚孕期正常胎儿的研究显示，胎儿左、右心室Vp分别为（24.7±6.8）cm/s和（14.7±4.7）cm/s，左、右心室的Vp在整个中、晚

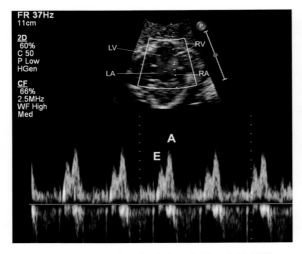

图7-0-8　正常中孕期胎儿三尖瓣口血流频谱

正常中孕期胎儿心尖四腔心切面PW取样容积置于三尖瓣口获得典型的双峰频谱：舒张早期E峰（E）和心房收缩产生的A峰（A），E峰＜A峰

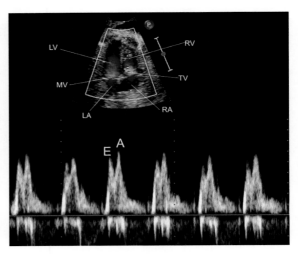

图7-0-9　正常晚孕期胎儿三尖瓣口血流频谱

正常晚孕期胎儿心尖四腔心切面PW取样容积置于三尖瓣口获得典型的双峰频谱：舒张早期E峰（E）和心房收缩产生的A峰（A），E峰＜A峰，与图7-1-6相比，E峰流速增加，而A峰相对恒定。A.A峰；LA.左心房；LV.左心室；MV.二尖瓣；RA.右心房；RV.右心室；TV.三尖瓣

孕期维持恒定，与心率无明显相关。Vp可能在先天性心脏病胎儿、妊娠期糖尿病胎儿、水肿胎儿的心功能评估中具有重要价值。

5.组织多普勒成像技术　组织多普勒成像技术（tissue Doppler imaging，TDI）是在传统的CDFI基础上，通过改变多普勒滤波系统，以速度模式、加速度模式和能量模式实时展现心肌运动的超声心动图技术（图7-0-11—图7-0-14），TDI可以实现胎儿心肌运动速度的无创定量测定，有助于正确理解胎儿心肌活动及多种疾病状态下心脏的病理生理变化，准确评估胎儿心脏收缩舒张功能，对心律失常做出可靠的诊断，临床已应用TDI技术对胎儿心律失常进行分型和定位及测量时间间歇，并能够分析心肌活动和监测心脏整体和局部功能。随着TDI软硬件技术（高帧频TDI、三维TDI等）的发展，TDI在胎儿心脏超声检查中的运用会越来越方便和广泛，显示出了广阔的发展前景。

TDI的显示模式包括二维（图7-0-11）、M型（图7-0-12）及PW在房室瓣环（图7-0-13、图7-0-14）或心肌水平获得的频谱等。

心脏节律规则的胎儿二尖瓣及三尖瓣环TDI运动速度曲线可见典型的三峰曲线（图7-0-13、图7-0-14）。收缩期Sa(S′)波：代表心室收缩；舒张早期Ea(E′)波：代表心室早期舒张；舒张晚期Aa(A′)波：代表心房收缩。另外，还可显示心动周期的两个重要时相，等容收缩期（IVCT）：Aa波终点至Sa波

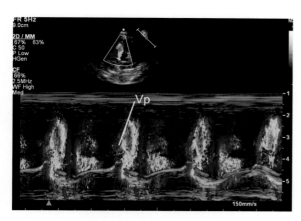

图7-0-10　四腔心切面彩色M型曲线测量二尖瓣口舒张期血流传播速度（Vp）

四腔心切面采用彩色M型曲线，使取样线与二尖瓣口血流方向平行通过二尖瓣口，开启CDFI，调节CDFI的基线，使房室瓣口彩色血流出现部分色彩倒错，测量第1个色彩倒错的彩色分彩面斜率即可获二尖瓣口舒张期血流传播速度（Vp）。Vp.二尖瓣口舒张期血流传播速度

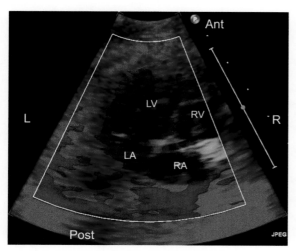

图7-0-11　胎儿心尖四腔心切面二维TDI图

心尖四腔心切面二维TDI彩色图，显示心脏各房室、房室瓣在不同心动周期色彩变化，反映运动方向的改变

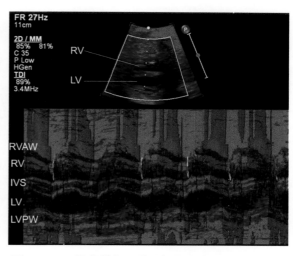

图7-0-12　胎儿横向四腔心切面心室TDI M型曲线

获得横向四腔心切面二维TDI彩色图，启动M型超声心动图，使取样线与心室及室间隔垂直，即可获得随心动周期规律性变化的TDI M型曲线

起点之间的间歇；等容舒张期（IVRT）：S'波终点至E'波起点之间的间歇。

采用TDI对水肿胎儿的右心室功能研究显示，水肿胎儿三尖瓣环TDI Ea波明显降低，TDI-Sa波明显减低，而三尖瓣口血流频谱E峰速度明显增加，RV-Sa/LV-Sa明显增加，因此，反映右心室充盈功能的指标E/Ea明显增加，通过TDI获得的心脏做功指数（MPI）也明显增加。最近的研究显示，TDI获得的MPI比常规房室瓣口获得的频谱多普勒MPI能够更加敏感地反映IUGR胎儿心脏的收缩与舒张功能（图7-0-14）。

近来开发的TDI新技术高帧频QTVI可以选择不同的取样点分别置于房室瓣环、心房壁和心室壁取得房室瓣环、心房和心室的运动速度曲线，从TDI衍生的心肌运动速度梯度（myocardial velocity gradient）可以评价胎儿心室心肌运动速度梯度，了解心室壁运动速度在中、晚孕期的生理变化特点及规律，继而有助于更加准确可靠地评估胎儿心功能的相应变化。

TDI技术可以将取样容积置于胎儿左、右房室瓣环，获得一个心动周期的MPI，克服了频谱多普勒技术测量胎儿右心室MPI时的不足。

TDI的主要局限性包括仅反映特定局部心肌在特定时间的速度信息，存在明显的角度依赖性，仅能分析与声束平行的心肌的运动速度。

6.心脏做功指数（Tei指数）　心脏做功指数（myocardial performance index，MPI），也称为Tei指数（Tei index），1995年日本学者Tei首先提出，是等容收缩时间（ICT）和等容舒张（IRT）与射血时间（ET）的比值，其测量方法简便，重复性强，不受心室几何形态及心率的影响。可以通过频谱多普勒、TDI或M型超声心动图获得，取样点可以在左心室流出道与流入道交界处（主动脉瓣口和二尖瓣口）、右心室流出道或肺动脉瓣口及三尖瓣口及左、右房室瓣环等（图7-0-14—图7-0-16）。

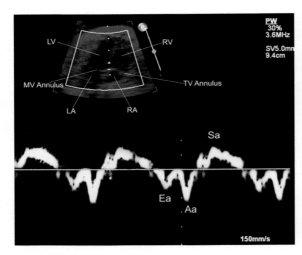

图7-0-13　PW获得二尖瓣环水平TDI运动速度曲线

心尖四腔心切面二维TDI彩色图基础上，将PW取样容积置于房室瓣环与室间隔或心室游离壁交界处，即可获得房室瓣环典型的运动曲线：收缩期心室收缩Sa（S）波；心室早期舒张Ea（E）波；心房收缩形成的舒张晚期Aa（A）波。Sa.Sa波；Ea.Ea波；Aa.Aa波；LV.左心室；RV.右心室；LA.左心房；RA.右心房；MV Annulus.二尖瓣环；TV Annulus.三尖瓣环

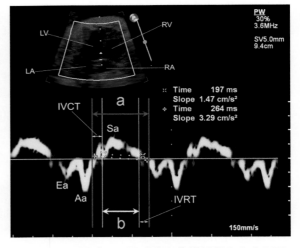

图7-0-14　通过TDI运动速度曲线测量左心室MPI

在图7-0-13获得的PW二尖瓣环TDI运动曲线上测量MPI，MPI=(IVCT+ET+IVRT-ET)/ET= (IVCT+IVRT)/ET =(a-b)/b

a：前一个心动周期Aa波与下一个心动周期Ea波之间的时间间歇，包括等容收缩期（IVCT）、射血时间（b）及等容舒张期（IVRT）；Aa. Aa波；Ant.前侧；b.Sa波时间，即心室射血时间；Ea.Ea波；IVCT.等容收缩期；IVRT.等容舒张期；LA.左心房；LV.左心室；RA.右心房；RV.右心室；Sa.Sa波

在动脉导管提前收缩胎儿、水肿胎儿、宫内发育迟缓（IUGR）胎儿及糖尿病母亲的胎儿的研究均显示MPI增加，IUGR胎儿MPI增加，提示心室收缩和舒张功能同时受损。MPI与胎儿死亡密切相关。双胎输血综合征受血胎儿，其IRT延长，MPI增加提示此类胎儿舒张功能异常。而在胎膜早破所致的胎儿炎症反应综合征时MPI的增加主要是由于ET缩短所致，ICT及IRT并无明显变化，同样提示心功能异常。纯合子α珠蛋白生成障碍性贫血胎儿的MPI在20孕周左右就出现异常增加，远远早于出现房室扩大的时间。因此，MPI虽然是非特异性的，但敏感性较高，可以简便和综合性地评估心脏收缩和舒张功能改变。

MPI评估胎儿心脏功能时存在一定的局限性。首先是方法学方面，有研究显示，需要完成65例胎儿的MPI测量方可掌握可靠的胎儿MPI测量数值方法学，这在一定程度上限制了这一技术的广泛临床应用。由于MPI是时间间歇的比值，采用不同的测量方法也会对MPI产生明显影响，目前广泛接受的是所谓的"改良MPI"（modified MPI）测量法，即采用频谱多普勒测量时，可以将房室瓣和半月瓣关闭的多普勒信号作为测量的参考以便标准化测量起始点。可以改善测量者之间和测量者本身的重复性。

7. 实时三维超声心动图（RT-3DE） 实时三维超声心动图（real-time three-dimensional echocardiography，RT-3DE）应用透明成像模式（体元模型法的显示形式），显示组织结构中所有的信息，且空间分辨力有了很大的提高，更具有立体感，从而可直观先天性心脏病的复杂空间结构，也可准确定量心室容积评价心室功能。RT-3DE全容积（full volume）成像技术，矩阵形排列探头能快速采集和立体同步显示心脏和大血管的立体图像，可较大程度上克服胎心跳动、母亲呼吸及胎儿随意运动对图像质量的影响，能动态观察3个正交方向上任一切面内的心脏结构，且能对需要切割的三维图像做任意角度的旋转（图7-0-17、图7-0-18）。其定量心室容积的方法如下。

（1）改良双平面Simpson法：RT-3DE易获得2个真正的正交平面，即二腔心和四腔心切面。在2个正交平面的心室舒张末期和收缩末期图像分别选择6个参考点（4点在瓣环左右侧，2点在心尖），运用双平面Simpson法即可得心室容积和EF（图7-0-18）。

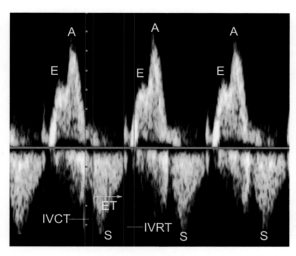

图7-0-15 PW测量左心室MPI

胎儿心尖五腔心切面或心尖左心室长轴切面PW取样容积置于左心室流出道与流入道交界处，同时获得左心室流入道和流出道血流频谱，基线上方为舒张期流入道双峰频谱，基线下方为收缩期流出道频谱，通过测量前一个心动周期A峰到下一个心动周期E峰的时间间歇及收缩期流出道S峰的时间即可计算MPI，测量和计算参见图7-0-14。A.A峰；ET.射血时间；S.S峰；E.E峰

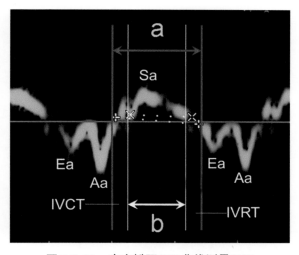

图7-0-16 房室瓣环DTI曲线测量MPI

PW取样容积置于房室瓣环与室间隔或心室游离壁交界处获得房室瓣环TDI运动曲线，测量和计算参见图7-0-14。a.前一个心动周期Aa波与下一个心动周期Ea波之间的时间间歇，包括等容收缩期（IVCT）、射血时间（b）及等容舒张期（IVRT）；Aa.Aa波；b.Sa波时间，即心室射血时间；Ea.Ea波；IVCT.等容收缩期；IVRT.等容舒张期；Sa.Sa波

（2）半自动边界检测法（semiautomated border detection，SABD）：在2个正交平面的心室舒张末期和收缩末期图像分别选择5个参考点（4点在瓣环左右侧，1点在心尖），就能全心动周期中应用体素法探测左心室内膜边界，数秒后即可产生心室动态立体模型并同时得到心室容积、心搏量及EF（图7-0-19、图7-0-20）。

目前RT-3DE用于胎儿心脏检查和功能分析主要的局限性是图像的分辨率和容积帧频太低，需要进一步研发高分辨率、高帧频，专门适合胎儿的实时三维容积探头。

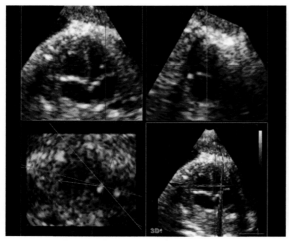

图7-0-17　胎儿RT-3DE显示3个正交平面

RT-3DE获得胎儿心脏全容积数据后分别显示A平面（左上，四腔心切面），B平面（右上左心室二腔心切面）及C平面（左下房室瓣冠状观），右下图显示各个平面的参考平面框

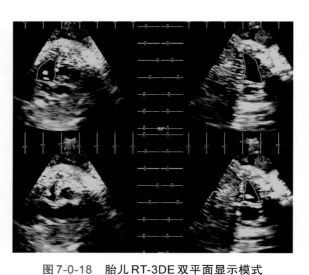

图7-0-18　胎儿RT-3DE双平面显示模式

RT-3DE获得胎儿心脏全容积数据后通过任意平面显示模式分别获得四腔心切面（左侧）和二腔心切面（右侧），上图为舒张期，下图为收缩期

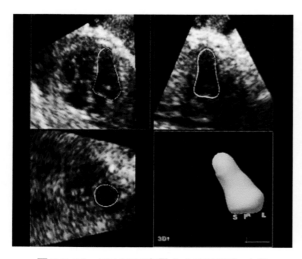

图7-0-19　RT-3DE定量左心室容积与功能

RT-3DE获得胎儿心脏全容积数据后通过半自动边界检测法（SABD）获得左心室容积模型，分别显示A平面（左上，四腔心切面），B平面（右上，左心室二腔心切面）及C平面（左下，房室瓣冠状观），右下图显示左心室容积模型

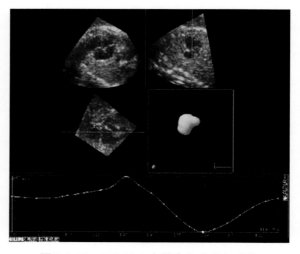

图7-0-20　RT-3DE定量右室容积与功能

RT-3DE获得胎儿心脏全容积数据后通过半自动边界检测法（SABD）获得右心室容积模型，分别显示A平面（左上，四腔心切面），B平面（右上，右心室二腔心切面）及C平面（左中，房室瓣冠状观），右中图显示右心室容积模型，下图为右心室容量-时间曲线

8.时间空间相关成像技术（STIC）　三维成像技术应用于评价胎儿心脏功能方面主要有时间空间相关成像技术（spatio-temporal image correlation，STIC）。专门用于胎儿心脏动态三维成像，通过容积探头在短时间内就可以完成对整个胎儿心脏的扫描，只需获得一个四腔心切面，就可在脱机状态下完成对胎儿心脏的节段性分析。STIC技术获得的胎儿心脏容积数据可以动态播放一个心动周期，并能获得舒张末期和收缩末期特定时相的心脏大血管的二维图像（图7-0-21），因此可自动分析每个二维切面所处的特定时相（如舒张末期或收缩末期）的相关信息，其应用价值已逐渐被愈来愈多的临床应用和研究所证实。STIC分析胎儿心脏容积和功能的方法如下。

（1）虚拟器官计算机辅助分析（VOCAL）：虚拟器官计算机辅助分析（virtual organ computer-aided analysis，VOCAL），能描画和显示任何形态的组织器官外形特征，特别是可以用于不规则形态结构的体积测量。绕一固定轴旋转图像平面，确定上下极点，在每个平面（手动或自动）依次勾画左、右心室舒张末期与收缩末期的心内膜边界，仪器则自动重建心室表面立体形态，并计算心室容积及EF（图7-0-22、图7-0-23）。

（2）STIC结合反转模式（inversion mode）：反转模式是STIC成像模式之一，主要用来对含液脏器进行三维成像，无回声的结构（如心腔）被转换为实体结构回声，而实性结构回声（如室壁）则变成无回声而不被显示。所得图像与心血管腔内灌注硅胶所得铸型标本极为相似，因此又称为"心腔铸型"或"数字铸型"（图7-0-24、图7-0-25）。利用反转模式可以在不需要彩色多普勒或能量多普勒的情况下，获得心室腔及血管结构的图像。其临床应用的优势在于获得其结构与病灶表面的信息，可更精确地进行测量，能为

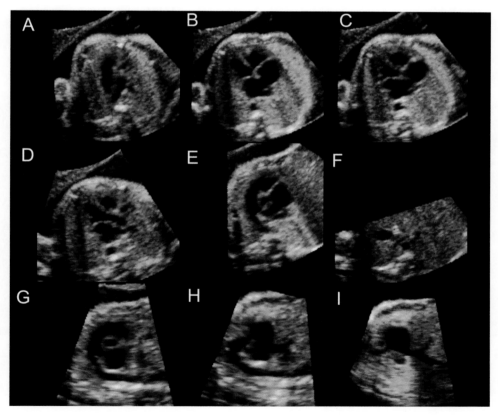

图 7-0-21　时间 - 空间相关成像技术（STIC）获得胎儿容积数据后以多平面模式显示
STIC技术获得胎儿心脏三维容积数据后以多平面模式显示重要的胎儿超声心动图切面　A.三血管（气管）切面；B.四腔心切面；C.五腔心切面；D.左心室流出道切面；E.右心室流出道切面；F腹部横切面；G.动脉导管弓切面；H.主动脉弓切面；I.腔静脉 - 右心房切面

临床提供更多有用的信息。

（3）超声自动体积测量（SonoAVC）：超声自动体积测量（sonography-based automated volume calculations，SonoAVC）可以快速计算多个液性或低回声暗区的独立体积。起初用于生殖医学领域，可快速识别、测量所有的卵泡的最大径线和与之相垂直的另外2个径线及体积，将测量数据以降序排列，采集

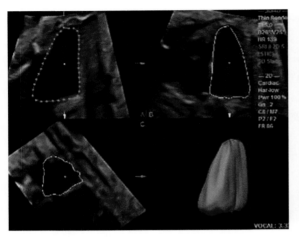

图7-0-22　STIC Vocal技术定量胎儿舒张期左心室容积及功能

STIC技术获得胎儿心脏全容积数据后通过虚拟器官计算机辅助分析（VOCAL）技术获得舒张期左心室容积模型，分别显示A平面（左上），B平面（右上）及C平面（左下，房室瓣冠状观），右下图为左心室容量模型

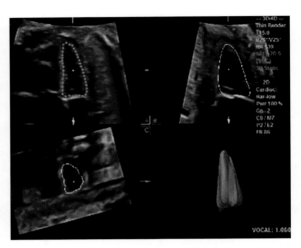

图7-0-23　STIC Vocal技术定量胎儿收缩期左心室容积及功能

STIC技术获得胎儿心脏全容积数据后通过虚拟器官计算机辅助分析（VOCAL）技术获得收缩期左心室容积模型，分别显示A平面（左上），B平面（右上）及C平面（左下，房室瓣冠状观），右下图为左心室容量模型

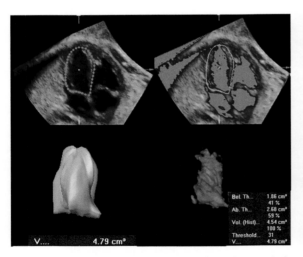

图7-0-24　STIC反转模式定量胎儿舒张期左心室容积及功能

STIC技术结合反转模式获得胎儿心脏全容积数据后通过虚拟器官计算机辅助分析（VOCAL）技术获得舒张期左心室容积模型，左上图：常规显示模式；右上图：反转模式；左下图常规左心室舒张期容积模型，右下图为反转模式舒张期左心室容量模型

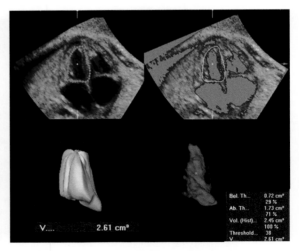

图7-0-25　STIC反转模式定量胎儿收缩期左心室容积及功能

STIC技术结合反转模式获得胎儿心脏全容积数据后通过虚拟器官计算机辅助分析（VOCAL）技术获得收缩期左心室容积模型，左上图：常规显示模式；右上图：反转模式；左下图常规左心室收缩期容积模型，右下图为反转模式收缩期左心室容量模型

注引自参考文献28

完容积后分析时间约6s。可以快速获取卵泡的最大径线、体积、个数，同时降低不同观察者之间及不同测量间的差异。对于胎儿心脏容积分析的研究显示，其与STIC-VOCAL、STIC-反转模式等对照显示具有良好的重复性（图7-0-26、图7-0-27）。最近Paladini等对心房异构胎儿的初步研究显示，STIC-SonoAVC能够敏感地显示正常胎儿左右心房心耳、左心房异构及右心房异构胎儿的形态差异。

9.单心动周期实时四维超声心动图（One-beat RT-4DE） 单心动周期实时四维超声心动图（one-beat real-time 4-dimensional echocardiography，One-beat RT-4DE），是最近发展的新的超声心动图显像技术。可以实时四维全容积（90×90）显示高度，宽度及深度的立体成像结构，显示单位是体素，容积帧频较高，接近40VFR/S，图像为实时成像，因此，无须重建。在一定程度上弥补或克服了RT-3DE及STIC技术在临床应用时均存在的一些局限性。前者图像的分辨率和容积帧频太低；后者本身为后处理三维重建成像技术，应用明显受制约于孕周。One-beat RT-4DE能够通过自动分析软件获得胎儿心室容积及EF等诸多心功能定量参数（图7-0-28）。

10.斑点追踪成像技术（STI），速度向量成像技术（VVI），应变（S）及应变率（SR） 斑点追踪成像技术（speckle tracking imaging，STI）是一项新的超声成像技术，采用计算机斑点追踪程序（speckle tracking algorithm），在二维超声图像基础上，选定心室壁中一定范围的感兴趣区，根据感兴趣区内心肌组织灰阶差异，自动追踪和计算心动周期中各节段不同像素的心肌组织的实时运动和变形，获得心肌运动速度、应变、应变率及心脏整体的旋转角度和旋转速度等定量分析参数。STI能够定性及定量地显示心脏整体和局部收缩和舒张功能，理论而言克服了既往采取TDI技术的不足，无角度依赖性，能够对整体和局部心脏功能进行定量分析等。

（1）速度向量成像技术（velocity vector imaging，VVI）：VVI技术是STI技术对心肌运动速度的显示方式。速度以向量图的方式同步叠加（覆盖）在二维超声图上：向量的长度代表组织速度的变化幅度，向量的方向（箭头所指的方向）代表组织运动的方向（图7-0-29）。速度向量由两个成分组成，节段心肌上的各个点（Lagrarian component，拉格朗日向量）及与这些点正交的点的速度（Eularian component，欧拉向量）。速度向量的获得不是通过边缘（或内膜）检测，而是通过操作者对单幅二维图像运用追踪描记内膜的方法获得，通过计算机自动分析两个连续帧幅中某点的位移即可计算其运动速度（速度=位移/时间间歇）。VVI需要借助一些特殊的参考点作为分析的基础，二尖瓣环、组织/心腔的运动等以R-R间歇作为参照显示心脏的周期性运动。研究显示VVI能够提供胎儿局部与整体的心肌动力学参数，包括速度、位

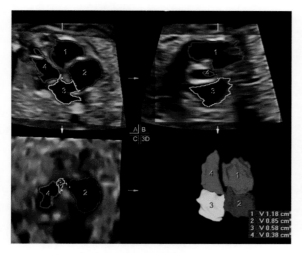

图7-0-26 超声自动体积测量定量心室容积及功能
STIC技术结合超声自动体积测量（SonoAVC）获得4个心腔的容量模型

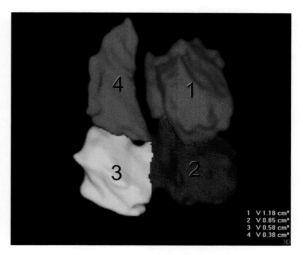

图7-0-27 超声自动体积测量定量心室容积及功能
SonoAVC测量右心室（1）、右心房（2）、左心房（3）及左心室（4）的容量

移、应变及应变率等（图7-0-30），显示心脏收缩与扭转运动及心肌运动三维定量等重要信息。

（2）应变（strain，S）：又称"相对变形"。物体由于外因（载荷、温度变化等）使它的几何形状和尺寸发生相对改变的物理量。物体某线段单位长度内的形变（伸长或缩短），即线段长度的改变与线段原长之比，称为"应变"。用符号 ε 表示。正值表示伸长，负值表示缩短（图7-0-31）。

计算公式：$\varepsilon = \Delta L/L_0 = (L-L_0)/L_0$（单位是%）。

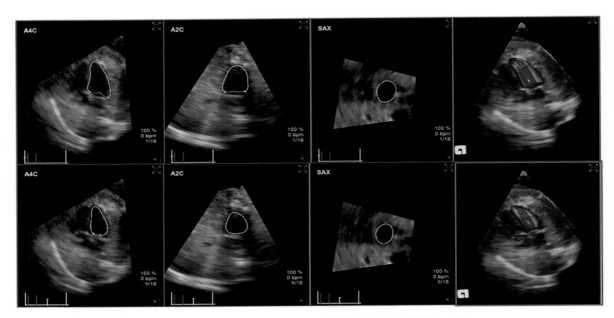

图7-0-28　One-beat RT-4DE 定量胎儿左心室容积与功能

One-beat RT-4DE获得胎儿心脏容积数据后，通过多平面显示，获得左心四腔心切面（A4C）、左心二腔心切面（A2C）及短轴切面（SAX），分别在此3个切面自动识别心内膜建立舒张期（右上）左心室容积模型和收缩期左心室容积模型（右下）

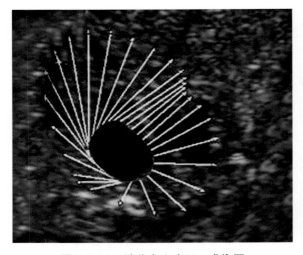

图7-0-29　胎儿左心室VVI成像图

胎儿左心室VVI成像图显示左心室短轴方向运动，黄色箭头的方向代表心肌运动方向，箭头长度代表运动速度

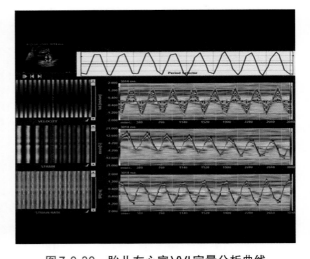

图7-0-30　胎儿左心室VVI定量分析曲线

胎儿左心室VVI曲线定量分析心肌运动速度、应变及应变率

ε：代表应变；L：指长度的改变量；L_0：指初始长度值。

（3）应变率（strain rate，SR）：是指单位时间的应变，是指形变的速率，是沿声束扫描线两点距离值之间的组织速度差（图7-0-32）。

计算公式：SR=（V1–V2）/L　（单位是 1/s）。

研究显示，正常胎儿收缩期右心室纵向应变和应变率随孕周增加下降。最近对56例正常胎儿的研究显示，TDI和二维斑点追踪技术均在约95%的胎儿成功获得胎儿心脏应变和应变率测量，分析时间 15～18min，在一致性方面两种方法相似。

由于二维斑点追踪技术对仪器的要求较高，特别是成像帧频对分析结果的影响，无法获得胎儿ECG信号作为心动周期时相准确分析的参考在一定程度会影响通过此技术定量心肌运动速度，舒张期充盈模式及应变率的准确性。与通过M型超声心动图技术获得的二尖瓣环和三尖瓣环位移比较，二维斑点追踪技术获得相关定量数据需要较为专业和复杂的分析软件和技巧，且对设备要求也较高。

目前应用在临床中的超声仪器在进行二维斑点追踪分析时其成像和分析帧频均低于TDI，且仅能追踪成像平面内的斑点信号，而不能对心动周期内全部声束（声场）范围内斑点信号进行追踪。三维斑点追踪成像技术在基础试验和成年人的临床研究已经显示，可以提供三维立体信息，有望在胎儿心脏功能研究中发挥重要作用。

（二）胎儿静脉血流频谱分析

通过频谱多普勒技术对胎儿静脉导管（ductus venosus，DV）、下腔静脉（inferior vena cava，IVC）、肝静脉（hepatic vein，HV）及肺静脉（pulmonary vein，PV）等主要静脉的频谱的波动性进行定量分析，可以提供胎儿心动周期内不同时相心房压力变化的信息。脐静脉（umbilical vein，UV）由于在中孕期开始就不存在频谱波动性，因此，不能用来分析。上述主要静脉在心动周期频谱的波动性，反映心房内压力的变化规律，静脉血流速度高时，提示心房压力较低，促使静脉血流回流进入心房，相反，静脉血流速度低时，提示心房压力较高，此时静脉回流心房血流减少，甚至出现逆流。主要静脉血流的典型多普勒频谱包括3个波峰。S峰：收缩期最大速度波形，出现在心室收缩期，提示房室瓣快速关闭后，心房压力低，大量静脉血流回流进入心房；D峰：出现在心室舒张早期，心室主动舒张，房室瓣开放，心房内血流快速经入心室，心房压力下降，静脉回流心房血流量增加；A峰：出现在心房收缩期，反映心房主动收缩引起心房内压力突然升高，导致心房内血液逆流进入静脉内，形成反向A峰，DV与IVC和HV不同，A峰为正向，提示DV内持续的向心性血流。

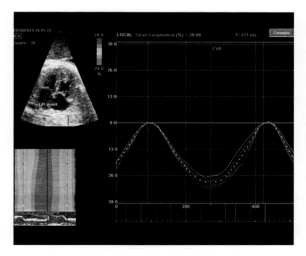

图 7-0-31　正常胎儿STI获得应变曲线

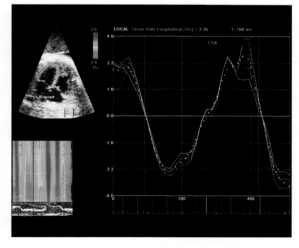

图 7-0-32　正常胎儿STI获得应变率曲线

　　研究显示，心脏功能异常胎儿其静脉系统频谱主要的异常改变是出现反向的A峰或A峰消失，提示胎儿心脏泵血功能明显异常，胎儿预后不良甚至出现宫内死亡等。对11～14孕周胎儿DV的多普勒频谱研究显示，出现反向A峰的胎儿中25%存在先天性心脏病。而对26～34孕周的高危胎儿的研究证实，DV频谱A峰消失或出现反向A峰的胎儿，新生儿期死亡率高达63%。对双胎输血综合征胎儿的研究显示，Quintero诊断分级标准Ⅲ的受血胎儿DV频谱出现反向A峰，UV频谱出现波动性。中晚孕期UV频谱出现波动性提示胎儿心功能异常，也是进行性胎盘功能异常的标志，研究显示胎儿期DV出现波动性的新生儿其肌钙蛋白T水平升高。

　　目前研究静脉波动性的常用参数包括脉动指数（pulsatility index，PI），对IUGR胎儿的研究显示，DV多普勒PI增加，胎儿的预后明显不良。

　　另外，可以通过分析静脉多普勒频谱及静脉血管内径的变化间接定量静脉压曲线评估胎儿心脏功能。

　　IURG胎儿静脉多普勒的异常改变往往早于胎儿监护图及临床生物物理学评估指征的变化，因此，静脉血流频谱是目前最为准确和无创评估胎盘功能的影像学手段，在此类胎儿的治疗决策及预后评估方面具有重要的价值。

（三）胎儿心脏磁共振成像技术（MRI）

　　心脏MRI技术发展迅速，在成年人及儿童的研究显示，能够用于正常人和心脏病患者的结构与功能显示。在心脏功能方面，特别是右心室容积、EF、CO等定量分析方面具有非常重要的临床应用价值。与超声技术相比，产前MRI不受母亲肥胖、羊水过多及孕周对成像质量的影响，由于不需要任何几何假设，因此，能够实时准确地定量胎儿心脏容积，特别适合先天性心脏病已经导致心脏几何形态明显改变的胎儿；另外，在成像质量和心血管结构细微显示方面可能存在一定的优势。但目前心脏MRI检查设备要求高、费用昂贵，检查时间长，成像和分析均需要较为专业的人员和软件，目前临床应用不多，因此，限制了这一具有临床应用潜力的技术的广泛应用。

（赵博文）

主要参考文献

[1] Sadler T. Langman's Medical Embryology. Williams & Wilkins：Baltimore, USa, 1985.

[2] Kiserud T, Rasmussen S, Skulstad S. Blood flow and the degree of shunting through the ductus venosus in the human fetus. Am J Obstet Gynecol, 2000, 182：147-153.

[3] Uemura H, Ho SY, DevineWa, et al. Atrial appendages and venoatrial connections in hearts from patients with visceral heterotaxy. Ann Thorac Surg, 1995, 60：561-569.

[4] Cook AC, Yates RW, Anderson RH. Normal and abnormal fetal cardiac anatomy. Prenat Diagn, 2004, 24：1032-1048.

[5] Jouk PS, Usson Y, Michalowicz G, et al. Three-dimensional cartography of the pattern of themyofibres in the second trimester fetal human heart. Anat Embryol (Berl), 2000, 202：103-118.

[6] Kiserud T, Rasmussen S, Skulstad S. Blood flow and the degree of shunting through the ductus venosus in the human fetus. Am J Obstet Gynecol, 2000, 182：147-153.

[7] Sutton MS, Groves A, MacNeill A, et al. Assessment of changes in blood flow through the lungs and foramen ovale in the normal human fetus with gestational age：a prospective Doppler echocardiographic study. Br Heart J, 1994, 71：232-237.

[8] Allan LD, Joseph MC, Boyd EG, et al. Mmode echocardiography in the developing human fetus. Br Heart J, 1982, 47：573-583.

[9] Gardiner HM, Pasquini L, Wolfenden J, et al. Myocardial tissue Doppler and long axis function in the fetal heart. Int J Cardiol, 2006, 113: 39-47.

[10] Sharland GK, Allan LD. Normal fetal cardiac measurements derived by cross-sectional echocardiography. Ultrasound Obstet Gynecol, 1992, 2: 175-181.

[11] Schneider. Development of Z-scores for fetal cardiac dimensions from echocardiography. Ultrasound Obstet Gynecol, 2005, 26: 599-605.

[12] Lee W. Fetal echocardiography: z-score reference ranges for a large patient population. Ultrasound Obstet Gynecol, 2010, 35: 28-34.

[13] Stirnemann JJ, Mougeot M, Proulx F, et al. Profiling fetal cardiac function in twintwin transfusion syndrome. Ultrasound Obstet Gynecol, 2010, 35: 19-27.

[14] Baschat AA, Muench MV, Gembruch U. Coronary artery blood flow velocities in various fetal conditions. Ultrasound Obstet Gynecol, 2003, 21: 426-429.

[15] Mahle WT, RychikMahle WT, Rychik J, et al. Echocardiographic evaluation of the fetus with congenital cystic adenomatoidmalformation. Ultrasound Obstet Gynecol, 2000, 16: 620-624.

[16] Crispi F, Hernandez-andrade E, Pelsers MM, et al. Cardiac dysfunction and cell damage across clinical stages of severity in growth-restricted fetuses. Am J Obstet Gynecol, 2008, 199: 254 e251-258.

[17] Makikallio K, McElhinney DB, Levine JC, et al. Fetal aortic valve stenosis and the evolution of hypoplastic left heart syndrome: patient selection for fetal intervention. Circulation, 2006, 113: 1401-1405.

[18] Rychik J, Tian Z, Bebbington M, et al. The twin-twin transfusion syndrome: spectrum of cardiovascular abnormality and development of a cardiovascular score to assess severity of disease. Am J Obstet Gynecol, 2007, 197: 392 e391-398.

[19] Makikallio K, Rasanen J, Makikallio T, et al. Human fetal cardiovascular profile score and neonatal outcome in intrauterine growth restriction. Ultrasound Obstet Gynecol, 2008, 31: 48-54.

[20] Watanabe S, Hashimoto I, Saito K, et al. Characterization of ventricular myocardial performance in the fetus by tissue Doppler imaging. Circ J, 2009, 73: 943-947.

[21] Comas M, Crispi F, Cruz-Martinez R, et al. Usefulness of myocardial tissue Doppler vs conventional echocardiography in the evaluation of cardiac dysfunction in early-onset intrauterine growth restriction. Am J Obstet Gynecol, 2010, 203: 45 e41-47.

[22] Tei C, Ling LH, Hodge DO, et al. New index of combined systolic and diastolic myocardial performance: a simple and reproducible measure of cardiac function–a study in normals and dilated cardiomyopathy. J Cardiol, 1995, 26: 357-366.

[23] Ichizuka K, Matsuoka R, Hasegawa J, et al. The Tei index for evaluation of fetal myocardial performance in sick fetuses. Early Hum Dev, 2005, 81: 273-279.

[24] Raboisson MJ, Fouron JC, Lamoureux J, et al. Early intertwin differences in myocardial performance during the twin-to-twin transfusion syndrome. Circulation, 2004, 110: 3043-3048.

[25] Letti Muller AL, Barrios Pde M, Kliemann LM, et al. Tei index to assess fetal cardiac performance in fetuses at risk for fetal inflammatory response syndrome. Ultrasound Obstet Gynecol, 2010, 36: 26-31.

[26] Duan Y, Harada K, Wu W, et al. Correlation between right ventricular Tei index by tissue Doppler imaging and pulsed Doppler imaging in fetuses. Pediatr Cardiol, 2008, 29: 739-743.

[27] Cruz-Martinez R, Figueras F, Jaramillo JJ, et al. Learning curve forDoppler measurement of fetal modified myocardial performance index. Ultrasound Obstet Gynecol, 2011, 37: 158-162.

[28] Chao R, Hoffman J, HelingKS. Three-dimensional (3D) and (4D) color Doppler fetal echocardiography using

spatio-temporal image correlation（STIC）. Ultrasound Obstet Gynecol, 2004, 23: 535-545.

[29] Yagel S, Cohen SM, Shapiro I, et al. 3D and 4D ultrasound in fetal cardiac scanning: a new look at the fetal heart. Ultrasound Obstet Gynecol, 2007, 29: 81-95.

[30] Paladini D, Sglavo G, Masucci A, et al.Role of four-dimensional ultrasound（spatiotemporal image correlation and sonography-based automated volume count）in prenatal assessment of atrial morphology in cardiosplenic syndromes.Ultrasound Obstet Gynecol, 2011, 38（3）: 337-343.

[31] Rizzo G, arduini D, Romanini C. Umbilical vein pulsations: a physiologic finding in early gestation. am J Obstet Gynecol, 1992, 167: 675-677.

[32] Baschat AA, Harman CR. Venous Doppler in the assessment of fetal cardiovascular status. Curr Opin Obstet Gynecol, 2006, 18: 156-163.

[33] Maiz N, Valencia C, Emmanuel EE, et al. Screening for adverse pregnancy outcome by ductus venosus Doppler at 11–13+6 weeks of gestation. Obstet Gynecol, 2008, 112: 598-605.

[34] Hecher K, Campbell S, Doyle P, et al. Assessment of fetal compromise by Doppler ultrasound investigation of the fetal circulation. arterial, intracardiac, and venous blood flow velocity studies. Circulation, 1995, 91: 129-138.

[35] Quintero RA, Morales WJ, Allen MH, et al. Staging of twin-twin transfusion syndrome. J Perinatol, 1999, 19: 550-555.

[36] Nakai Y, Miyazaki Y, Matsuoka Y, et al. Pulsatile umbilical venous flow and its clinical significance. Br J Obstet Gynaecol, 1992, 99: 977-980.

[37] Turan OM, Turan S, Gungor S, et al. Progression of Doppler abnormalities in intrauterine growth restriction. Ultrasound Obstet Gynecol, 2008, 32: 160-167.

[38] Makikallio K, Vuolteenaho O, Jouppila P, et al. Association of severe placental insufficiency and systemic venous pressure rise in the fetus with increased neonatal cardiac troponin T levels. Am J Obstet Gynecol, 2000, 183: 726-731.

[39] Mori A, Uchida N, Ishiguro Y, et al. Evaluation of cardiac function of the fetus by inferior vena cava diameter pulse waveform. Am Heart J, 2007, 154: 789-794.

[40] Baschat AA, Gembruch U, Harman CR. The sequence of changes in Doppler and biophysical parameters as severe fetal growth restriction worsens. Ultrasound Obstet Gynecol, 2001, 18: 571-577.

[41] Mohrman DE, Heller LJ. The heart pump. In Cardiovascular Physiology. USA: McGraw-Hill, 2010.

[42] Saleem SN. Feasibility of MRI of the fetal heart with balanced steady-state free precession sequence along fetal body and cardiac planes. AJR Am J Roentgenol, 2008, 191: 1208-1215.

[43] Fogel MA, Wilson RD, Flake A, et al. Preliminary investigations into a new method of functional assessment of the fetal heart using a novel application of 'real-time' cardiac magnetic resonance imaging. Fetal Diagn Ther, 2005, 20: 475-480.

[44] Meyer-Wittkopf M, Cook A, McLennan A, et al. Evaluation of three-dimensional ultrasonography and magnetic resonance imaging in assessment of congenital heart anomalies in fetal cardiac specimens. Ultrasound Obstet Gynecol, 1996, 8: 303-308.

第 8 章

超声新技术在胎儿心脏超声检查中的应用

胎儿超声心动图技术始于20世纪70年代末，最初为应用A型超声观察胎儿心脏。自20世纪80年代中期开始应用二维（B型）超声结合M型超声，通过固定探头位置准确地调整M型扫描声束的方向和取样位置，获得胎儿心脏各层结构与探头间距离的节律性改变曲线，观察胎儿心脏的解剖结构、收缩功能、心率等。20世纪80年代中后期开始，采用实时二维超声心动图，结合彩色多普勒血流显像技术（CDFI）和频谱多普勒超声，在妊娠中期及晚期对胎儿心脏结构、血流动力学等情况进行监测和综合评价。20世纪90年代至今，随着计算机技术的迅猛发展，三维超声（three dimensional ultrasound）、组织多普勒超声等新技术不断改进，在胎儿心脏超声检查中的应用日渐广泛。

第一节　胎儿三维超声心动图

一、实时三维超声（real time three dimensional ultrasound，RT-3D US）技术

实时三维超声可动态、立体地显示心脏的形态结构、房室与大血管的连接及心脏搏动，并通过计算机后处理进行三维重建，旋转重建的三维图像可对心脏及大血管进行任何方位、角度的观察，能更加直观地反映心脏结构和大血管连接异常的细节及其与邻近结构的空间位置关系。

然而，目前临床应用的实时三维成像系统均是针对成年人和小儿心脏，由于探头频率较低、图像分辨力较差，不利于胎儿心脏细微结构的显示，故并不适用于胎儿心脏；且由于计算机运行速度尚未达到一定程度，显示的图像与探头移动之间仍然存在滞后现象，即无法达到真正的"实时"三维显示。另外，因精确的胎儿心电图无法获取，故时间维度的控制是胎儿心脏实时三维成像中的一个难点。研究者大多以脐动脉或流出道的血流多普勒信号来确定胎儿心脏的运动时相，亦有部分学者应用胎儿心脏M型超声或组织多普勒获取门控信号。

二、时间-空间相关成像技术（spatio-temporal image correlation，STIC）

（一）技术原理

STIC技术是近年来研发的一项专门针对跳动的心脏的实时动态三维成像技术，它将心脏三维数据的采集与心动周期时相信息的获取结合起来。所采集的立体图像包含了一个完整心动周期的信息，这种类似电影的文件处理后可显示心动周期中任一时期的任何切面，并可以跳动的模式直观地显示心脏结构的空间形态、方位、相互关系，同时还可结合多切面模式显示心脏多个重要切面。其原理为探头连续扫描胎儿心脏，获得一个由大量连续二维切面组成的三维数据库，然后分析指定区域内任何运动所引起的灰阶信息变化，根据房室壁收缩峰出现的时间点及各点之间的时间间隔，自动分析出每个二维切面所处的时相信息。处于同一时间点的所有二维切面列为一组，按扫描顺序排列，形成该时间点的三维图像。40组连续的三维容积依次重组成完整的可循环播放的心动周期，这种类似电影的三维心脏影像可显示心动周期中的任一时期的任何切面，除可显示心脏的一些常规标准切面外，还可显示一些其他重要切面（如室间隔切面、房室瓣环切面），而这些是常规二维超声难以直接获得的切面。STIC技术可完整保留心脏运动信息及软组织的结构信息，可进行离线分析，从而减低了操作者依赖性，并有助于离线会诊，提高疑难病例的正确诊断率。STIC技术对胎儿先天性心脏病的诊断提供新的辅助手段，也是目前胎儿先天性心脏病产前诊断应用研究的热点新技术。

（二）STIC 容积数据采集

STIC 容积数据的采集至关重要，容积的质量影响后期的分析与处理。STIC 容积的采集基本步骤如下。

1. 调整经腹三维超声探头入射角的方向，显示胎儿心脏的胸骨旁四腔心切面（脊柱位于切面的 3 ～ 6 点，超声束与室间隔夹角为 45°～ 90°）或心尖四腔心切面（脊柱位于切面的 6 点左右，超声束与室间隔夹角为 0°～ 45°）。

2. 确定初始切面后，上下偏斜探头做扇形扫查，避免扫描范围内出现明显的骨骼声影或胎儿肢体遮挡。

3. 调整取样框，应尽量缩小，但须包括胎儿胸腔皮肤。

4. 容积扫描角度及时间设置，角度 20°～ 45°，时间 7.5 ～ 10 秒，扫描范围尽量包括胎儿上纵隔至腹部胃泡切面。扫描角度需根据胎体大小、探头距胎体的距离调整，而扫描时间则根据扫描角度的改变而调整，角度越大扫描时间越长。

5. 采集容积数据时尽量避免胎动及孕妇呼吸的干扰。

6. 若条件允许从多个角度获取不同初始切面的 STIC 容积数据以互补。

7. 采集后在储存于仪器硬盘之前应先检查 B 平面图像显示的质量，见图 8-1-1，可重复采集或更换初始切面采集多组容积。

8. 将获得的容积数据库编码后储存于超声仪的硬盘中，定期备份至移动硬盘。

9. STIC 采集可以联合其他超声技术，在采集前根据具体情况启动其他功能，例如 B-flow、彩色多普勒、能量多普勒、组织多普勒及高分辨血流多普勒（HD-flow）等。

（三）STIC 容积数据显示模式

STIC 容积后处理有多种显示模式，包括多平面重建及三维立体成像，反转模式及超声断层成像等。

1. 多平面重建（multiplanar reconstruction，MPR）　MPR 模式是三维容积分析的一种基本成像模式，是以相互垂直的 X、Y、Z 空间轴代表的 A（左上）、B（右上）、C（左下）3 个二维平面分别显示所观察部位的立体结构，移动参考点和调节 X、Y、Z 轴可以调节出心动周期任一时间点的任意平面，见图 8-1-2。DeVore 等利用 STIC-MPR 模式详细研究了由三维容积数据获得多个重要二维切面的"旋转"功能，通过改变参照点的位置和旋转 3 个空间轴（X、Y、Z 轴）可获得胎儿常规二维超声心动图所需的各个标准切面，如四腔心切面和左、右心室流出道切面。整个心动周期可通过播放与暂停逐帧观察，例如观察房室瓣的启闭运动。复杂的心血管解剖结构可以通过 A、B 平面同时显示横切面与长轴切面，例如一条在横切面极易

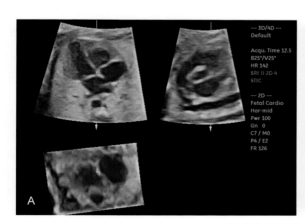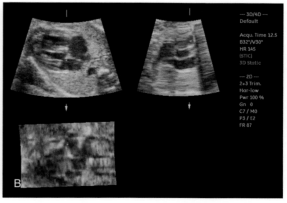

图 8-1-1　STIC 容积数据采集图

A. B 平面（右上）的图像质量好，表示所采集的 STIC 容积质量良好；B. B 平面（右上）的图像模糊、有伪像，表示所采集的 STIC 容积质量欠佳

被忽视的血管却在纵切面被明确显示。

2.三维成像（3D rendering）　是另一种容积分析功能，已常用于静态三维，例如胎儿面部的表面成像（surface imaging，SI）模式，也可以用于分析胎儿心脏STIC数据。将取样框置于容积的感兴趣区，在屏幕右下部分显示出一层立体结构，其厚度就是取样框的厚度。例如，在A平面显示清晰的四腔心切面，将取样框紧贴室间隔，在右下区即显示室间隔的"正面"，还可以通过选择观察方向的"左"或"右"来决定观察间隔的左心室面或右心室面。应用表面成像模式可以观察胎儿心脏瓣膜、房室间隔和卵圆孔瓣等精细结构的心腔面观，所呈现的图像被称为"外科视角"（suigical view）。胎儿心外膜与周围结构回声相似，而心内膜和心腔内血池之间的对比清晰，因此，表面成像还可显示心腔内膜面的形态和调节束结构的空间关系与动态变化，见图8-1-3。

3.超声断层显像（tomographic ultrasound imaging，TUI）　TUI模式是一种模仿磁共振（MRI）或计算机断层成像技术（CT）的多切面显像模式，以感兴趣切面（0切面）为中心，同时显示-4至+4连续9个切面，上下两个切面之间的距离可调节，左上角显示各切面在感兴趣区内的位置（定位图）。此功能同时显示连续、平行的切面，提供更加全面的胎儿心脏切面，例如显示胎儿心脏从四腔心切面至三血管切面的连续变化，见图8-1-4。

4.玻璃体成像（glass body imaging）　玻璃体成像模式可以同时包含灰阶超声、彩色多普勒血流及B-flow（灰阶血流显像）等多类信息，其成像系统通过调节图像灰阶、彩阶的阈值和透明度设置，使血管壁及周围组织的灰阶半透明化，从而显示其内部的血流情况，亦可单独显示灰阶信息或多普勒血流信息，

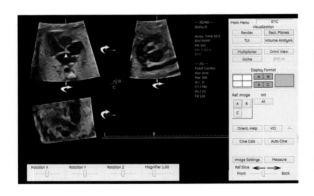

图8-1-2　多平面重建模式（MPR）
移动参考点（白色小箭头）、参考平面（黑色箭头）和调节X、Y、Z轴（弧形箭头）可以调节出任意平面

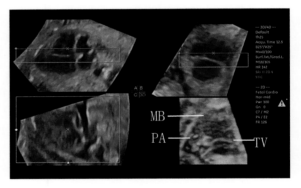

图8-1-3　表面成像模式（SI），显示右心室心腔内膜面的形态和调节束结构的空间关系与动态变化
MB.调节束；PA.肺动脉；TV.三尖瓣

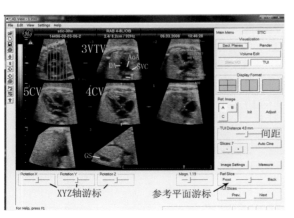

图8-1-4　超声断层显像模式（TUI），显示胎儿心脏从四腔心切面至三血管切面的连续变化
3VTV.三血管气管切面；AoA.升主动脉；DA.动脉导管；SVC.上腔静脉；T.气管；5CV.五腔心；4CV.四腔心；GS.胃泡

这种"玻璃体"成像模式能立体地显示心脏内部血流、房室与大血管连接情况、大血管走行、卵圆孔瓣血流及室间隔缺损的过隔血流等普通二维超声心动图难以显示的内容，见图 8-1-5。

5.反转成像（inversion mode，IM）　IM 主要用于含液体脏器结构的三维成像，将信息灰阶反转，使无回声区域显示为高回声，而高回声和等回声区域显示为无回声，所得图像与心血管腔内灌注硅胶所得铸型标本极为相似，因此，又称为"心腔铸型"或"数字铸型"，与能量多普勒的三维成像效果类似，见图 8-1-6。Goncalves 等利用反转成像模式观察常见的胎儿心脏畸形，认为 IM 不仅可以方便、直观地评估左、右心室流出道和大血管的形态、位置，形象地显示先天性心脏病大血管的相对空间关系，同时也可为胎儿父母提供易于理解的心脏畸形图像，尤其是复杂型先天性心脏病。

STIC 容积数据的成像模式多样，可直观地显示胎儿心脏结构、大血管连接及相互毗邻关系。二维超声检查需变换声束方向以寻找诊断所需的特征性图像，而 STIC 技术可以一次完成对整个心脏的数据采集，比单个切面逐一扫查获得更多量图像信息，可在孕妇离开后进行离线分析，因此，不仅可缩短疑难病例的检查时间，减少胎儿心脏的超声照射时间，同时三维容积数据可以完整地保留胎儿心脏及周围软组织的结构、运动信息，便于进行回顾性分析、集体会诊和教学管理。借助计算机和通信技术，存储并传输三维容积数据还可开展远程医疗培训和会诊。2004 年 Vinals 等在智利进行相距数百公里的远程培训和会诊试验，证实应用 STIC 技术进行远程培训和会诊具有一定的可行性。我国人口众多，地域辽阔，应用 STIC 技术进行远程培训与会诊不失为一种可以学习和借鉴的宝贵经验。

另外，胎儿心功能参数的评估一直是胎儿超声心动图的难点，三维超声通过测量心室容积，开辟了一

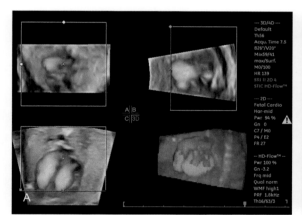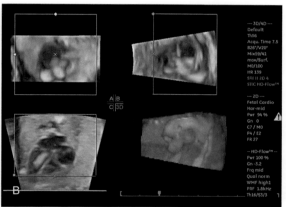

图 8-1-5　玻璃体成像，立体地显示胎儿心脏内部血流、房室与大血管连接情况、大血管走行

A.为舒张期；B.为收缩期

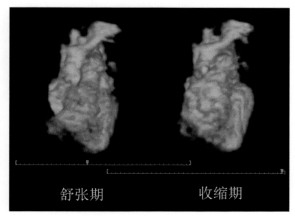

图 8-1-6　反转成像（IM）直观、动态地呈现左、右心室流出道和大血管的形态、位置

条新的心功能评估途径。STIC技术采集的容积联合翻转成像模式，应用VOCAL软件测量收缩末期和舒张末期的心室容积，从而计算出每搏输出量与射血分数，直接地评价心脏收缩功能。然而，由于运动着的器官的图像边界判定分析尚存在一定的主观性，应用STIC进行心功能参数测定的结果的实用性尚有待研究。

（四）STIC容积数据分析

显示胎儿心脏超声标准切面。

1. 使用4D View软件打开容积数据。

2. 在正交平面（sectional planes）模式下调节X、Y、Z轴，显示标准四腔心切面，见图8-1-2。心尖位于10点钟处、降主动脉位于6点钟处、室间隔与X轴成45°，同时将参考点置于"十"字交叉处。

3. 启动自动电影回放功能（AUTO CINE），使心脏搏动，选择TUI显示模式，调节切面间距，显示四腔心切面、五腔心切面、三血管-气管切面等，见图8-1-4。

4. 将Y轴向右旋转20°～25°即可在-1、-2平面显示左心室流出道切面，移动参考平面并微调X轴即可在-3平面可显示右心室流出道切面，见图8-1-7。

5. 将Y轴向左旋转50°～60°，微调X轴即可显示大动脉短轴切面。继而调节参考平面将大动脉短轴切面移至中心平面，然后将切面间距调为0.5～1.0mm，可观察肺动脉分叉的细节，见图8-1-8。

6. 调节切面间距显示三血管气管切面（3VTV），移动参考平面将3VTV移至中心平面，将参考点移至上腔静脉横切面内，调节Y轴向右旋转90°显示上腔静脉长轴及右心房，再略调节X轴即可显示上下腔静脉纵切面，见图8-1-9。

7. 移动参考平面将与上下腔静脉纵切面同时显示的动脉导管弓长轴切面移至中心平面，将参考点置于降主动脉上段内，微调X、Y轴，显示完整动脉导管弓，再微调X、Y轴显示主完整动脉弓及其分支，见图8-1-10。

（五）STIC技术的临床应用

目前STIC技术已被尝试应用于诊断胎儿先天性心脏病，且已有了初步的经验。下面按照心脏的节段分析法举例阐述STIC技术在胎儿先天性心脏病诊断的中的应用与具体方法。

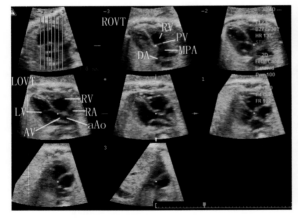

图8-1-7　TUI模式，在-1、-2平面显示左心室流出道切面，在-3平面可显示右心室流出道切面

ROVT.右心室流出道；RV.右心室；PV.肺动脉瓣；MPA.主肺动脉；DA.动脉导管；LOVT.左心室流出道；LV.左心室；AV.主动脉瓣；aAo.升主动脉；RA.右心房

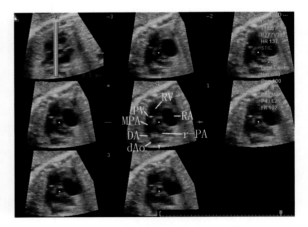

图8-1-8　TUI模式，显示大动脉短轴切面

RV.右心室；PV.肺动脉瓣；MPA.主肺动脉；RA.右心房；r-PA.有肺动脉；DA.动脉导管；dAo.降主动脉

1.静脉与心房连接 STIC技术对显示全肺静脉异位引流、持续性左上腔静脉、下腔静脉离断伴奇静脉引流上下腔静脉等血管异常具有其他超声技术无法比拟的优势。

图8-1-11所示为1例胎儿心下型全肺静脉异位引流，垂直静脉引流至肝内门静脉，应用MPR模式的参考点导航可直接地显示这一复杂结构。将参考点置于A平面中的可疑血管横切面中，在B平面即

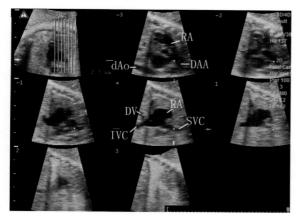

图 8-1-9　TUI 模式，显示上腔、下腔静脉长轴及右心房

dAo.降主动脉；DAA.动脉导管弓；RA.右心房；DV.静脉导管；SVC.上腔静脉；IVC.下腔静脉

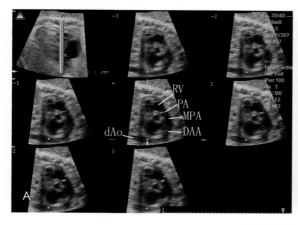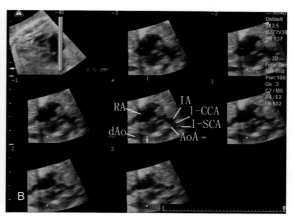

图 8-1-10　TUI 模式

A.显示动脉导管弓长轴切面。RV.右心室；PA.肺动脉；MPA.主肺动脉；DAA.动脉导管弓；dAo.降主动脉。B.显示主动脉弓长轴切面。RA.右心房；IA.无名动脉；l-CCA.左颈总动脉；l-SCA.左锁骨下动脉；AoA.主动脉弓；dAo.降主动脉

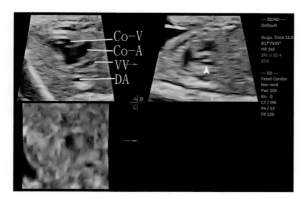

图 8-1-11　MPR 模式显示 1 例胎儿异构综合征合并心下型全肺静脉异位引流

将参考点置于A平面的异常暗区内，在B平面显示异常暗区为一异常血管（白色小箭头），即垂直静脉，引流至肝内门静脉。Co-V.共同心室；Co-A.共同心房；DA.降主动脉；VV.垂直静脉

显示其长轴切面，由此确认A平面显示的异常血管并非伪像，而是垂直静脉。联合HD-flow呈现由垂直静脉与肺静脉构成的异常"血管树"，且可以360°旋转观察。若在采集容积时联合B-flow，则既可显示扩张奇静脉与上腔静脉内的缓慢血流，也可显示降主动脉，三维立体成像呈现各血管的空间位置关系。

2.房室连接　STIC容积通过表面成像模式显示房室瓣的冠状切面（coronal atrioventricular view, CAV），将取样框置于四腔心切面（A平面）的房室瓣水平，略调整X、Y轴，即可显示异常的房室瓣，结合心脏瓣膜的开合运动，辅助诊断房室瓣疾病。这种"仿真切面"可立体地呈现类似外科视角下的房室瓣与半月瓣结构。对房室间隔缺损（AVSD）、二尖瓣或三尖瓣闭锁、发育不良及狭窄等形成的异常房室瓣采用上述成像方法，可获得运动着的异常瓣膜三维图像信息，得到二维扫查难以获得的视角。联合彩色多普勒的STIC容积三维成像还可实时呈现房-室异常血流情况。

3.心室间隔　室间隔缺损是最常见的先天性心脏病，也是产前超声检查最易漏诊的心脏异常。已有文献报道若采用适当的显示模式，STIC技术有助于室间隔的超声评估。例如，应用MPR模式，将参考点置于A平面中四腔心切面的室间隔，调整B平面，即可显示C平面中室间隔最大切面及缺损在室间隔上的具体部位。推荐联合彩超采集STIC容积，再将取样框置于室间隔进行三维成像，这样获得的影像可以从左心室面或右心室面观察室间隔，也可以提供缺损的大小、数目等更多细节，增加的彩超信息还可以显示心动周期内过隔血流的方向，见图8-1-12。

4.心室与大动脉连接（锥干畸形）　心脏大动脉、位置异常或连接异常是一组解剖结构和临床表现多样的心血管畸形。在节段分析法诊断先天心时，需要先确定左右心房与心室，再明确房室连接、心室与动脉连接是否一致。联合彩超的三维容积成像可显示房室瓣与半月瓣的冠状切面，有助于评估可疑的大动脉异常连接。Dai等利用STIC技术IM成像模式可清晰地显示两条大动脉均发自右心室，认为此方法对准确诊断右心室双出口具有重要参考价值。有学者联合B-flow扫查评估TGA，认为该方法在显示大血管结构与位置关系时比三维能量多普勒（3D-PD）和翻转模式效果更佳，见图8-1-13。

5.大动脉异常　无论是否联合彩色多普勒，所获得的STIC容积数据均可应用三维成像显示"仿真切面"呈现大动脉干畸形。动态的CAV有助于评估半月瓣的情况。Volpe等的研究显示，STIC联合彩超能够更加准确地评估合并VSD的肺动脉闭锁的解剖结构、分析两侧肺血管来源，有助于进行胎儿出生后的预后评估。联合B-flow，或使用反转模式，均可直观地显示大动脉干的大小、比例及走行等信息。例如主动脉

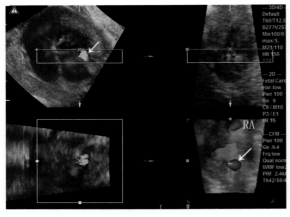

图8-1-12　玻璃体成像显示1例室间隔缺损病例的异常过隔血流信号

白色箭头所指为缺损处。RA.右心房

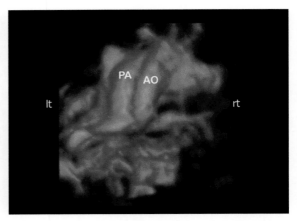

图8-1-13　B-flow模式显示1例大动脉转位病例，主动脉与肺动脉平行排列，主动脉发自右侧心室，肺动脉发自左侧心室

PA.肺动脉；AO.主动脉；rt.右侧；lt.左侧

弓缩窄时，三维成像显示主动脉弓的特殊形态，见图8-1-14。Chaoui等利用STIC容积数据的玻璃体成像模式显示大动脉转位中的两条平行的大血管、双主动脉弓畸形及右位主动脉弓合并左锁骨下动脉迷走的空间位置关系，产前能量多普勒三维成像与产后螺旋CT和血管造影所见完全一致。STIC技术联合HD-flow或B-flow可立体地显示主动脉弓的多条分支从而准确地诊断右锁骨下动脉迷走。

6.心功能评估：心室容积　近年来，有学者应用STIC技术采集心脏容积，再利用反转模式（IM）测量收缩末期和舒张末期的心室容积，且建立20～40孕周正常胎儿的数据表格，后者显示左、右心室的收缩末期和舒张末期容积测量值与孕周和胎儿估重呈正相关，最后计算心脏每搏输出量与射血分数等指数评估胎儿心功能。临床上一些心血管畸形或功能障碍病例，例如严重的肺动脉狭窄、主动脉瓣狭窄伴动脉弓发育不良、埃布斯坦综合征、室上性心动过速（SVT）及Ganlen静脉瘤等，也可应用STIC技术计算胎儿心功能指标，通过与正常胎儿指标比较来评估其心功能是否受损。

（六）三维超声/STIC技术的局限性

三维超声心动图及STIC技术除了具有二维超声的伪像问题外，还有容积数据采集和后处理过程带来的问题。

1.STIC容积数据采集质量　STIC采集的容积质量易受到胎儿体位或呼吸运动的影响，因此，需待胎儿安静时、并用尽可能短的时间扫查采集。采集完成后可观察B平面的图像有无运动伪像，如无运动伪像、图像质量好方可储存，以便进一步研究。需强调的是，STIC所采集的原始容积数据质量将影响以后所有的后处理和观察。

2.超声束角度　初始切面的超声束角度会影响所有切面的显示质量，因此，在开始采集容积数据前必须显示高质量的初始切面。

3.声影　声影造成的伪像是三维超声特有的问题。在初始切面上并不存在的声影，却有可能存在于采集的容积数据的其他切面中，因此，对于可疑病灶需要用二维扫查确认所感兴趣区域中没有声影伪像可能。

4.三维成像　三维成像创造出仿真影像，但是，在处理过程中，获取平滑图像时会丢失不少原始图像信息，所以，观察三维立体影像时须结合观察A平面的二维图像加以判断。

5.血流方向　虽然包含多普勒血流信息的容积数据可以显示多切面和旋转调节X、Y、Z轴进行分析，但是旋转后的多普勒信息会误导观察者。例如将容积的方向翻转，其血流信号就会被误读。所以，观察者必须确认病灶血流的原始方向，判断在初始采集切面上是面向还是背向探头方向。

目前三维超声和STIC技术的分辨率和局限性在一定程度上限制了其在临床上的应用。然而在某些熟练掌握三维超声和STIC技术的机构，此技术可提供重要的胎儿心脏结构和功能信息，补充及增强传统二

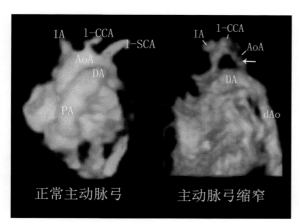

正常主动脉弓　　主动脉弓缩窄

图8-1-14　反转模式显示大动脉干的大小、比例及走行

右图显示缩窄主动脉弓的特殊形态。IA.无名动脉；l-CCA.左颈总动脉；l-SCA.左锁骨下动脉；AoA.主动脉弓；DA.动脉导管；PA.肺动脉；dAo.降主动脉

维超声扫查能力，所存储的容积数据可采用离线分析或通过电子传输进行远程会诊。但是，由于图像分辨率相对低，若对其技术局限性不甚了解，仍容易导致漏诊、误诊的可能。

总之，胎儿三维超声和STIC技术的临床应用目前尚处于研究阶段，尚不能取代传统胎儿心脏二维扫查。然而，此技术可能有助于胎儿心脏检查的初步筛查，可以为疑难先天性心脏病的诊断提供补充信息，能够提供大量直观、立体且动态的心血管结构影像用于多学科病例会诊讨论、超声医师的培训，以及改善与家属沟通的质量等，还可以通过互联网进行远程会诊，提高基层医院产前超声诊断先天性心脏病的基本水平。

第二节　组织多普勒超声

1992年，McDicken等率先提出了组织多普勒超声（tissue Doppler imaging，TDI）技术，在传统的彩色多普勒血流成像基础上，通过改变多普勒滤波系统，以速度模式、加速度模式和能量模式实时展现心肌运动，量化且无创地分析心肌运动。TDI技术包括心室壁运动分析、心肌的应变及应变率检测等，能够量化分析室壁及心肌随时间运动的速度变化，已证实可用来监测不协调的心脏收缩、舒张功能，因此，该技术在观察心肌激动顺序及异位起搏点方面有重要价值，可用于临床发现早期心功能不全。

一、心室壁运动分析

近年来，已有部分医疗机构将此技术应用于胎儿心肌运动及心动周期中的瓣膜启闭时相等运动监测，建立了TDI心动周期时相参考值，例如P-R间期的正常参考值，有助于评估有房室传导阻滞风险的胎儿。通过彩色TDI获取心肌TDI速度指标的方法已被报道，包括胎儿心肌运动速度、左右房室瓣环及室间隔、左右心室的心肌形变指数MPI（myocardial performance index），见图8-2-1。一项对25例生长受限胎儿心功能评估的前瞻性研究中提示，TDI检出生长受限胎儿的舒张期及收缩期时心脏功能较正常胎儿差，而脉冲多普勒检测到的左心室MPI与E/A，流出道速度，右心室MPI与对照组相似。TDI也被用于判断孕母糖尿病及其他、TTTS、先天性心脏病、胎儿心力衰竭、心律失常等胎儿心脏的舒张功能。

二、应变及应变率成像

应变即组织的变形。相对于组织的初始大小与形态，以比值形式表达组织变形，称为应变。应变率是发生形变的速率。人们曾用多普勒技术判断应变，后来使用二维斑点追踪成像（2D-STI），依赖分辨小区域内灰度模式的变化，直接计算相应区域内的应变。后者通过计算斑点追踪距离的变化而非基于速度测量

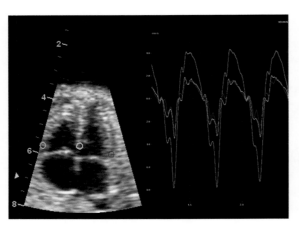

图8-2-1　组织多普勒速度成像，显示胎儿心脏室间隔膜部（黄色）、左心室壁（红色）及右心室壁（蓝绿色）在心动周期中的纵向速度变化

计算。

已有多个小样本研究采用彩色多普勒TDI或者2D-STI检测不同孕周的正常胎儿心脏应变及应变率，其中有研究采用2D-STI超声心动图测量中至晚孕胎儿心脏的纵向机械指数，另有一个研究还测量了胎儿心脏的环向应变。

彩色多普勒TDI与2D-STI的应变与应变率的绝对测量值是有差异的，两种测量手段是不可互换的，但是两种测量结果随孕周发展的趋势是一样的。目前一些对正常胎儿心脏的应变及应变率测量数据还存在矛盾，例如部分研究的结果显示胎儿右心室的纵向应变高于左心室，这与胎儿心脏随孕周发展的规律不符。这可能与各研究应用的技术不一及测量指标的不同（整体应变及局部应变）等因素有关。另外，在临床应用中尚存在因不同供应商的仪器获取和储存图像的差异导致的兼容性差异；测量标准及报告形式不统一；帧频设置不同导致时间相关信息的误差。上述众多问题阻碍着应变及应变率成像应用于临床胎儿心功能的测定，而其临床运用的有用性也有待明确。

总之，组织多普勒超声可用于评估胎儿心律及心肌形变。目前TDI评估胎儿心功能虽已应用于临床，与其他评估心肌应变及应变率成像技术一样，TDI技术的应用价值尚待更多的临床应用进行验证。

（谢红宁　朱云晓）

主要参考文献

[1] 赵双俏，孙志丹，李越. 胎儿超声心动图技术及临床应用进展. 世界急危重病医学杂志，2007，4（1）：1701-1704.

[2] Bega G, Kuhlman K, Lev-Toaff A, et al. Application of three-dimensional ultrasonography in the evaluation of the fetal heart. J Ultrasound Med，2001，20（4）：307-313.

[3] Meyer-Wittkopf M, Cooper S, Vaughan J, et al. Three-dimensional（3D）echocardiographic analysis of congenital heart disease in the fetus：comparison with cross-sectional（2D）fetal echocardiography. Ultrasound Obstet Gynecol，2001，17（6）：485-492.

[4] 谢明星，王新房，吕清，等. 实时三维超声心动图应用初步探讨. 中华超声影像杂志，2003，12（2）：80-85.

[5] 吴瑛，刘涛，熊奕，等. 时空关联成像技术在正常胎儿心脏超声检查中的应用. 中国医学科学院学报，2008，30（1）：75-79.

[6] DeVore GR, Falkensammer P, Sklansky MS, et al. Spatio-temporal image correlation（STIC）：new technology for evaluation of the fetal heart. Ultrasound Obstet Gynecol，2003，22（4）：380-387.

[7] Goncalves LF, Lee W, Chaiworapongsa T, et al. Four-dimensional ultrasonography of the fetal heart with spatiotemporal image correlation. Am J Obstet Gynecol，2003，189（6）：1792-1802.

[8] Yagel S, Cohen SM, Shapiro I, et al. 3D and 4D ultrasound in fetal cardiac scanning：a new look at the fetal heart. Ultrasound Obstet Gynecol，2007，29（1）：81-95.

[9] DeVore GR, Polanco B, Sklansky MS, et al. The 'spin' technique：a new method for examination of the fetal outflow tracts using three-dimensional ultrasound. Ultrasound Obstet Gynecol，2004，24（1）：72-82.

[10] Chaoui R, Hoffmann J, Heling KS. Three-dimensional（3D）and 4D color Doppler fetal echocardiography using spatio-temporal image correlation（STIC）. Ultrasound Obstet Gynecol，2004，23（6）：535-545.

[11] Goncalves LF, Espinoza J, Lee W, et al. A new approach to fetal echocardiography：digital casts of the fetal cardiac chambers and great vessels for detection of congenital heart disease. J Ultrasound Med，2005，24（4）：415-424.

[12] 刘涛，吴瑛. 实时三维超声：胎儿心脏成像的新视窗. 中国医学影像技术，2007，23（1）.

[13] Vinals F, Mandujano L, Vargas G, et al. Prenatal diagnosis of congenital heart disease using four-dimensional

spatio-temporal image correlation (STIC) telemedicine via an Internet link: a pilot study. Ultrasound Obstet Gynecol, 2005, 25 (1): 25-31.

[14] Espinoza J, Goncalves LF, Lee W, et al. A novel method to improve prenatal diagnosis of abnormal systemic venous connections using three- and four-dimensional ultrasonography and 'inversion mode'. Ultrasound Obstet Gynecol, 2005, 25 (5): 428-434.

[15] Yagel S, Valsky DV, Messing B. Detailed assessment of fetal ventricular septal defect with 4D color Doppler ultrasound using spatio-temporal image correlation technology. Ultrasound Obstet Gynecol, 2005, 25 (1): 97-98.

[16] Chaoui R, Rake A, Heling KS. Aortic arch with four vessels: aberrant right subclavian artery. Ultrasound Obstet Gynecol, 2008, 31 (1): 115-117.

[17] Paladini D, Volpe P, Sglavo G, et al. Transposition of the great arteries in the fetus: assessment of the spatial relationships of the arterial trunks by four-dimensional echocardiography. Ultrasound Obstet Gynecol, 2008, 31 (3): 271-276.

[18] Shih JC, Shyu MK, Su YN, et al. 'Big-eyed frog' sign on spatiotemporal image correlation (STIC) in the antenatal diagnosis of transposition of the great arteries. Ultrasound Obstet Gynecol, 2008, 32 (6): 762-768.

[19] Volpe P, Campobasso G, Stanziano A, et al. Novel application of 4D sonography with B-flow imaging and spatio-temporal image correlation (STIC) in the assessment of the anatomy of pulmonary arteries in fetuses with pulmonary atresia and ventricular septal defect. Ultrasound Obstet Gynecol, 2006, 28 (1): 40-46.

[20] Dai SY, Inubashiri E, Hanaoka U, et al. Three- and four-dimensional volume-rendered imaging of fetal double-outlet right ventricle using inversion mode. Ultrasound Obstet Gynecol, 2006, 28 (3): 347-349.

[21] Yagel SV, Messing DV, Rosenak B, et al. Added value of 3D/4D ultrasound modalities in the diagnosis and evaluation of fetal cardinal vein anomalies. Ultrasound in Obstetrics & Gynecology, 17th World Congress on Ultrasound in Obstetrics and Gynecology, Poster abstracts, 2007, (30): 636.

[22] Espinoza J, Romero R, Kusanovic JP, et al. Standardized views of the fetal heart using four-dimensional sonographic and tomographic imaging. Ultrasound Obstet Gynecol, 2008, 31 (2): 233-242.

[23] Paladini D. Standardization of on-screen fetal heart orientation prior to storage of spatio-temporal image correlation (STIC) volume datasets. Ultrasound Obstet Gynecol, 2007, 29 (6): 605-611.

[24] Yagel S, Benachi A, Bonnet D, et al. Rendering in fetal cardiac scanning: the intracardiac septa and the coronal atrioventricular valve planes. Ultrasound Obstet Gynecol, 2006, 28 (3): 266-274.

[25] Paladini D, Vassallo M, Sglavo G, et al. The role of spatio-temporal image correlation (STIC) with tomographic ultrasound imaging (TUI) in the sequential analysis of fetal congenital heart disease. Ultrasound Obstet Gynecol, 2006, 27 (5): 555-561.

[26] Devore GR, Polanko B. Tomographic ultrasound imaging of the fetal heart: a new technique for identifying normal and abnormal cardiac anatomy. J Ultrasound Med, 2005, 24 (12): 1685-1696.

[27] Michailidis GD, Simpson JM, Karidas C, et al. Detailed three-dimensional fetal echocardiography facilitated by an Internet link. Ultrasound Obstet Gynecol, 2001, 18 (4): 325-328.

[28] Volpe P, Campobasso G, De Robertis V, et al. Two- and four-dimensional echocardiography with B-flow imaging and spatiotemporal image correlation in prenatal diagnosis of isolated total anomalous pulmonary venous connection. Ultrasound Obstet Gynecol, 2007, 30 (6): 830-837.

[29] Espinoza J, Romero R, Kusanovic JP, et al. The role of the sagittal view of the ductal arch in identification of fetuses with conotruncal anomalies using 4-dimensional ultrasonography. J Ultrasound Med, 2007, 26 (9): 1181-1188.

[30] Goncalves LF，Espinoza J，Lee W，et al. Three- and four-dimensional reconstruction of the aortic and ductal arches using inversion mode：a new rendering algorithm for visualization of fluid-filled anatomical structures. Ultrasound Obstet Gynecol，2004，24（6）：696-698.

[31] Nii M，Hamilton RM，Fenwick L，et al. Assessment of fetal atrioventricular time intervals by tissue Doppler and pulse Doppler echocardiography：normal values and correlation with fetal electrocardiography. Heart，2006，92：1831-1837.

[32] Harada K，Tsuda A，Orino T，et al. Tissue Doppler imag- ing in the normal fetus. Int J Cardiol，1999，71：227-234.

[33] Tutschek B，Zimmermann T，Buck T，et al. Fetal tissue Doppler echocardiography：detection rates of cardiac structures and quantitative assessment of the fetal heart. Ultrasound Obstet Gynecol，2003，21：26-32.

[34] Comas M，Crispi F，Gomez O，et al. Gestational age- and estimated fetal weight-adjusted reference ranges for myocardial tissue Doppler indices at 24-41 weeks' gestation. Ultrasound Obstet Gynecol，2011，37：57-64.

[35] Comas M，Crispi F，Cruz-Martinez R，et al. Usefulness of myocardial tissue Doppler vs conventional echocar- diography in the evaluation of cardiac dysfunction in early-onset intra- uterine growth restriction. Am J Obstet Gynecol，2010，203：45.e1-45.e7.

[36] Hatem MA，Zielinsky P，Hatem DM，et al. Assessment of dia- stolic ventricular function in fetuses of diabetic mothers using tissue Doppler. Cardiol Young，2008，18：297-302.

[37] Di Naro E，Cromi A，Ghezzi F，et al. Myocardial dysfunction in fetuses exposed to intraamniotic infec- tion：new insights from tissue Doppler and strain imaging. Am J Obstet Gynecol，2010，203：459e1-459.e7.

[38] Di Salvo G，Russo MG，Paladini D，et al. Quantification of regional left and right ventricular longitudinal function in 75 normal fetuses using ultrasound-based strain rate and strain imaging. Ultrasound Med Biol，2005，31：1159-1162.

[39] Younoszai AK，Saudek DE，Emery SP，et al. Evaluation of myo- cardial mechanics in the fetus by velocity vector imaging. J Am Soc Echocardiogr，2008，21：470-474.

[40] Barker PC，Houle H，Li JS，et al. Global longitudinal cardiac strain and strain rate for assessment of fetal cardiac function：novel experience with velocity vector imaging. Echocardiography，2009，26：28-36.

[41] Younoszai AK，Saudek DE，Emery SP，et al. Evaluation of myo- cardial mechanics in the fetus by velocity vector imaging. J Am Soc Echocardiogr，2008，21：470-474.

[42] Barker PC，Houle H，Li JS，et al. Global longitudinal cardiac strain and strain rate for assessment of fetal cardiac function：novel experience with velocity vector imaging. Echocardiography，2009，26：28-36.

第 9 章

胎儿上腹部横切面异常的超声表现

　　胎儿心脏超声检查发展很迅速，目前常用的横切面法，即胎儿心脏五横切面，主要包括上腹部横切面、四腔心切面、左心室流出道切面、右心室流出道切面及三血管气管切面。由于腹腔脏器位置与心房位置关系具有高度一致性，而在四腔心切面上判断心房形态及位置较为困难，临床上常通过上腹部横切面判断腹腔脏器位置关系来间接推断心房位置关系。这两者关系在绝大多数情况下是一致的，但当出现极为罕见的不完全性内脏反位时，两者就会出现不一致。另出现脐静脉、静脉导管或心下型肺静脉异常引流时在上腹部横切面也会有相应超声表现。其他结构异常时也可在上腹部横切面有相应异常超声表现，而本章主要对与胎儿心脏相关的上腹部横切面异常的超声表现进行总结。

一、间接判断心房位置

　　上腹部横切面主要通过观察下腔静脉与腹主动脉的位置关系、腹腔脏器的位置关系，脾有无及数目，根据上述关系间接了解心房位置和形态。腹腔脏器可正位、反位、不定位，相对应的心房位置为正位、反位、不定位（图 9-0-1）。

　　（1）胎儿心脏检查，先确定胎儿的左右，然后确定内脏位置和心房位置。胃、脾是内脏位置的标记，腹主动脉和下腔静脉位置关系是心房位置的标记。

　　（2）确定胎儿左右之后，显示腹围的标准切面，经脊柱中点和脐静脉进入肝的中心点做连线，确定胃的位置、腹主动脉和下腔静脉位置关系，但脾有无及数目产前超声很难明确，常通过左侧或右侧异构来推断多脾或无脾。

　　（3）当胃、腹主动脉在左侧，肝、下腔静脉在右侧，且下腔静脉在腹主动脉右前方则内脏正位，一个脾，心房正位（图 9-0-2）。

　　（4）当胃、腹主动脉在右侧，肝、下腔静脉在左侧，且下腔静脉在主动脉左前方则内脏反位，一个脾，心房反位（图 9-0-3）。

　　（5）当肝对称性占据上腹部（中位肝：左右肝大小基本相等），胃接近中线（可左，可右），下腔静脉和腹主动脉呈前后排列，但都在腹中线一侧（可左，可右），多数无脾，但少数情况下可表现为多脾，则右心房异构（图 9-0-4）。上腹部横切面判断右心房异构的重点在于观察下腔静脉、腹主动脉及胃三者的位置关系，判断是否存在脾产前超声有时较困难，中位肝产前超声判断也会存在一定主观性，应特别注意。

　　（6）当肝和胃呈正位、反位或不定位，肾后段以上下腔静脉中断，与奇静脉或半奇静脉异位连接，降主动脉和奇静脉或半奇静脉并排位于后纵隔脊柱前方，多数多脾，但少数情况下可表现为无脾，则左心房异构（图 9-0-5）。上腹部横切面判断左心房异构重点观察是否存在肝段的下腔静脉和奇静脉（半奇静脉）

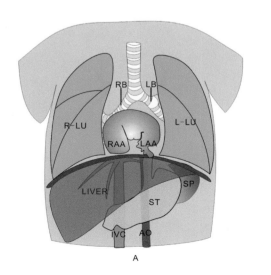

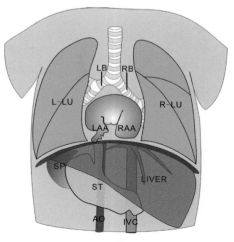

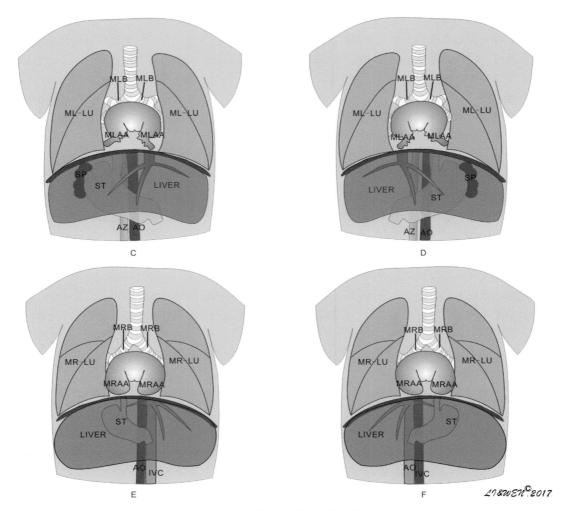

图 9-0-1   心房与内脏位置关系模式图

A.心房与腹腔脏器正位；B.心房与腹腔脏器反位；C、D.左侧异构（或左侧同形）；E、F.右侧异构（又称右侧同形）。LAA.左心耳；RAA.右心耳；LIVER.肝；L-LU.左肺；R-LU.右肺；ST.胃；SP.脾；IVC.下腔静脉；AO.主动脉；RB.右侧支气管；MLB.左侧支气管；ML-LU.形态学左肺；MR-LU.形态学右肺；MRAA.形态学右心耳；MLAA.形态学左心耳；MRB.形态学右侧支气管；LB.形态学左侧支气管

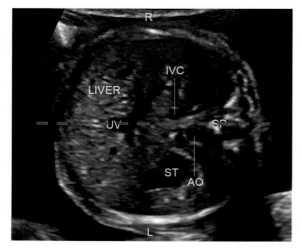

图 9-0-2   正常胎儿上腹部横切面图

经脊柱（SP）和脐静脉（UV）做连线，胃（ST）、腹主动脉（AO）在左侧（L），肝（LIVER）、下腔静脉（IVC）在右侧（R），且下腔静脉在腹主动脉右前方

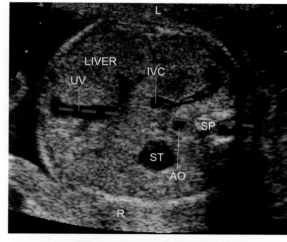

图9-0-3 内脏反位胎儿上腹部横切面图
经脊柱（SP）和脐静脉（UV）做连线，胃（ST）、腹主动脉（AO）在右侧（R），肝（LIVER）、下腔静脉（IVC）在左侧（L），且下腔静脉在腹主动脉左前方

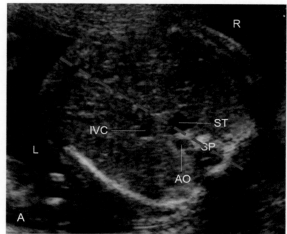
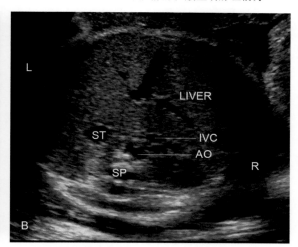

图9-0-4 右心房异构胎儿上腹部横切面图
经脊柱（SP）和脐静脉（UV）做连线，中位肝（LIVER），胃（ST）接近中线偏右（图A）或左（图B），下腔静脉（IVC）和腹主动脉（AO）呈前后排列，都在腹中线一侧可左（L）（图A），可右（R）（图B），胃后方无脾回声

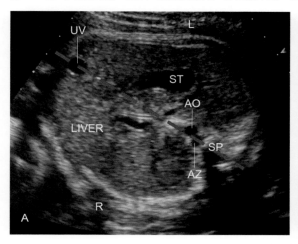
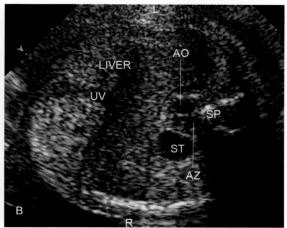

图9-0-5 左心房异构胎儿上腹部横切面图
经脊柱（SP）和脐静脉（UV）做连线，下腔静脉未显示，腹主动脉（AO）右后方可见扩张奇静脉回声（AZ），胃（ST）可位左侧（L）（图A）或右侧（R）（图B），肝可位右侧（图A）或左侧（图B）

是否扩张，如肝段下腔静脉缺如合并奇静脉（半奇静脉）扩张时，应考场存在左心房异构的可能。产前超声对判断是否存在多数脾很困难。

二、脐静脉及静脉导管异常

正常胎儿上腹部横切面显示脐静脉正对脊柱，不扩张，不屈曲，向上向后走行，入肝组织和门静脉窦，在门静脉窦处与静脉导管相连通，静脉导管入下腔静脉。当脐静脉走行异常、静脉导管显示不清或缺如时均为异常。脐静脉与静脉导管异常主要包括永久性右脐静脉和静脉导管缺失脐静脉异位连接。静脉导管缺如时，脐静脉主要通过以下方式连接。肝内分流（脐静脉与门静脉相连接）、肝外分流（脐静脉直接与体循环相连：脐静脉在肝上方直接连于下腔静脉或右心房、脐静脉在肝下方直接连于下腔静脉、脐静脉直接连于髂静脉、通过脐周静脉引流），上述异常在上腹部横切面均有相应超声表现。

1.永久性右脐静脉　上腹部横切面超声表现为脐静脉与右门静脉相连，门静脉窦呈管状弧形弯曲指向无回声的胃，胎儿胆囊位于脐静脉与胃之间（图9-0-6）。

2.静脉导管缺如，脐静脉与门静脉相连接　上腹部横切面超声表现为脐静脉进入肝内与左门静脉相连，静脉导管缺如（图9-0-7）。肝静脉水平腹部横切面彩色多普勒显示肝内门静脉稍扩张，血流速度增快。

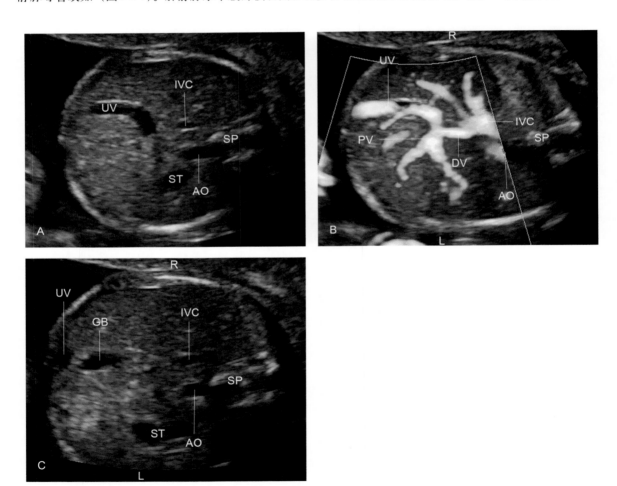

图9-0-6　永久性右脐静脉

上腹部横切面二维（图A）及彩色多普勒（图B）显示脐静脉（UV）与右门静脉相连，门静脉（PV）窦呈管状弧形弯曲指向胃（ST）。胎儿胆囊（GB）位于脐静脉与胃之间（图C）。IVC.下腔静脉；AO.腹主动脉；SP.脊柱；L.左；R.右；DV.静脉导管

3.静脉导管缺如，脐静脉在肝上方直接连于下腔静脉或脐静脉直接连于右心房　两者上腹部横切面超声表现类似，均表现为脐静脉入胎儿腹壁处呈一横断面，未入肝内走行，静脉导管缺如（图9-0-8）。脐静脉沿肝表面走行，连接于右心房或下腔静脉。

4.静脉导管缺如，脐静脉在肝下方直接连于下腔静脉或脐静脉直接连于髂静脉　两者上腹部横切面超声表现亦类似，均表现为肝内未显示脐静脉回声，静脉导管缺如，下腔静脉明显扩张（图9-0-9A、图9-0-10A）。前者在腹中部横切面可观察到脐静脉明显扩张，并直接汇入下腔静脉内（图9-0-9B）。后者膀胱水平横切面可观察到膀胱一侧有一根脐动脉及一根脐静脉回声，脐静脉内径明显较脐动脉内径宽，并连接同侧髂静脉（图9-0-10B）。

5.静脉导管缺如，脐静脉与脐周静脉相连　上腹部超声表现为不能显示脐静脉入肝特征，而与胎儿脐

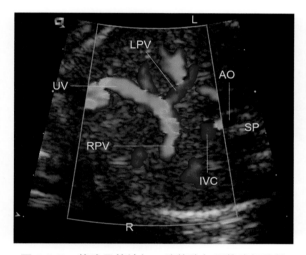

图9-0-7　静脉导管缺如，脐静脉与门静脉相连接
上腹部横切面显示脐静脉（UV）进入肝内与左门静脉（LPV）相连，静脉导管缺如。RPV.右门静脉；IVC.下腔静脉；AO.腹主动脉；SP.脊柱；L.左；R.右

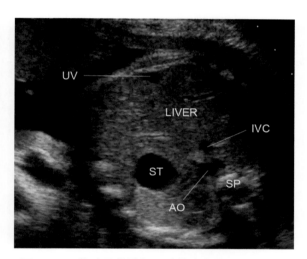

图9-0-8　静脉导管缺如，脐静脉直接连于右心房
上腹部横切面显示脐静脉（UV）入胎儿腹壁处呈一横断面，未在肝内走行，静脉导管缺如。LIVER.肝；ST.胃；IVC.下腔静脉；AO.腹主动脉；SP.脊柱

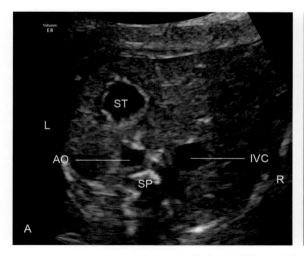

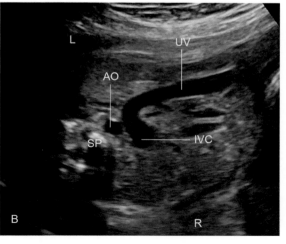

图9-0-9　静脉导管缺如，脐静脉在肝下方直接连于下腔静脉
上腹部横切面（图A）显示肝内未显示脐静脉回声，静脉导管缺如，下腔静脉（IVC）明显扩张；腹中部横切面（图B）可显示脐静脉明显扩张，并直接汇入下腔静脉内。ST.胃；AO.腹主动脉；SP.脊柱；L.左；R.右

周扩张静脉相连，且胎儿腹壁静脉明显扩张，静脉导管缺如。

三、心下型肺静脉异位引流

下行垂直静脉走行多变，最常见为下行垂直静脉与食管伴行并通过食管裂孔进入腹腔内，最终汇入门静脉、静脉导管或胃左静脉等。上腹部横切面超声表现在下腔静脉与腹主动脉间出现多余血管，该血管多位于腹主动脉稍偏左侧，追踪其走行方向，可发现汇入部位，如汇入肝门静脉者，可导致肝门静脉扩张（图9-0-11）。较为少见下行垂直静脉与下腔静脉伴行进入腹腔，最终常汇入下腔静脉内，上腹横切面表现为下腔静脉旁出现多余血管（图9-0-12），其血流方向与下腔静脉相反。

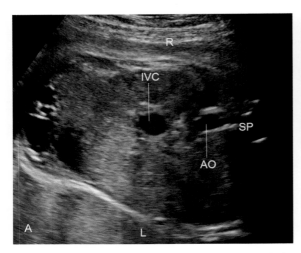
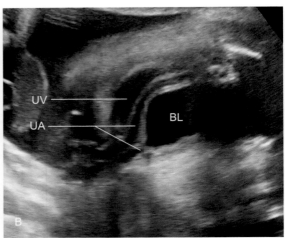

图9-0-10   静脉导管缺如，脐静脉直接连于髂静脉

上腹部横切面（图A）显示肝内未显示脐静脉回声，静脉导管缺如，下腔静脉（IVC）明显扩张；膀胱水平横切面（图B）显示膀胱（BL）右侧有一根脐动脉（UA）及一根脐静脉（UV）回声，脐静脉内径明显较脐动脉内径宽。AO.腹主动脉；SP.脊柱；L.左；R.右

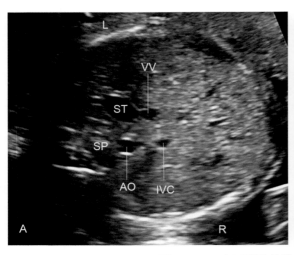
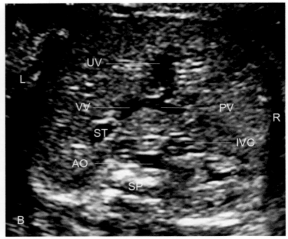

图9-0-11   心下型肺静脉异位引流入肝门静脉系统

上腹部横切面显示腹主动脉（AO）左前方出现多余血管（图A），为下行垂直静脉（VV），追踪其走行方向，可发现汇入肝门静脉内，肝门静脉（PV）扩张（图B）。SP.脊柱；L.左；R.右；IVC.下腔静脉；ST.胃；UV.脐静脉

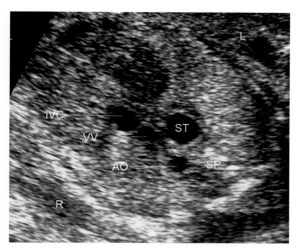

图 9-0-12　心下型肺静脉异位引流入下腔静脉
上腹横切面显示下腔静脉（IVC）后方出现多余血管，为下行垂直静脉（VV）。SP.脊柱；L.左；R.右；ST.胃

（李胜利　文华轩　黄　怡）

主要参考文献

[1] 李胜利，文华轩.胎儿超声断层解剖模式图设计与应用：四腔心切面与上腹部横切面联合判断胎儿心脏位置异常.中华超声医学杂志（电子版），2009，12（6）：3-6.

[2] 李胜利.胎儿畸形产前超声诊断学.2版.北京：科学出版社，2017.

第 10 章

胎儿四腔心切面异常的超声表现

胎儿心脏四腔心切面在胎儿先天性心脏畸形的产前诊断中有非常重要的意义。多数学者认为，四腔心切面是胎儿心脏检查中最基本的切面，也是最重要的切面。在20世纪80年代初期即有学者用四腔心切面筛查胎儿先天性心脏畸形。有学者研究发现，有73.85%的心脏畸形在四腔心切面上都有明显不同表现，很多表现有诊断和鉴别诊断价值，因此，对四腔心切面的研究，有助于胎儿心脏畸形的产前诊断。本章节通过对各类胎儿心脏畸形的四腔心表现进行归纳总结，并对同类心脏畸形的四腔心切面表现进行对比分析，希望通过此章节内容能提高读者对各类心脏畸形在四腔心切面超声表现的识别能力。各类心脏畸形的四腔心切面表现总结如下。

一、胎儿心脏位置的异常

胎儿心脏位置的判断包括心脏大体位置、心尖的指向、心房的位置及房、室连接的情况。胎儿心脏位置的判断是诊断心脏异常的第一步，也是决定心脏畸形能否明确诊断的关键。首先是判断心脏大体位置是位于胸腔外还是胸腔内，如果位于胸腔外则为胸腔外心脏异位，常伴有严重的心脏畸形及其他畸形，如羊膜带综合征、Cantrell五联征等。如果位于胸腔内，则进一步判断心脏的位置正常还是异常，如果心脏位置异常则为胸腔内心脏异位，而胸腔内心脏异位又分为原发性心脏位置异常和继发性心脏位置异常，后者是指其他异常导致心脏移位，主要包括左移心和右移心，如左侧膈疝常将心脏挤向右侧胸腔、心脏腔室受压变形为右移心，另外，胸腔积液、肺畸形、胸腔内肿瘤等均可导致心脏位置异常。如果排除了继发性心脏位置异常，我们需要判断心脏是否存在原发性心脏位置异常，首先通过心底和心尖的连线，观察心尖（心轴线）的指向，根据心尖（心轴线）指向左、右、中分为左位心、右位心、中位心。

1. 左位心　左位心根据心房位置及房、室连接情况，分为正常心脏、孤立性心室反位和左旋心。正常心脏表现为心尖指向左侧，心房正位，心室右襻，房室连接一致（图10-0-1A）；孤立性心室反位表现为心房正位，心室左襻，房室连接不一致，心尖指向左侧（图10-0-1B）。左旋心表现为心尖指向左侧，心房反位，心室可为左襻，房室连接一致；亦可为右襻，房室连接不一致（图10-0-1C）。

2. 右位心　右位心根据心房位置及房、室连接情况，分为镜像右位心、孤立性心室反位镜像、右旋心。镜像右位心表现为心尖指向右，心房反位，心室左襻，与正常心脏位置是镜面关系（图10-0-2A）；孤立性心室反位镜像表现为心尖指向右，心房反位，心室右襻，与孤立性心室反位是镜面关系；右旋心表现为心尖指向右侧，心房正位，心室可右襻（多数）（图10-0-2B）或左襻（少数）（图10-0-2C），与左旋心是镜面关系。

3. 中位心　心底和心尖的连线指向正中线，心房可正位或反位，心室可右襻或左襻（图10-0-3）。

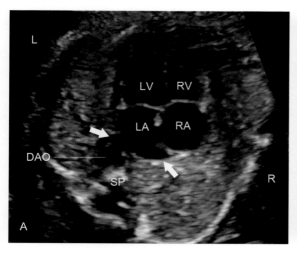

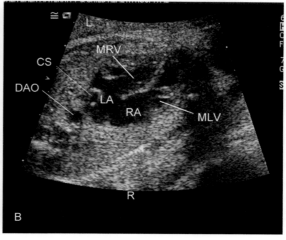

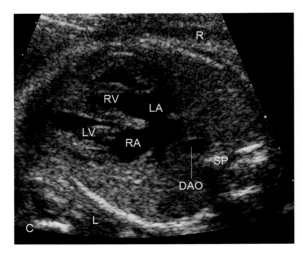

图 10-0-1　左位心

A.正常心脏，心尖指向左侧，心房正位，心室右襻，房室连接一致；B.孤立性心室反位，心房正位，心室左襻，房室连接不一致，心尖指向左侧；C.左旋心，心尖指向左侧，心房反位，心室右襻，房室连接不一致。LA.左心房；RA.右心房；LV.左心室；RV.右心室；MLV.形态学左心室；MRV.形态学右心室；CS.冠状静脉窦；DAO.降主动脉；SP.脊柱；L.左侧；R.右侧

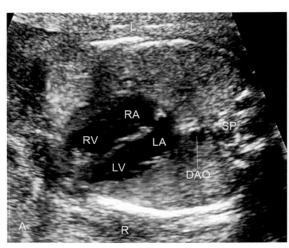

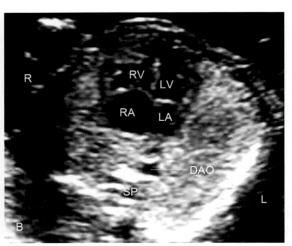

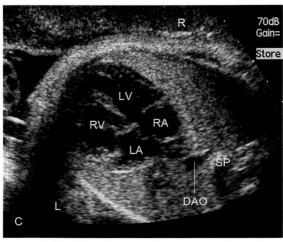

图 10-0-2　右位心

A.镜像右位心，心尖指向右，心房反位，心室左襻，房室连接一致；B.右旋心，心尖指向右，心房正位，心室右襻，房室连接一致；C.右旋心，心尖指向右，心房正位，心室左襻，房室连接不一致。LA.左心房；RA.右心房；LV.左心室；RV.右心室；DAO.降主动脉；SP.脊柱；L.左侧；R.右侧

因此，当发现胎儿心脏位置出现某种异常改变时，检查者应仔细寻找导致心脏位置异常的可能原因，要分清是心外压迫还是心脏本身结构异常。此时，一套完整的、详细的胎儿超声心动图检查不可缺少，否则，可能会漏诊某些异常。

二、心脏房室大小异常

心脏房室大小与房室瓣和心室流出道情况均有相关性，房室瓣异常或心室流出道异常均可能导致房室大小变化。左心大小与右心大小也存在相关性。如左心小时，右心血流量相应会增多，也会相应增大，反之亦然。当发现房室大小异常时，当注意观察房室瓣及心室流出道的情况，然后根据血流动力学的改变去分析房室大小变化。

1.右心增大　可表现为单纯右心房增大和右心房、右心室均增大，右心增大的同时，可伴有左心缩小，也可伴左心腔室大小正常或增大。

右心房可以不同程度增大，轻者仅比左心房大，重者右心房扩大可达右侧胸壁。右心房增大的主要原因是三尖瓣发育不良或下移（图10-0-4），三尖瓣出现大量的反流所致。

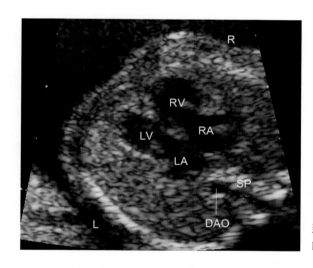

图 10-0-3　中位心
心尖指向正中，心房正位，心室右襻，房室连接一致。LA.左心房；RA.右心房；LV.左心室；RV.右心室；DAO.降主动脉；SP.脊柱；L.左侧；R.右侧

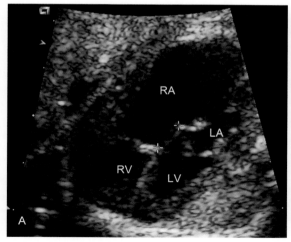
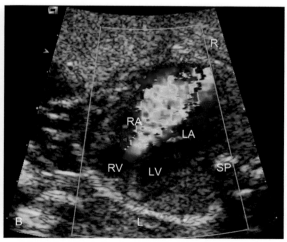

图 10-0-4　三尖瓣下移畸形
四腔心切面二维（图A）及彩色多普勒（图B）显示右心房（RA）明显增大，三尖瓣附着点明显下移，收缩期三尖瓣可见大量反流信号。LA.左心房；LV.左心室；RV.右心室；SP.脊柱；L.左侧；R.右侧

右心房和右心室增大而左心室正常或增大者，可能原因有三尖瓣反流、肺动脉瓣异常（图10-0-5）、动脉导管提前关闭（图10-0-6）、心律失常、心室功能不良等。

左心房与右心室增大而左心室缩小者，可能原因有左心梗阻性病变如左心发育不良、二尖瓣狭窄、主动脉狭窄缩窄等，某种类型的右心室双流出道，对位不良的房室共道等。

2. 右心减小　主要表现为右心室小。发现右心室小时，应注意三尖瓣启闭运动情况、室间隔完整性及右心室流出道情况。导致右心减小可能的原因有右心发育不良综合征（图10-0-7）、三尖瓣闭锁等。

3. 左心增大　可表现为单纯左心房增大和左心房、左心室均增大，左心增大的同时，可伴有右心减小，也可伴右心腔室大小正常或增大。

单纯性左心房增大较为少见，当左心发育不良综合征合并有卵圆孔瓣早闭时，由于左心室流出道梗

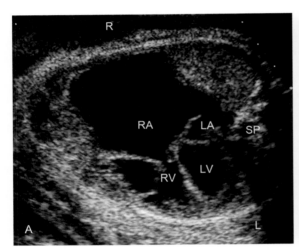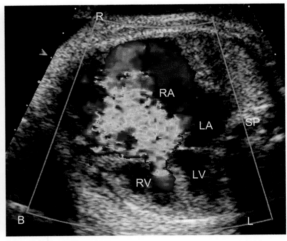

图 10-0-5　肺动脉闭锁不伴室间隔缺损、三尖瓣重度反流

四腔心切面收缩期二维（图A）及彩色多普勒（图B）显示右心明显增大，以右心房更为明显，三尖瓣大量反流。LA. 左心房；LV. 左心室；RV. 右心室；RA. 右心房；SP. 脊柱；L. 左侧；R. 右侧

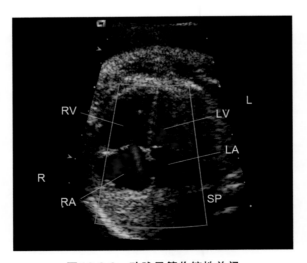

图 10-0-6　动脉导管收缩性关闭

四腔心切面收缩期彩色多普勒显示右心增大，三尖瓣反流，胸壁明显水肿增厚。LA. 左心房；LV. 左心室；RV. 右心室；RA. 右心房；SP. 脊柱；L. 左侧；R. 右侧

阻,而室间隔又完整,此时左心室血流射出受阻,左心房压力明显增高,从而导致左心房增大及左心室腔小、肺静脉血流入左心房受阻,肺静脉压增高,肺静脉扩张(图 10-0-8)。

左心增大,伴有右心减小时,常见于右心室发育不良(图 10-0-9);左心增大,右心室大小正常或增大时,可见于极度的主动脉狭窄或主动脉瓣缺如(图 10-0-10)等。

4.左心减小 主要表现为左心室减小,可伴有左心房小或左心房正常。发现左心室减小时,应注意二尖瓣启闭运动情况、室间隔完整性及左心室流出道情况。导致左心减小可能的原因有左心发育不良综合征(图 10-0-8)、二尖瓣闭锁(图 10-0-11)、卵圆孔瓣早闭(图 10-0-12)或受限等。

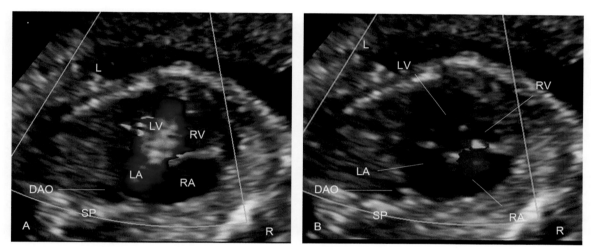

图 10-0-7 右心发育不良综合征

四腔心切面舒张期(图 A)及收缩期(图 B)彩色多普勒显示右心室(RV)小,舒张期三尖瓣开放明显受限(狭窄),仅有细小血流通过瓣口,收缩期三尖瓣反流。LA.左心房;LV.左心室;RV.右心室;RA.右心房;SP.脊柱;L.左侧;R.右侧

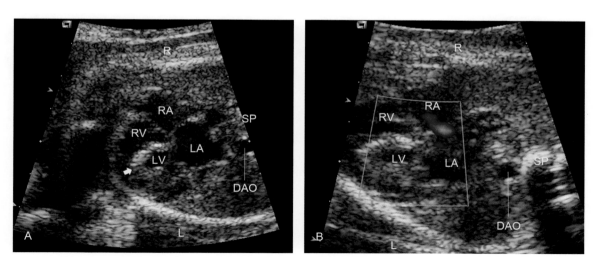

图 10-0-8 左心发育不良综合征

四腔心切面二维(图 A)及彩色多普勒(图 B)显示左心房增大,肺静脉扩张,左心室腔小,心内膜回声增强,卵圆孔受限,房间隔水平红色左向右分流信号。LA.左心房;LV.左心室;RV.右心室;RA.右心房;SP.脊柱;L.左侧;R.右侧

5.全心增大 表现为左、右心房及左、右心室均增大，胎儿期主要见于高心排血量的疾病，如重型珠蛋白生成障碍性贫血（图10-0-13）、巨大胎盘绒毛血管瘤、巨大骶尾部畸胎瘤等。

6.全心减小 表现为左、右心房及左、右心室均减小，胎儿期主要见于胸腔内巨大占位性病变、肺增大，压力增高等疾病。如巨大肺囊腺瘤畸形、巨大隔离肺、支气管闭锁、气管闭锁、喉闭锁等。

三、房室数目异常

正常情况下，四腔心切面可以观察左、右心房及左、右心室4个腔室，如果此切面上可见5个、3个

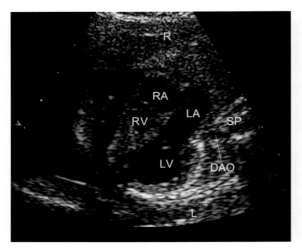

图10-0-9　右心室发育不良
四腔心切面舒张期显示左心增大，以左心室更为明显，右心室小，三尖瓣狭窄。LA.左心房；LV.左心室；RV.右心室；RA.右心房；SP.脊柱；L.左侧；R.右侧

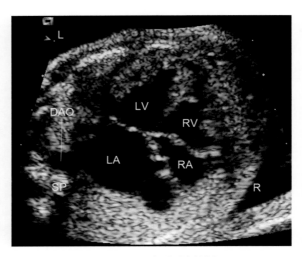

图10-0-10　主动脉瓣缺如
四腔心切面显示全心增大，以左心系更为明显，尤其是左心房，卵圆孔瓣早闭。LA.左心房；LV.左心室；RV.右心室；RA.右心房；SP.脊柱；L.左侧；R.右侧

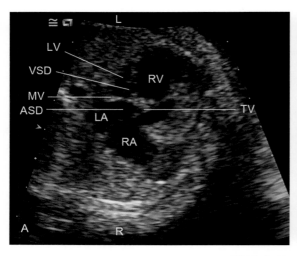

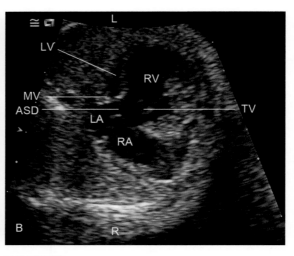

图10-0-11　二尖瓣闭锁
四腔心切面收缩期（图A）及舒张期（图B）显示左心明显小，二尖瓣（MV）呈膜状强回声带，无启闭运动，右心增大，三尖瓣（TV）启闭运动正常，室间隔上部及房间隔下部缺损。LA.左心房；RA.右心房；LV.左心室；RV.右心室；L.左侧；R.右侧；VSD.室间隔缺损；ASD.房间隔缺损

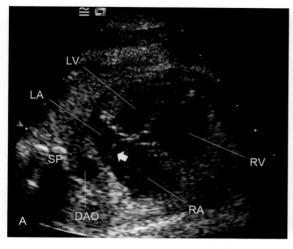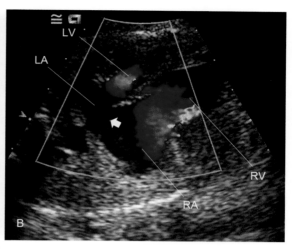

图 10-0-12　卵圆孔瓣早闭

四腔心切面收缩期二维（图 A）及舒张期彩色多普勒（图 B）显示左心明显比右心小，左心房内未见卵圆瓣漂浮，房间隔水平未见过隔血流。LA. 左心房；LV. 左心室；RV. 右心室；RA. 右心房；SP. 脊柱；L. 左侧；R. 右侧

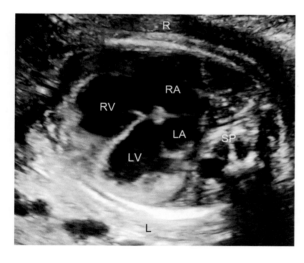

图 10-0-13　重型珠蛋白生成障碍性贫血

四腔心切面显示全心增大，心肌壁明显增厚，双肺明显受压缩小。LA. 左心房；RA. 右心房；LV. 左心室；RV. 右心室；SP. 脊柱；L. 左侧；R. 右侧

及 2 个房室者均为异常，5 个房室者可见于三房心和右心室双腔，3 个房室者可见于双心房单心室连接（图 10-0-14A、B）和单心房双心室连接，2 个房室者可见于单心房单心室连接（图 10-0-14C）。

四、房室瓣异常及心脏中央"十"字异常

正常情况下，四腔心切面上可见左、右 2 组房室瓣，分别为二、三尖瓣，两者大小基本相等，二尖瓣与三尖瓣在室间隔上的插入部位不在同一水平，三尖瓣插入部位更低，二、三尖瓣瓣膜回声纤细，二、三尖瓣启闭运动正常。房室间隔与二尖瓣前瓣和三尖瓣隔瓣三者组成心脏中央"十"字交叉。如果切面上房室瓣数目仅一组、房室瓣启闭运动异常或无启闭运动及心脏中央"十"字交叉消失等均为异常。如此切面上仅可见一组房室瓣时，主要见于二尖瓣闭锁或缺如（图 10-0-11）、三尖瓣闭锁（图 10-0-15）或缺如和共同房室瓣（图 10-0-14，图 10-0-15）。而房室瓣启闭运动异常，主要见于二尖瓣狭窄或关闭不全、三尖瓣狭窄（图 10-0-7）或关闭不全（图 10-0-5）。心脏中央"十"字交叉消失主要见于房室间隔缺损（图 10-0-16）、单心房、单心室（图 10-0-14）等。

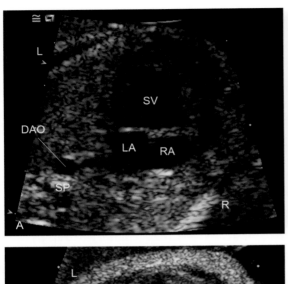

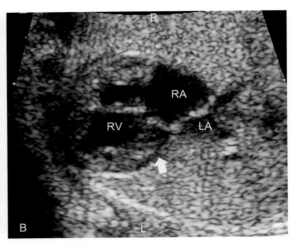

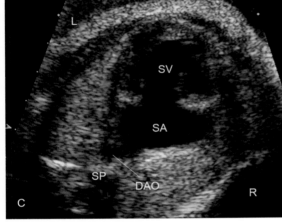

图 10-0-14　房室数目异常

A.单心室（SV）、双心房及双流入道；B.单心室、双心房及单流入道；C.单心室、单心室、单流入道。LA.左心房；RA.右心房；SP.脊柱；L.左侧；R.右侧；DAO.降主动脉

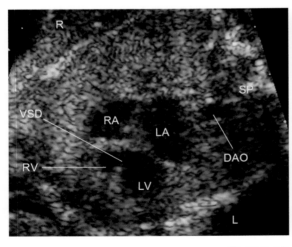

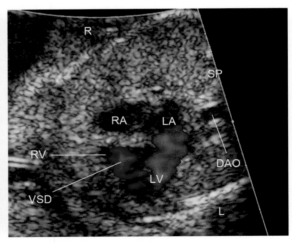

图 10-0-15　三尖瓣闭锁

四腔心切面收缩期二维（图A）及舒张期彩色多普勒（图B）显示右心室（RV）小，室间隔上部缺损（VSD），三尖瓣呈低回声条索状，无启闭运动，彩色多普勒显示三尖瓣无前向血流信号，室间隔缺损左向右分流。LA.左心房；RA.右心房；LV.左心室；SP.脊柱；L.左侧；R.右侧

五、房室间隔异常

正常情况下，四腔心切面上，房间隔中部存在卵圆孔及卵圆孔瓣回声，卵圆孔瓣漂浮在左心房侧，其余房室间隔连续性完整。如四腔心切面上房间隔或室间隔出现异常的连续性回声中断和（或）卵圆孔瓣缺如或出现提前关闭即为异常，主要包括房室间隔缺损（图 10-0-16）、房间隔缺损（图 10-0-17）或缺失、室间隔缺损（图 10-0-18）或缺失、卵圆孔瓣缺如卵圆孔瓣早闭（图 10-0-12）等。

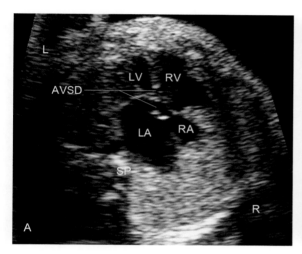
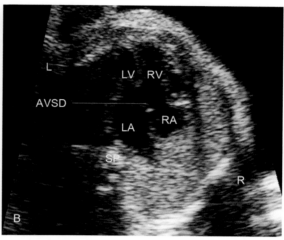

图 10-0-16 房室间隔缺损
四腔心切面收缩期（图 A）及舒张期（图 B）显示房间隔下部及室间隔上部连续中断（AVSD），一组同房室瓣
LA. 左心房；RA. 右心房；LV. 左心室；RV. 右心室；SP. 脊柱；L. 左侧；R. 右侧

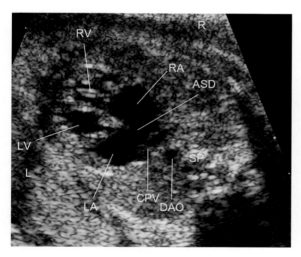
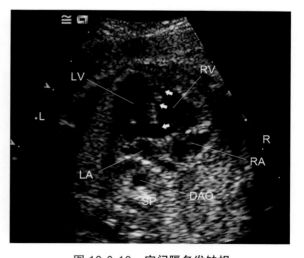

图 10-0-17 巨大房间隔缺损，心内型肺静脉异位引流
四腔心切面显示房间隔中部巨大缺损（ASD），卵圆孔瓣缺如，左心房后方可见肺总静脉回声（CPV）LA. 左心房；RA. 右心房；LV. 左心室；RV. 右心室；SP. 脊柱；L. 左侧；R. 右侧

图 10-0-18 室间隔多发缺损
四腔心切面显示室间隔多处连续性回声中断（箭头）。LA. 左心房；RA. 右心房；LV. 左心室；RV. 右心室；SP. 脊柱；L. 左侧；R. 右侧

六、肺静脉与心房连接异常

正常情况下，四腔心切面上，左心房后壁可见左、右肺静脉汇入其内，左、右肺静脉汇入左心房处称为肺静脉角。如四腔心切面上左心房后壁仅可见一侧肺静脉汇入或没有肺静脉汇入即为异常，部分病例在左心房后方存在肺总静脉回声（图10-0-19）。主要包括部分型肺静脉异常引流、完全型肺静脉异位引流。

七、心肌及心内膜等回声异常

正常情况下，四腔心切面上，左心室内膜面回声较光滑，右心室内膜面较粗糙，有调节束，心内膜回声纤薄，心肌壁无明显增厚或占位。如四腔心切面上心内膜回声增强增厚且运动减弱或心肌壁回声异常、占位或异常向外膨出等均为异常，主要包括心脏肿瘤（图10-0-20）、心内膜弹性纤维增生症（图10-0-21）、

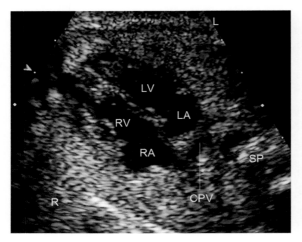

图 10-0-19 肺静脉异位引流（心上型）
四腔心切面显示左心房内没有肺静脉汇入，其后方可见肺总静脉（CPV）回声。LA.左心房；RA.右心房；LV.左心室；RV.右心室；SP.脊柱；L.左侧；R.右侧

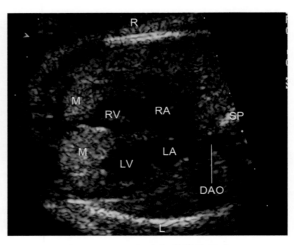

图 10-0-20 心脏多发横纹肌瘤
四腔心切面显示室间隔及右心室侧壁强回声占位病变（M）。LA.左心房；RA.右心房；LV.左心室；RV.右心室；SP.脊柱；L.左侧；R.右侧

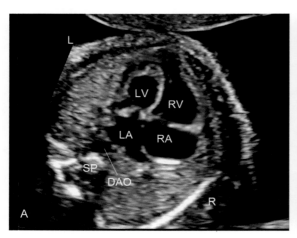

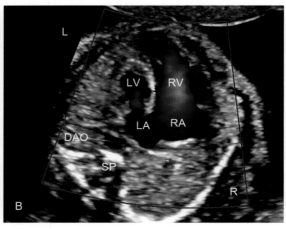

图 10-0-21 左心室心内膜弹性纤维增生症
四腔心切面收缩期二维（图A）及舒张期彩色多普勒（图B）显示左心室（LV）心内膜回声增强增厚，舒缩功能明显受限，二尖瓣狭窄，舒张期仅可见细小血流束通过。LA.左心房；RA.右心房；RV.右心室；SP.脊柱；L.左侧；R.右侧；DAO.降主动脉

心肌病、心肌致密化不全、室壁瘤（图 10-0-22）等。

八、心包异常

胎儿期心包异常常见的疾病是心包积液（图 10-0-23），是指胎儿心包腔内液体异常增多。心包积液可由感染引起，也可为其他原因（急性重度贫血、双胎输血综合征）导致的胎儿水肿的一个表现。

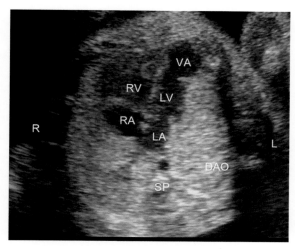

图 10-0-22　左心室室壁瘤

四腔心切面显示左心室心尖处呈瘤样向外膨出，且处室壁明显变薄。VA. 室壁瘤；LA. 左心房；RA. 右心房；RV. 右心室；SP. 脊柱；L. 左侧；R. 右侧；DAO. 降主动脉

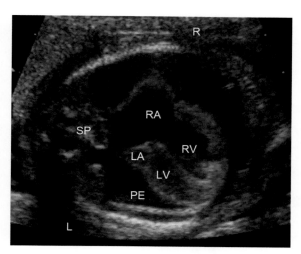

图 10-0-23　大量心包积液

四腔心切面显示心包可见大量积液暗区回声（PE）。LA. 左心房；RA. 右心房；RV. 右心室；SP. 脊柱；L. 左侧；R. 右侧；DAO. 降主动脉

（李胜利　文华轩）

主要参考文献

[1] 李胜利，文华轩.胎儿超声断层解剖模式图设计与应用:胎儿四腔心切面异常表现.中华医学超声杂志（电子版），2010，7（5）：33-36.

[2] 李胜利.胎儿畸形产前超声诊断学.2版.北京：科学出版社，2017.

第 11 章

胎儿左心室
流出道异常
的分析

左心室流出道不同于右心室流出道，它不是一个完整的肌性管道，而是一个半肌性的管道，由室间隔、左心室前壁构成其肌性部分，而二尖瓣前叶构成其纤维膜性部分，其前连续为室间隔和主动脉前壁相延续，其后连续为主动脉左冠瓣、无冠瓣和二尖瓣前叶的纤维连续。主动脉瓣下无圆锥，其出口为主动脉瓣及主动脉。

1.左心室流出道狭窄　左心室流出道狭窄见于多种疾病，包括单纯性主动脉瓣狭窄、主动脉发育不良、主动脉瓣下隔膜、肥厚型心肌病、左心发育不良综合征等（图 11-0-1、图 11-0-2）。二维超声心动图上显示左心室流出道内径狭小，主动脉瓣环减小，主动脉根部细小。彩色多普勒在有轻、中度狭窄时可能无明显改变，中、重度狭窄时前向血流束变细，血流显色可能表现为明亮。频谱多普勒在轻、中度狭窄时由于胎儿期血液循环的特点可能并没有表现出异常，只是一个正常速度的血流频谱，而在中、重度狭窄时流速才可能增快。辅助的超声征象是在主动脉发育不良或缩窄时，动脉导管血流逆灌入主动脉横弓。

2.左心室流出道闭锁或未发育　左心室流出道闭锁比较少见，可见于左心发育不良综合征、右心室型单心室等。严重的左心发育不良如发生主动脉瓣闭锁，则左心室流出道无出路，主动脉瓣没有明显活动，前向血流没有通过瓣口，动脉导管血流逆灌入近端主动脉。右心室型单心室中，右心室为主心腔，左心室为残余腔，又称小梁囊，没有大动脉发出。

3.左心室流出道扩张　左心室流出道扩张原因多样，凡是能够引起左心室扩大的疾病基本都能够导致左心室流出道扩张，如二尖瓣发育不良综合征、主动脉瓣缺如综合征、扩张型心肌病、右心发育不良综合征、三尖瓣闭锁、肺动脉瓣狭窄、肺动脉闭锁及不同疾病导致的终末期心力衰竭等（图 11-0-3）。需要注

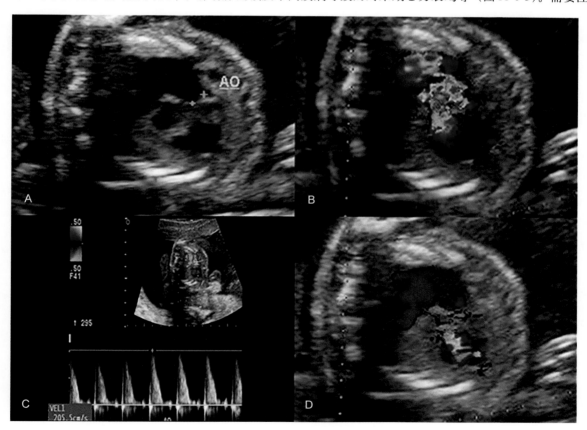

图 11-0-1　胎儿主动脉瓣狭窄

A.二维超声显示主动脉瓣增厚、回声增强，瓣环径较小，AO 为主动脉；B.左心室流出道切面彩色多普勒超声显示收缩期主动脉瓣口五彩镶嵌湍流信号，表明血流速度增快；C.频谱多普勒测得主动脉瓣血流速度为 205cm/s；D.舒张期主动脉瓣下反流信号

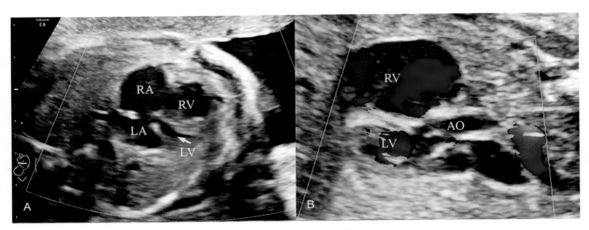

图 11-0-2　胎儿左心发育综合征

A.四腔心切面显示，右心内径明显大于左心，左心室内径小（箭头）。舒张期二尖瓣口开放受限，三尖瓣开放
正常；B.左心室流出道切面显示主动脉瓣回声增强，瓣叶开放受限，升主动脉内径缩窄。RA.右心房；LA.左心房；
RV.右心室；LV.左心室；AO.主动脉

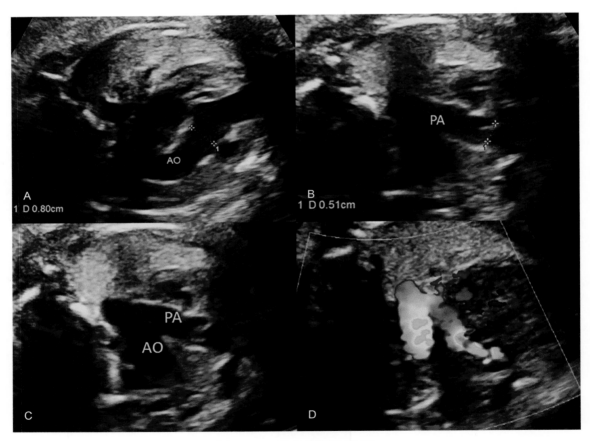

图 11-0-3　胎儿右心发育不良

A、B.主动脉内径约8mm、肺动脉内径约5.1mm；C.肺动脉瓣增厚，回声增强，收缩期肺动脉瓣开放受限；
D.CDFI显示，收缩期细小血流束通过肺动脉。AO.主动脉；PA.肺动脉意的是，在胎儿期由于肺不张，阻力较大，很多疾病与出生后的心脏表现不同。左心室流出道扩张，在二维超声心动图上表现为内径增大，血流多普勒显示前向血流束宽大，频谱多普勒上无明显异常。

4. 左心室流出道连接异常　正常情况下，左心室流出道应连接主动脉，前、后连续完整，主动脉瓣下无圆锥而肺动脉瓣下有圆锥。左心室流出道连接关系异常的相关疾病种类众多。如连接关系异常，则表现为左心室流出道连接肺动脉，包括完全型大动脉转位，功能矫正型大动脉转位（图 11-0-4）；如前连续中断，主动脉、肺动脉或单一大动脉骑跨于室间隔上，包括法洛四联症、陶-宾综合征、永存动脉干、肺动脉闭锁、左心室双出口等（图 11-0-5、图 11-0-6）；如后连续中断，意为纤维后连续中断，而代之以肌性

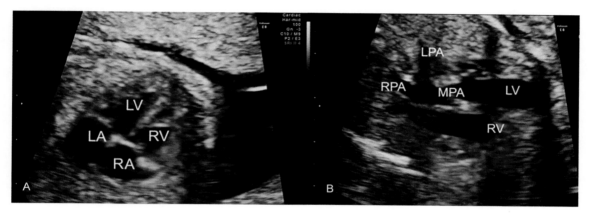

图 11-0-4　胎儿室间隔完整型大动脉转位

A. 心脏位于胸腔左侧，心尖指向左侧，心尖四腔心切面显示心胸比例正常，心室右襻，房室连接一致，室间隔连续性完整；B. 左心室流出道切面显示一条大动脉由左心室发出，但追踪观察此大动脉可见分叉并入肺组织，提示为肺动脉。LV. 左心室；RV. 右心室；LA. 左心房；RA. 右心房；MPA. 主肺动脉；LPA. 左肺动脉；RPA. 右肺动脉

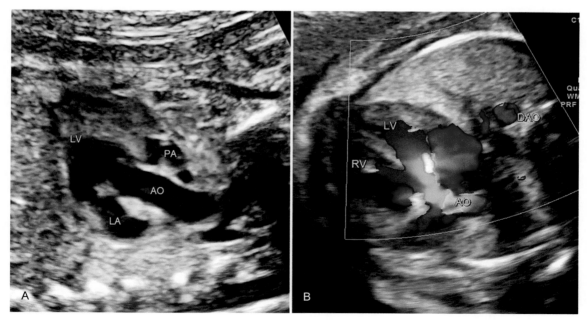

图 11-0-5　胎儿法洛四联症

A. 流出道切面显示主动脉内径较肺动脉增宽，肺动脉瓣增厚、回声增强；B. 彩色多普勒显示收缩期左心室内及部分右心室血流同时汇入主动脉内。LV. 左心室；PA. 肺动脉；LA. 左心房；AO. 主动脉；DAO. 降主动脉

后连续，即圆锥旋转异常或吸收异常，表现为各种各样的不全性大动脉转位，包括右心室双出口多个亚型（图11-0-7）。

　　5.其他　相关疾病较少。可见于二尖瓣异常腱索、占位性病变等。

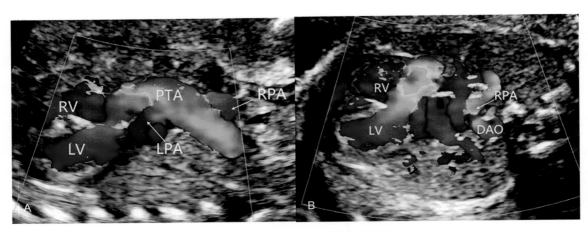

图 11-0-6　Van Praagh A3型永存动脉干
A.CDFI显示左肺动脉起源于大动脉左内侧壁，右肺动脉起源于降主动脉；B.CDFI显示右肺动脉的起源。RV.右心室；LV.左心室；PTA.共同动脉干；LPA.左肺动脉；RPA.右肺动脉；DAO.降主动脉

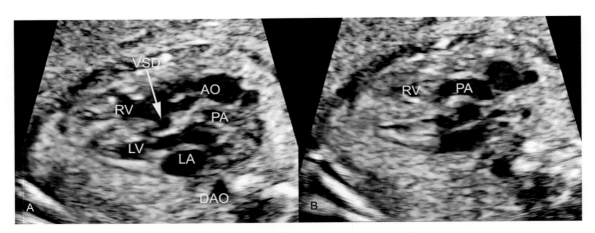

图 11-0-7　远离大动脉室间隔缺损右心室双出口
A.右心室流出道切面显示两条大动脉均起源于右心室，主动脉位于右前，内径增宽，肺动脉位于左后，内径偏细，两者平行排列走行。室间隔上部回声中断4mm，远离两条大动脉；B.肺动脉起自于右心室，肺动脉瓣下圆锥肌增厚，回声增强，瓣叶增厚，开放受限，肺动脉内径偏细。LV.左心室；RV.右心室；LA.左心房；AO.主动脉；VSD.室间隔缺损；PA.肺动脉；DAO.降主动脉

（何怡华）

主要参考文献

[1]　何怡华.胎儿超声心动图学.北京：人民卫生出版社，2013.

第 12 章

右心室流出道切面异常的超声表现

左、右心室流出道切面（LVOT和RVOT）被认为是胎儿心脏筛查切面不可分割的一部分。RVOT切面可以在四腔心切面基础上通过向胎儿头侧倾斜探头获得，在横位四腔心切面时，也可以通过将探头向胎儿右肩旋转获得。正常右心室流出道与左心室流出道呈交叉走行，与肺动脉相连，肺动脉与主动脉几乎成直角，起源略高于主动脉，肺动脉瓣启闭正常。在流出道切面基础上探头继续向胎儿头侧倾斜时可以看到右肺动脉、左肺动脉从肺动脉主干上分出，右肺动脉先于左肺动脉从肺动脉主干上分支（图12-0-1）。

右心室流出道切面异常超声表现如下。

1.右心室流出道狭窄　胎儿期右心室流出道及肺动脉内径较左心室流出道及主动脉宽，肺动脉瓣启闭正常，收缩期瓣膜开放贴近肺动脉管壁，舒张期瓣膜关闭，对合的瓣叶呈强回声位于肺动脉管腔中部。当存在单纯中度以上肺动脉狭窄时，仍可探及右心室与肺动脉连接关系存在，但右心室流出道内径狭窄，肺动脉瓣环处瓣膜开放明显受限或无明显肺动脉瓣启闭活动。CDFI：右心室流出道内可见细小血流信号进入肺动脉，部分肺动脉重度发育不良时，肺动脉内可见来自动脉导管血流信号逆灌（图12-0-2）。

2.右心室流出道闭锁　右心室流出道无大动脉相连，呈盲端。见于肺动脉闭锁、共同动脉干、左心室

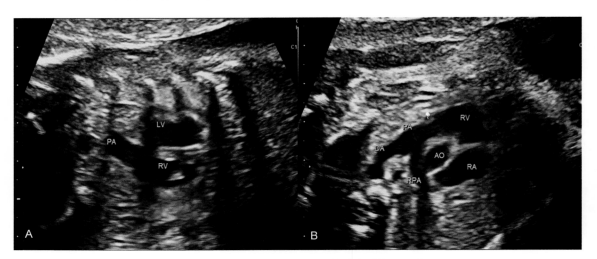

图12-0-1　胎儿心脏正常右心室流出道切面图像

A.与左心室流出道呈交叉走向的右心室流出道切面图像；B.右心室流出道-肺动脉切面。PA.肺动脉；LV.左心室；RV.右心室；RA.右心房；DA.动脉导管；RPA.右肺动脉

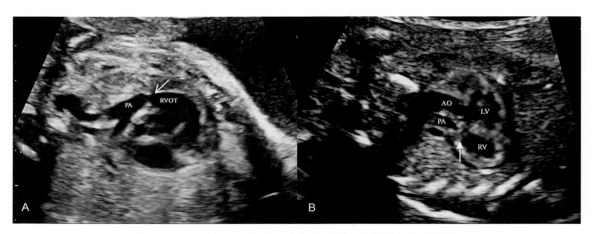

图12-0-2　胎儿心脏右心室流出道及肺动脉瓣狭窄超声图像

A.右心室流出道-肺动脉切面显示右心室流出道及肺动脉瓣狭窄（箭头）；B.法洛四联症病例右心室流出道切面显示右心室流出道及肺动脉狭窄（箭头）。PA.肺动脉；AO.主动脉；RVOT.右心室流出道；LV.左心室；RV.右心室

双出口。肺动脉闭锁时，探查不到肺动脉主干与右心室流出道相连，肺动脉瓣环处无瓣膜启闭活动，但远端可见发育欠佳的左、右肺动脉分支回声。共同动脉干依据分型不同，可见肺动脉起源于共同动脉干不同部位。CDFI：右心室流出道内血流信号呈红蓝往返穿梭。左心室双出口时表现为主动脉与肺动脉均起源于左心室，无大动脉与右心室相连（图 12-0-3）。

　　3.右心室流出道增宽　右心室流出道内径明显增宽，与左心室流出道及主动脉比例失调。肺动脉瓣狭窄引起的主肺动脉扩张、法洛四联症肺动脉瓣缺如、主肺动脉窗均可引起右心室流出道增宽。肺动脉瓣狭窄时，肺动脉瓣增厚，开放受限。CDFI：肺动脉瓣口处及肺动脉管腔内可见花彩血流信号。肺动脉瓣缺如主要超声表现为在肺动脉瓣环处探查不到正常瓣叶启闭活动，仅可见发育不良的瓣环。CDFI：肺动脉瓣口见大量反流信号。主肺动脉窗患者肺动脉主干和升主动脉管壁之间回声连续中断，依据不同的分型缺损的部位可不同，病变范围较大时，受血流动力学影响会引起右心室流出道增宽（图 12-0-4）。

　　4.右心室流出道与大动脉连接异常　见于完全型大动脉转位、矫正型大动脉转位、右心室双出口。大动脉转位根据血流动力学及解剖学改变可分为完全型大动脉转位和矫正型大动脉转位。大动脉转位超声特点为右心室流出道与左心室流出道失去正常交叉走行关系，二者呈并列走行，右心室流出道与主动脉相

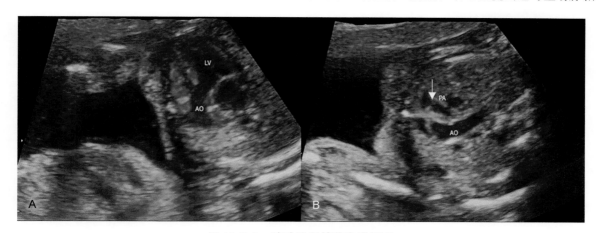

图 12-0-3　肺动脉闭锁流出道切面
　　A.左心室流出道切面显示左心室流出道及主动脉内径增宽；B.右心室流出道切面显示肺动脉闭锁，流出道远端闭锁（箭头）。PA.肺动脉；AO.主动脉；LV.左心室

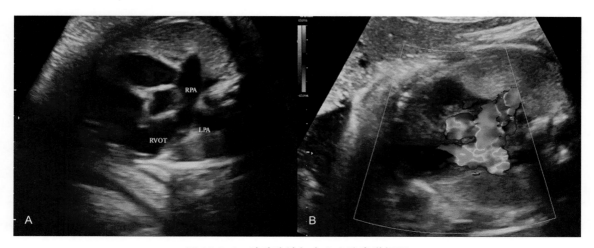

图 12-0-4　肺动脉缺如右心室流出道切面
　　A.右心室流出道-肺动脉切面显示右心室流出道增宽；B.CDFI显示舒张期肺动脉瓣大量反流信号反流入右心室流出道内。RVOT.右心室流出道；RPA.右肺动脉；LPA.左肺动脉

连，左心室流出道与肺动脉相连。右心室双出口为主动脉和肺动脉均起源于解剖右心室或主动脉大部分起源于右心室。主动脉与肺动脉关系呈多种变化，如右位型大动脉转位、左位型大动脉转位等。此时右心室流出道切面可见2条大动脉均起源于解剖右心室，或一条大动脉完全由右心室发出，另一条大部分由右心室发出（图12-0-5、图12-0-6）。

5.其他　右心室流出道异常肌束、右心室流出道占位性病变及肥厚型心肌病。右心室流出道内异常肌束表现为右心室流出道内见1条或多条肌束回声，连接于室上嵴与右心室流出道前壁之间，血流动力学上伴或不伴右心室流出道梗阻。右心室流出道占位性病变多为右心室较大占位性病变累及右心室流出道，多对右心室流出道造成梗阻。CDFI及PW表现为流出道血流束细窄、血流速度增快。胎儿肥厚型心肌病双侧心室重度肥厚时，右心室流出道可表现内径变窄，流出道心室壁增厚，流出道血流速度多在正常范围。

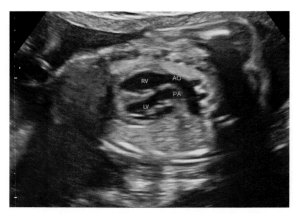

图12-0-5　完全型大动脉转位流出道切面显示左、
右心室流出道呈平行走行，左心室连接
肺动脉，右心室连接主动脉
PA.肺动脉；AO.主动脉；LV.左心室；RV.右心室

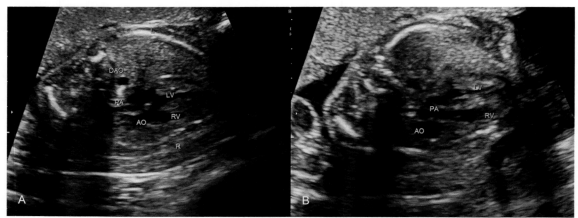

图12-0-6　右心室双出口流出道切面

　A.右心室流出道切面显示主动脉大部分起源于右心室；B.肺动脉完全起源于右心室，内径较主动脉细。PA.肺动脉；AO.主动脉；LV.左心室；RV.右心室；DAO.降主动脉；L.左侧；R.右侧

（何怡华）

主要参考文献

[1] ISUOG Practice Guidelines（updated）：sonographic screening examination of the fetal heart.Ultrasound Obstet Gynecol，2013，41：348-359.

[2]（美）阿布汗默德（Abuhamad，A），（德）查欧里（Chaoui，R.）编著；胎儿超声心动图实用指南：正常和异常心脏.2版.李治安主译.天津：天津科技翻译出版公司，2011.

第 13 章

Chapter 13

胎儿三血管切
面及三血管气
管切面异常的
超声表现

　　Yoo等于1997年首先应用三血管切面（three vessels view，3VV）诊断胎儿大动脉畸形，但3VV切面对主动脉弓畸形难以发现，在Yoo等的工作的基础上，Yagel等于2000年首先应用三血管气管切面（three vessels and trachea view，3VT）诊断胎儿大动脉畸形和主动脉弓及其分支畸形。3VV切面和3VT切面均是上纵隔横切面，3VT切面较3VV切面略高些，它们都可在四腔心切面的基础上，探头声束平面略向胎儿头侧偏斜即可获得。Yagel等将3VV切面和3VT切面分别作为胎儿心脏横切面检查中必不可少的切面。多种心脏畸形在3VV切面和3VT切面上都有明显的不同表现，很多表现有诊断和鉴别诊断价值。因此，本章内容对3VV切面和3VT切面各种异常超声表现进行总结。希望能借此提供给读者横向分析思维。

　　3VV切面和3VT切面主要观察内容有上纵隔血管数目、管径大小、排列关系、连接关系、血管分支、血流方向等。正常3VV切面可显示3条大血管，三者排列关系从左至右依次为主肺动脉、升主动脉、上腔静脉，血管内径从大到小依次为肺动脉＞升主脉脉＞上腔静脉。正常3VT切面可显示3条大血管和气管，从左至右依次为主肺动脉和动脉导管、主动脉弓、上腔静脉。主动脉弓和主肺动脉通过动脉导管在降主动脉汇合，呈"V"字形结构特征。气管位于主动脉弓与上腔静脉之间的后方，且更靠近主动脉弓，主动脉弓自右向左跨过气管的前方（左位主动脉弓）。气管的后方正常没有大血管通过。血管内径从大到小依次为主肺动脉＞主动脉弓＞上腔静脉。正常主肺动脉与动脉导管、主动脉弓的血流方向一致，均为蓝色或红色。

　　根据3VV切面和3VT切面的超声特征，下面主要通过血管管径大小异常、血管数目异常、血管排列关系异常、血管走行异常、血管分支与起源异常、血管与气管位置关系异常、先天性血管环等方面进行叙述。

一、血管管径大小异常

　　血管管径大小异常分为血管狭窄和扩张两类。获得3VV或3VT切面后，最直观表现是血管管径是否存在异常，如果发现血管管径异常，应该分析该异常血管是什么血管？其径线是扩张还是狭窄？导致血管扩张或狭窄的原发病是什么？例如主肺动脉或升主动脉狭窄时，升主动脉或主肺动脉血流量会相应增加，从而出现相应扩张，其原发病是主肺动脉或升主动脉狭窄或闭锁。因此，我们要根据异常导致血流动力改变去分析血管管径变化。假设上纵隔血管排列关系及数目均正常时，血管管径异常主要如下。

　　1.左侧血管（主肺动脉）比中间血管（升主动脉或主动脉横弓）管径小，应注意分析其原发病是左侧血管狭窄还是中间血管扩张，如为左侧血管狭窄者，则考虑肺动脉径线小的疾病，主要有肺动脉狭窄（图13-0-1）、肺动脉闭锁（图13-0-2）、动脉导管早闭或收缩（图13-0-3）等，而鉴别肺动脉狭窄还是闭锁

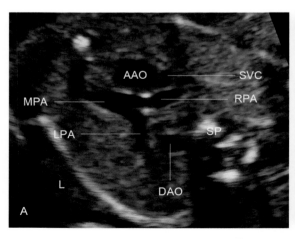
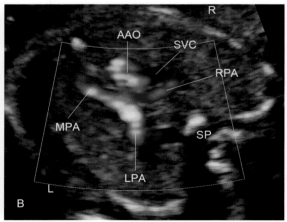

图13-0-1　法洛四联症

　　3VV切面二维（图A）及彩色多普勒（图B）显示主肺动脉（MPA）内径明显较升主动脉（AAO）内径小，彩色多普勒显示肺动脉内为前向血流。SVC.上腔静脉；RPA.右肺动脉；LPA.左肺动脉；DAO.降主动脉；SP.脊柱；L.左侧；R.右侧

主要通过彩色多普勒观察肺动脉内血流方向，是前向的血流还是反向的血流，如为前向者则为狭窄（图13-0-1B），反向者则可能为闭锁（图13-0-2B）；动脉导管早闭或收缩主要表现为动脉导管内径明显狭窄或闭锁，狭窄处流速明显增高（图13-0-3）。如为中间血管扩张，则应考虑主动脉瓣狭窄后扩张可能，该病在胎儿时期极为少见。

2.中间血管（升主动脉或主动脉横弓）小于或等于右侧血管（上腔静脉），则考虑升主动脉管径小的疾病，主要有主动脉狭窄、主动脉闭锁、主动脉弓缩窄和主动脉弓中断等，而这些异常在3VV切面均表现为升主动脉内径明显小于主肺动脉内径、小于或等于上腔静脉内径（图13-0-4）。而在3VT切面上则有不同超声表现，主动脉闭锁主要表现为主动脉横弓均匀性缩小，彩色多普勒主动脉横弓为反向血流（图13-0-5）；主动脉弓缩窄主要表现为主动脉横弓远端狭窄较近端更为明显（图13-0-6），彩色多普勒主动脉横弓

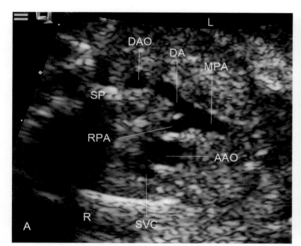
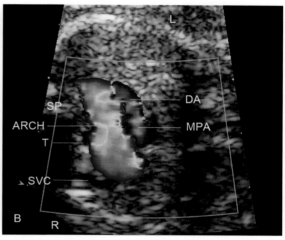

图13-0-2 右心发育不良综合征

3VV切面二维（图A）及3VT切面彩色多普勒（图B）显示主肺动脉（MPA）内径明显较升主动脉（AAO）内径小，3VT切面彩色多普勒显示肺动脉内为反向血流，主动脉弓（ARCH）内为前向血流，两者血流方向相反。SVC.上腔静脉；RPA.右肺动脉；DAO.降主动脉；SP.脊柱；L.左侧；R.右侧

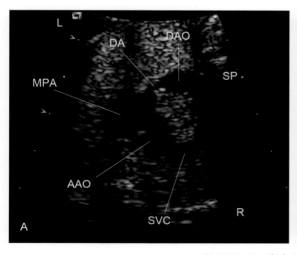
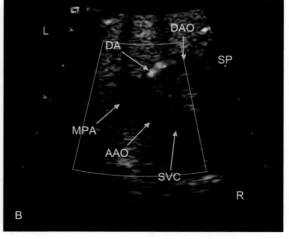

图13-0-3 动脉导管提前收缩狭窄

3VV切面二维（图A）及彩色多普勒舒张期（图B）显示动脉导管（DA）内径明显狭窄，狭窄处流速明显增高。MPA.主肺动脉；AAO.升主动脉；SVC.上腔静脉；DAO.降主动脉；SP.脊柱；L.左侧；R.右侧

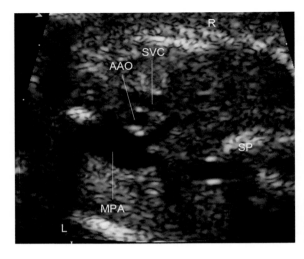

图 13-0-4   主动脉狭窄

3VV 切面显示主动脉（AAO）及肺动脉（MPA）的排列关系正常，但肺动脉内径明显较主动脉内径宽，升主动脉内径与上腔静脉（SVC）内径大小相似。SP.脊柱；L.左侧；R.右侧

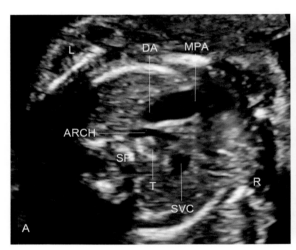

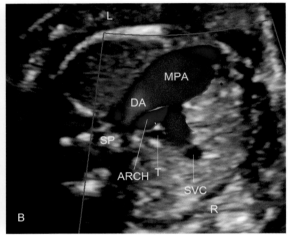

图 13-0-5   主动脉闭锁

3VT 切面二维（图 A）及彩色多普勒（图 B）显示主动脉横弓（ARCH）内径明显较肺动脉小，呈均匀性缩小，其内血流为反向。MPA.主肺动脉；DA.动脉导管；SVC.上腔静脉；T.气管；SP.脊柱；L.左侧；R.右侧

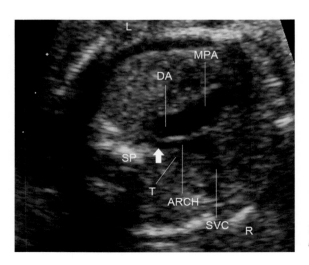

图 13-0-6   主动脉弓缩窄

3VT 切面显示主动脉横弓（ARCH）内径明显变细，以远端更为明显（箭头）。MPA.主肺动脉；DA.动脉导管；SVC.上腔静脉；T.气管；SP.脊柱；L.左侧；R.右侧

为前向血流，少数病例主动脉横弓在舒张末端出现少量反向血流。主动脉弓中断主要表现为升主动脉与降主动脉之间连续性回声中断，主动脉横弓总是横断面（图13-0-7），出现典型的3VT切面上的"100"征，"1"代表肺动脉，两个"0"分别为主动脉弓及上腔静脉横断面。

3.左侧血管（主肺动脉）明显较中间血管（升主动脉或主动脉横弓）扩张，则应考虑肺动脉瓣狭窄后扩张或肺动脉瓣缺如可能，前者常表现主肺动脉扩张（图13-0-8），左、右肺动脉扩张不明显，后者常合并动脉导管缺如，主肺动脉及左、右肺动脉均呈瘤样扩张（图13-0-9）。彩色多普勒两者收缩期均表现为肺动脉内五彩镶嵌湍流（图13-0-9B），前者舒张期肺动脉瓣口仅有少量反流或无反流，后者舒张期肺动脉瓣口内出现大量反流，且反流速度与收缩期射血速度相似，呈典型"进出征"改变。

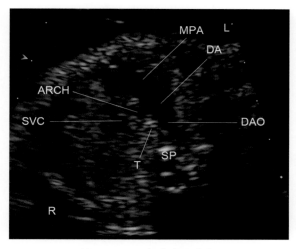

图13-0-7 主动脉弓中断

3VT切面显示主动脉横弓（ARCH）总是横断面，与降主动脉（DAO）连续性回声中断。MPA.主肺动脉；DA.动脉导管；SVC.上腔静脉；T.气管；SP.脊柱；L.左侧；R.右侧

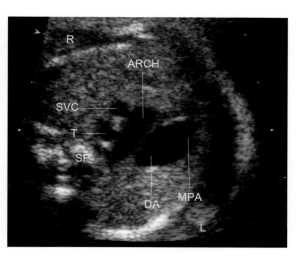

图13-0-8 肺动脉瓣狭窄

3VT切面显示主肺动脉（MPA）及动脉导管（DA）明显扩张，以主肺动脉更为明显。SVC.上腔静脉；T.气管；SP.脊柱；L.左侧；R.右侧

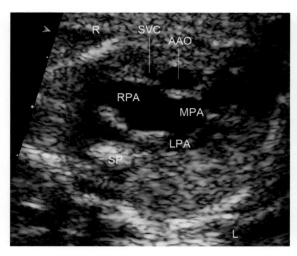

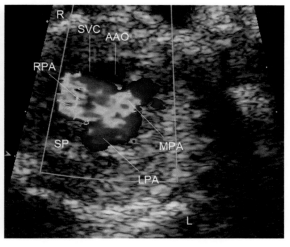

图13-0-9 肺动脉瓣缺如、动脉导管缺如

3VV切面二维（图A）及彩色多普勒（图B）显示主肺动脉（MPA）及左、右肺动脉（LPA、RPA）均明显扩张，收缩期彩色多普勒显示肺动脉内五彩镶嵌湍流。SVC.上腔静脉；SP.脊柱；L.左侧；R.右侧；AAO.升主动脉

　　4.左侧（主肺动脉）及中间血管（主动脉）均明显扩张，则应考虑肺动脉瓣缺如（图13-0-10）、主动脉瓣缺如（图13-0-11）或高心排血量导致心功能不全等。肺动脉瓣缺如合并动脉导管存在时，3VV切面可表现为主肺动脉，左、右肺动脉及升主动脉均明显扩张。主动脉瓣缺如在早孕期较为常见，在中孕期极为罕见，3VV或3VT切面主要表现为升主动脉、主动脉弓及主肺动脉均明显扩张，彩色多普勒显示升主动脉和主动脉弓收缩期为前向血流，舒张期为反向血液。高心排血量导致心功能不全时，3VV或3VT切面也可表现为升主动脉、主动脉弓及主肺动脉扩张，但程度较前两者轻。

　　5.右侧血管（上腔静脉）扩张，应观察汇入上腔静脉的奇静脉是否也扩张，扩张者，应考虑为下腔静脉中断可能（图13-0-12），不扩张者，应注意是否存在右心功能不全、肺静脉异位引流入上腔（图13-0-13）等。

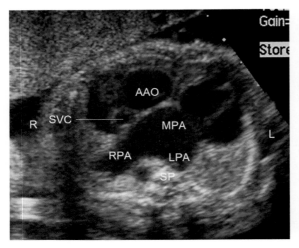

图 13-0-10　肺动脉瓣缺如
3VV切面显示主肺动脉（MPA），左、右肺动脉（LPA、RPA）及升主动脉（AAO）均明显扩张。SVC.上腔静脉；SP.脊柱；L.左侧；R.右侧

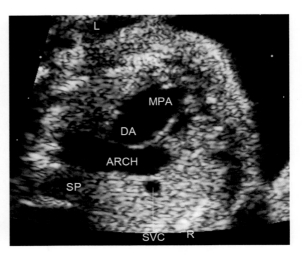

图 13-0-11　主动脉瓣缺如
3VT切面显示主肺动脉（MPA）、动脉导管（DA）及主动脉横弓（ARCH）均明显扩张。SVC.上腔静脉；SP.脊柱；L.左侧；R.右侧

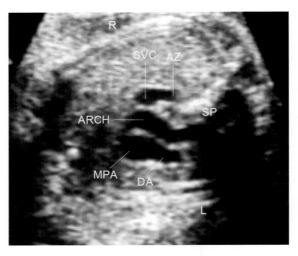

图 13-0-12　下腔静脉中断
3VT切面显示上腔静脉（SVC）及奇静脉（AZ）均明显扩张，奇静脉汇入上腔静脉内。ARCH.主动脉弓；MPA.主肺动脉；DA.动脉导管；SP.脊柱；L.左侧；R.右侧

二、血管数目异常

上纵隔血管数目异常分为数目增多或减少两类。出现血管数目增多时，应判断增多是哪根的血管，该血管是动脉还是静脉，其位置及径线等。假设上纵隔血管排列关系正常时，血管数目异常主要如下。

1.增多的血管位于肺动脉左侧，主要见于永存左上腔静脉和心上型肺静脉异位引流（引流至左头臂静脉），这两者在三血管切面上超声表现很相似，且均很容易漏诊，尤其是后者。三血管切面上两者超声表现鉴别主要有两点，前者内径与右侧上腔静脉内径大小相当，后者内径小于右侧上腔静脉内径；前者与右侧上腔静脉血流方向相同，后者与右侧上腔静脉血流方向相反。

2.增多的血管位于主动脉右侧主要见于心上型肺静脉异位引流（图13-0-14）。

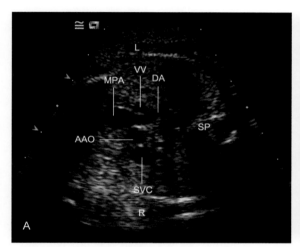
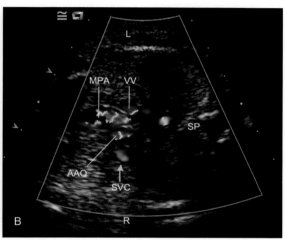

图13-0-13 心上型肺静脉异位引流

3VV平面二维（图A）及彩色多普勒（图B）显示肺动脉（MPA）左侧（L）及主动脉（AAO）右侧（R）分别可见垂直静脉（VV）和上腔静脉（SVC），彩色多普勒显示两者血流方向相反。DA.动脉导管；SP.脊柱

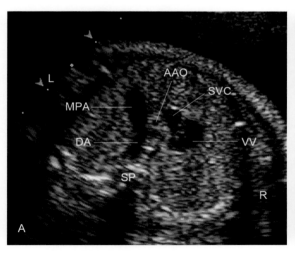
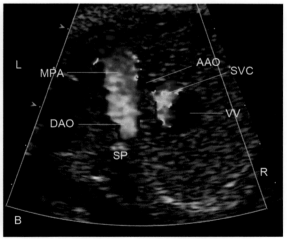

图13-0-14 心上型肺静脉异位引流、主动脉闭锁

3VV平面二维（图A）及彩色多普勒（图B）显示主动脉（AAO）内径明显较上腔静脉内径小，上腔静脉（SVC）右侧（R）存在垂直静脉（VV）回声，垂直静脉从上腔静脉后方汇入其内，且汇入处明显狭窄，彩色多普勒显示狭窄处血流明显增快。MPA.主肺动脉；DA.动脉导管；SP.脊柱；L.左侧

3.增多的血管位于肺动脉与上腔静脉之间主要见于双主动脉弓、迷走锁骨下动脉等。

4.血管数目减少　主要发生在动脉，主要有肺动脉闭锁（肺内供血来侧支）（图13-0-15）和永存动脉干（图13-0-16）。此外，在3VT切面上表现为血管数目减少的疾病还有完全型大动脉转位、右心室双出口等。

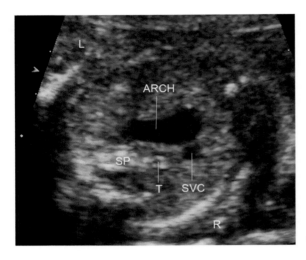

图 13-0-15　肺动脉闭锁（肺内供血来自侧支）

3VT切面仅显示主动脉横弓（ARCH）及上腔静脉（SVC）回声。T.气管；SP.脊柱；L.左侧；R.右侧

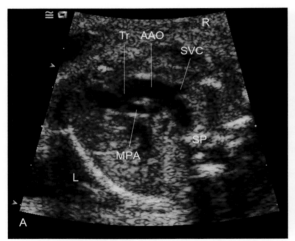

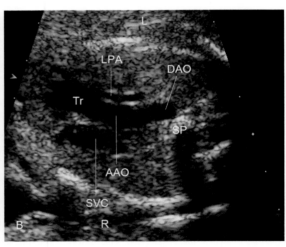

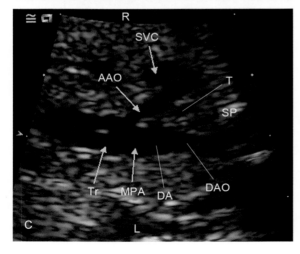

图 13-0-16　永存动脉干

A.Ⅰ型永存动脉干，3VV切面显示宽大动脉干（Tr）和上腔静脉（SVC）回声，动脉干分出升主动脉（AAO）和主肺动脉（MPA）；B.Ⅲ型永存动脉干，3VV切面显示宽大动脉干（Tr）和上腔静脉（SVC）回声，动脉干分出升主动脉（AAO）和左肺动脉（LPA）；C.Ⅳ型永存动脉干，3VT切面显示宽大动脉干（Tr）和上腔静脉（SVC）回声，动脉干在半月瓣稍上方立即分出升主动脉（AAO）和主肺动脉（MPA），升主动脉内径明显较肺动脉小，升主脉与降主动脉间连续性中断。L.左侧；R.右侧；SP.脊柱；DA.动脉导管；DAO.降主动脉

三、血管排列关系异常

上纵隔血管正常排列关系从左至右依次为主肺动脉、升主动脉、上腔静脉，如果三者之间左右排列关系发生变化则为异常。动脉排列关系异常主要见大动脉右转位和大动脉左转位。

1. **大动脉右转位** 是指主动脉位于肺动脉右前方，常见于完全型大动脉转位和右心室双出口，3VV切面表现为主动脉位于肺动脉右前方（图13-0-17A），3VT切面仅能显示主动脉弓和上腔静脉，肺动脉及动脉导管不显示（图13-0-17B）。

2. **大动脉左转位** 是指主动脉位于肺动脉左前方，常见于矫正型大动脉转位和右心室双出口（图13-0-18），3VV切面主要表现从左至右排列依次为主动脉、主肺动脉、上腔静脉，主动脉位于肺动脉左前方。3VT切面主要表现从左至右排列依次为主动脉弓、主肺动脉、上腔静脉。

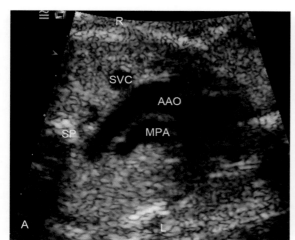
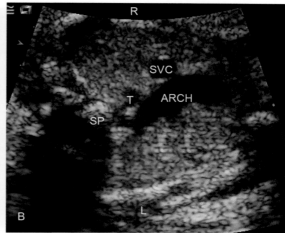

图13-0-17 完全性大动脉转位

3VV切面（图A）显示主动脉（AAO）起始部位于肺动脉（MPA）右前方。3VT切面（图B）仅显示主动脉弓（ARCH）和上腔静脉（SVC）。SP.脊柱；L.左侧；R.右侧

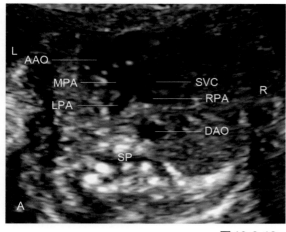
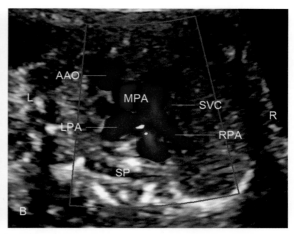

图13-0-18 右心室双出口

3VV切面二维（图A）及彩色多普勒（图B）显示左至右排列依次为主动脉（AAO）、主肺动脉（MPA）及上腔静脉（SVC），主动脉位于肺动脉左前方。LPA.左肺动脉；RPA.右肺动脉；DAO.降主动脉；SP.脊柱；L.左侧；R.右侧

3. 静脉排列关系异常   主要见于永存左上腔静脉（右上腔静脉缺如），3VV或3VT切面从左向右排列依次为上腔静脉、主肺动脉和升主动脉或主动脉弓（图13-0-19）。

四、血管走行异常、血管分支与起源异常、血管与气管位置关系异常、先天性血管环

随着对3VV切面和3VT切面在诊断胎儿心脏畸形价值的认识不断深入，发现其在诊断上纵隔血管走行、血管分支与起源、血管与气管位置关系等异常的特异性和敏感性均很高。这类异常主要有左位主动脉弓合并右锁骨下动脉迷走、左（右）位动脉导管，右位主动脉弓，双主动脉弓，绕食管后方主动脉弓，左肺动脉迷走，肺动脉异常起源于升主动脉等。以下简单介绍这些异常在3VV或3VT切面超声表现。

1. 左位主动脉弓

（1）左位主动脉弓合并右锁骨下动脉迷走、左位动脉导管：3VT切面主要表现为降主动脉起始部发出右锁骨下动脉，后者绕过气管及食管的后方向右侧走行，形成"C"形血管环（图13-0-20）。3VV切面可无异常表现。

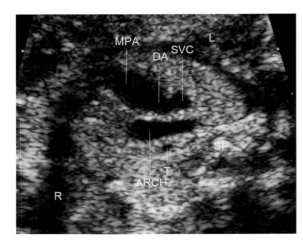

图13-0-19   永存左上腔静脉（右上腔静脉缺如）

3VT切面显示从左向右排列关系依次为上腔静脉、主肺动脉和主动脉弓；MPA.主肺动脉；DA.动脉导管；SVC.上腔静脉；ARCH.主动脉弓；SP.脊柱；L.左侧；R.右侧

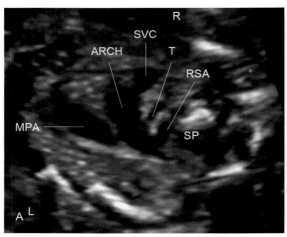

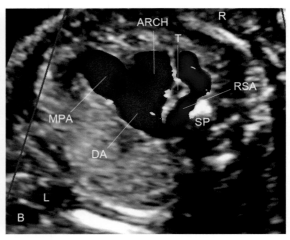

图13-0-20   右锁骨下动脉迷走

3VT平面二维（图A）及彩色多普勒（图B）显示降主动脉（DAO）起始部发出右锁骨下动脉（RSA），后者绕过气管（T）及食管的后方向右侧走行。ARCH.主动脉弓；MPA.主肺动脉；DA.动脉导管；T.气管；SP.脊柱；L.左侧；R.右侧

（2）左位主动脉弓合并右锁骨下动脉迷走、右位动脉导管：3VT切面主要表现为主动脉弓位于气管左侧、动脉导管与肺动脉位于气管右侧，右锁骨下动脉发自降主动脉起始部，绕过气管及食管后方，形成一个围绕气管、食管的"U"形血管环（图13-0-21）。3VV切面可无异常表现。

2.右位主动脉弓

（1）右位主动脉弓合并左锁骨下动脉迷走、左位动脉导管：3VT切面主要表现为主动脉弓位于气管右侧、动脉导管与肺动脉位于气管左侧，左锁骨下动脉发自降主动脉起始部，绕过气管及食管后方，形成一个围绕气管、食管的"U"形血管环（图13-0-22）。3VV切面可无异常表现。

（2）镜面右位主动脉弓、左位动脉导管：3VT切面主要表现为主动脉弓位于气管右侧，其发出第1分支为左无名动脉。这一型不形成血管环或悬带，但经常伴有其他先天性心脏病，常合并有肺动脉闭锁或肺动脉严重狭窄（图13-0-23）。

（3）镜面右位主动脉弓，右位动脉导管：3VV切面表现为自左向右排列关系依次为肺动脉、升主动脉和上腔静脉，而肺动脉发出左肺动脉和右动脉导管，右动脉导管在气管前方跨过，与降主动脉相连（图13-0-24）。3VT切面仅显示主动脉弓和上腔静脉，主动脉弓位于气管的右侧。此类型不形成血管环或悬带。

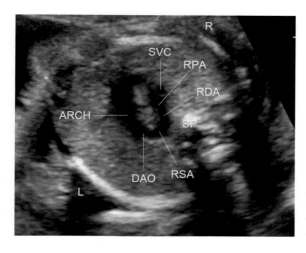

图13-0-21　左位主动脉弓并迷走右锁下骨动脉、右位动脉导管，完全型大动脉转位，室间隔缺损等多发畸形

3VT切面显示左位主动脉弓（ARCH）位于气管（T）左侧（L）、右锁骨下动脉（RSA）发自降主动脉起始部，绕过气管及食管后方，与右位动脉导管（RDA）及右肺动脉（RPA），共同形成一个围绕气管的"U"形血管环。SP.脊柱；L.左侧；R.右侧；SVC.上腔静脉

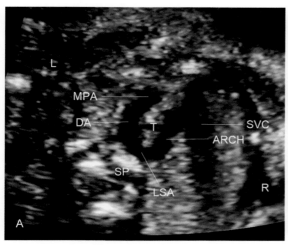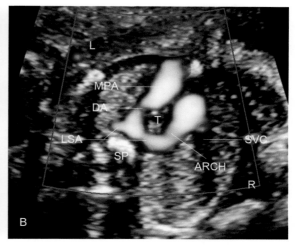

图13-0-22　右位主动脉弓并迷走左锁骨下动脉、左位动脉导管（"U"形血管环）

3VT平面二维（图A）及彩色多普勒（图B）显示主动脉弓（ARCH）位于气管（T）的右侧（R）、左锁骨下动脉（LSA）发自降主动脉（DAO）起始部，绕过气管及食管的后方，与左位动脉导管（DA）与肺动脉（MPA）相连接，共同形成了一个围绕气管和食管的"U"形血管环。SP.脊柱；L.左侧；R.右侧；SVC.上腔静脉

3.双主动脉弓　3VT切面表现为左侧和右侧主动脉弓永存，两者环绕气管和食管形成"O"形血管环，动脉导管常位于主动脉弓的左侧，与血管环共同形成"6"或" 9"形，双主动脉弓可以对称、一侧弓发育不良或一侧弓闭锁（图13-0-25）。3VV切面可无异常表现。

4.绕食管后方主动脉弓　3VT切面表现为左位主动脉弓或右位主动脉弓在对侧与降主动脉相连时，主动脉弓的远段在食管后面跨过中线（图13-0-26）。3VV切面可无异常表现。

5.左肺动脉迷走　是指左肺动脉异常起源于心包外的右肺动脉后壁，在右主支气管的近侧端前方，经气管与食管之间的间隙从左侧肺门入肺。3VV切面主要表现为左肺动脉起始部位于气管前方偏右侧，从主肺动脉发出后从气管的右侧，绕到气管的后方向左行走进入左肺，形成"O"形完整血管环（图13-0-27）。

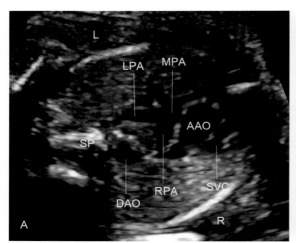
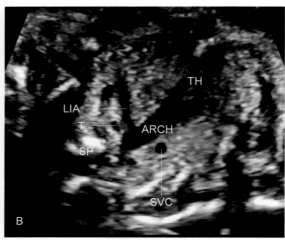

图13-0-23　镜面右位主动脉弓伴左位动脉导管

3VV切面（图A）显示肺动脉（MPA）内径明显较主动脉（AAO）小。3VT切面（图B）显示主动脉弓（ARCH）位于气管（T）的右侧（R），主动脉弓在气管前方分出一粗大的动脉，此即左无名动脉，为主动脉弓的第一分支，肺动脉及动脉导管在此切面未能显示。SP.脊柱；L.左侧；R.右侧；SVC.上腔静脉；TH.胸腺

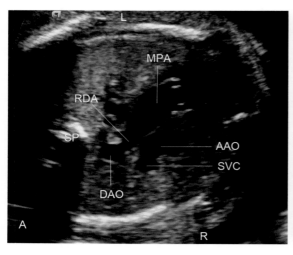
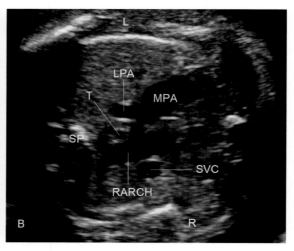

图13-0-24　镜面右位主动脉弓伴右位动脉导管

3VV切面（图A）显示上纵隔大血管左向右排列关系依次为肺动脉（MPA）、升主动脉（AAO）和上腔静脉（SVC），而肺动脉发出右动脉导管（RDA），右动脉导管在脊柱前方跨过与右侧降主动脉（DAO）相连。3VT切面（图B）显示右位主动脉弓（RARCH）位于气管（T）的右侧。SP.脊柱；L.左侧；R.右侧

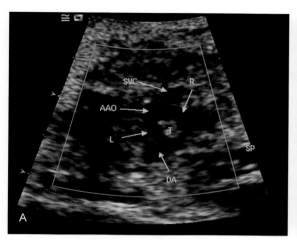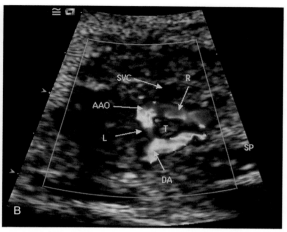

图 13-0-25　双主动脉弓、左位动脉导管

3VT切面二维（图A）及彩色多普勒（图B）显示左侧（L）和右侧（R）主动脉弓永存，左弓内径较右弓内径小，两者环绕气管（T）和食管形成"O"血管环，动脉导管（DA）位于左侧主动脉弓的左侧，与血管环形成"9"字形。SP.脊柱；SVC.上腔静脉；AAO.升主动脉

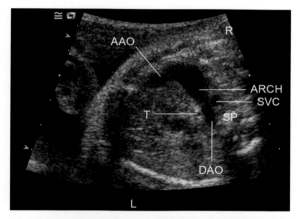

图 13-0-26　绕食管后主动脉弓、右位动脉导管、单心室等复杂心脏畸形

3VT平面显示主动脉弓（ARCH）自右向左降，其远段绕过气管（T）及食管后方与对侧的降主动脉（DAO）相连。L.左侧；R.右侧；SVC.上腔静脉；AAO.升主动脉；SP.脊柱

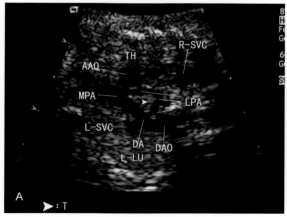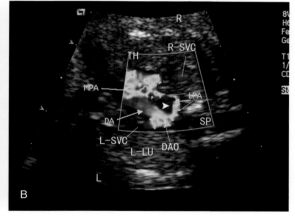

图 13-0-27　迷走左肺动脉、右肺及右肺动脉缺如

3VV平面二维（图A）及彩色多普勒（图B）显示主肺动脉（MPA）内径明显较升主动脉（AAO）内径小，左肺动脉（LPA）起始部位于气管（T）前方偏右侧，从主肺动脉发出后从气管的右侧，绕到气管的后方向左行走进入左肺，右肺动脉不显示，动脉导管在气管左侧与降主动脉相连，双上腔静脉。DA.动脉导管；TH.胸腺；DAO.降主动脉；L-LU.左肺；SP.脊柱

6.肺动脉异常起源于升主动脉　是指右肺动脉或左肺动脉中的一支异常起源升主动脉的近端或远端，而另一支仍与主肺动脉延续，可分为右肺动脉异常起源于升主动脉（图13-0-29）及左肺动脉异常起源于升主动脉（图13-0-28）两种类型，以前者多见。

7.主肺动脉窗　是指肺动脉主干与升主动脉间存在异常沟通。3VV切面主要表现为升主动脉与主肺动脉间的动脉间隔连续性回声中断，缺损处的分流方向可为右向左、左向右（图13-0-29）或双向分流，分流方向取决于主动脉和主肺动脉间压差。

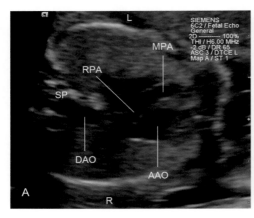
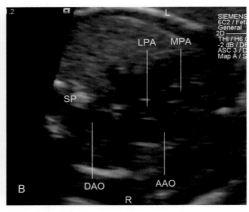

图 13-0-28　左肺动脉异常起源于升主动脉近端型

3VV切面（图A）显示肺动脉（MPA）狭窄，动脉导管及左肺动脉均未显示，主肺动脉直接延续为右肺动脉（RPA）。产前3VT切面（图B）显示肺动脉内径明显较主动脉内径小，左肺动脉（LPA）发自升主动脉近端。L.左侧；R.右侧；AAO.升主动脉；SP.脊柱；DAO.降主动脉

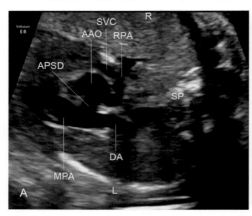
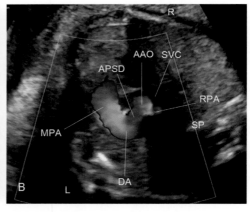

图 13-0-29　主肺动脉窗并右肺动脉异常起源升主动脉，主动脉弓缩窄

3VV切面二维（图A）及彩色多普勒（图B）显示升主动脉（AAO）中段与主肺动脉（MPA）间的动脉间隔缺损，缺损处为主动脉向肺动脉的左向右分流，右肺动脉（RPA）异常起源于升主动脉后壁

（李胜利　文华轩）

主要参考文献

[1] 李胜利，文华轩.胎儿超声断层解剖模式图设计与应用：胎儿三血管切面及三血管气管切面异常表现.中华医学超声杂志（电子版），2010，7（6）：24-28.

[2] Li S，Luo G，Norwitz ER，et al. Prenatal diagnosis of congenital vascular rings and slings: sonographic features and perinatal outcome in 81 consecutive cases. Prenat Diagn，2011，30.

第 14 章

完全性肺静脉异位引流

完全性肺静脉异位引流（total anomalous pulmonary venous connection，TAPVC）

【定义】肺静脉异位引流（anomalous pulmonary venous connection）又称肺静脉畸形引流或肺静脉畸形连接，是指肺静脉的 1 支或全部不与左心房连接，肺循环血液部分或全部不能流入左心房内，而是直接或间接通过体循环的静脉系统回流至右心房。完全性肺静脉异位引流（total anomalous pulmonary venous connection，TAPVC）是指所有肺静脉均与右心房或引入右心房的静脉异位连接，而不与左心房相连。临床较为少见，但较严重，是婴幼儿四大发绀型心脏病之一。

【病理生理特征】

1. 病理特征　肺的始基由前肠发育而来，正常胚胎发育早期，位于心房后面的肺静脉丛与体静脉系统有侧支相交通。之后原始心房的左后壁向外凸起形成肺静脉共干，继而与肺静脉丛汇合而成的 4 个肺静脉主支相连接。共同肺静脉腔被吸收成左心房的一部分，使 4 个肺静脉的主支直接开口于左心房，此时肺静脉丛与体静脉之间的侧支闭合，从而完成肺静脉的发育（图 14-0-1）。

TAPVC 是由于胎儿心脏在发育过程中受到干扰，使部分发育停顿或缺陷，以及部分该退化者未能完

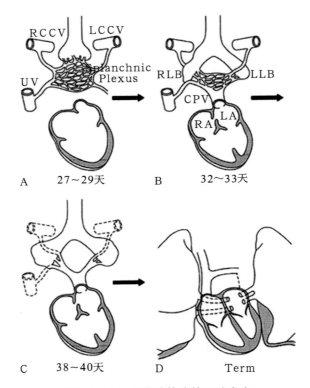

图 14-0-1　正常肺静脉的胚胎发育

A. 原始肺芽组织被内脏静脉丛包绕，但与心脏无连接，部分成为肺血管床；B. 共同肺静脉形成（来源于心房），连接肺静脉丛和心脏窦 - 房部；C. 肺血管床和内脏静脉丛的连接消失，肺血管床形成 4 支肺静脉，通过共同肺静脉与心房连接；D. 共同肺静脉是一个临时性结构，以后逐渐与左心房融合，4 支肺静脉直接与心房连接。CPV. 共同主静脉；UV. 脐卵黄静脉；splanchnic plexus. 内脏静脉丛；LCCV. 左总主静脉；RCCV. 右总主静脉；LLB. 左肺芽；RLB. 右肺芽

全退化，致使肺静脉没有和肺静脉原基链接，而与内脏静脉（如右前、左前主静脉，脐静脉，卵黄静脉）连接，导致肺静脉开口在右心房或通过腔静脉系统，再注入右心房（图 14-0-2）。

TAPVC 是一种少见的先天性发绀型心脏病，占先天性心脏病的 1% ～ 5%，胎儿时期由于卵圆孔和动脉导管的存在使胎儿能发育至足月，出生后因 TAPVC 患者右心房内为混合血，经房水平分流到左心房，体循环血氧饱和度降低，患儿出现不同程度发绀。

2. 病理分型

（1）心上型：占 55%，肺静脉在左心房后方汇合后，经左侧垂直静脉引流入左无名静脉。有时经右侧垂直静脉引流入上腔静脉或经奇静脉汇入上腔静脉。

（2）心内型：占 30%，全部肺静脉直接引流入右心房或经共同肺静脉腔引流入冠状静脉窦，在共同肺静脉腔和冠状静脉窦之间可能发生梗阻。

（3）心下型：占 12%，全部肺静脉在心脏后方汇合后经垂直静脉下行，通过膈肌 - 食管裂孔进入门静脉、下腔静脉或静脉导管等，回流血液经过高阻力肝血管床到达右心房或垂直静脉下行途中受压，均可引起肺静脉梗阻。

（4）混合型：双侧肺静脉分别通过不同的引流途径和部位至右心房，约占 5%（图 14-0-3）。

3. 血流动力学特征　完全性肺静脉异位引流者，全部肺静脉血液直接或经静脉系统间接汇入右心房，右心房内来自腔静脉与肺静脉的血液混合后，部分血液又需经卵圆孔或房间隔缺损流入左心房，否则出生后很快死亡，右心房接受体肺循环全部回心血液，血流量极度增多，因此，右心房、右心室往往扩大，肺动脉不同程度增宽，左心房内无肺静脉汇入，左心房内血液靠房水平右向左分流的血液供应，因为是混合血，出生后患儿出现不同程度发绀，TAPVC 生后临床表现主要取决于肺静脉回流梗阻程度。肺静脉无梗阻者，出生后体循环的血氧饱和度仅有轻度下降。肺静脉回流梗阻时，肺静脉血比例减小，发绀加重，肺淤血明显。重度肺静脉梗阻在新生儿期表现为明显的发绀、进食困难、呼吸困难、心包积液和代谢性酸中毒、肺水肿等。肺静脉异位引流至门静脉时，会导致肝大。

肺静脉梗阻最常见于心下型，次之为心上型，心下型 TAPVC 常合并肺静脉回流梗阻可能与垂直静脉走行距离长，需穿膈肌等结构有关；心上型 TAPVC 病例中，有时垂直静脉上行于左肺动脉与支气管之间，因肺动脉扩张而压迫垂直静脉，从而造成肺静脉回流受阻。

4. 合并心内畸形　完全性肺静脉异位引流出生后最常合并畸形；房间隔缺损者占 25%，合并卵圆孔未闭者约 75%。

（1）其他常见合并心内畸形：有房室间隔缺损、单心室、主动脉缩窄、左心发育不良综合征等。

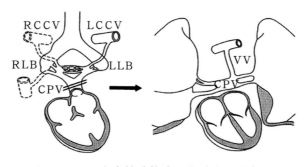

图 14-0-2　完全性肺静脉异位引流胚胎发育

在内脏静脉丛吸收前，正常肺静脉丛未与共同肺静脉连接。LCCV. 左总主静脉；RCCV. 右总主静脉；LLB. 左肺芽；RLB. 右肺芽；CPV. 共同主静脉；VV. 垂直静脉

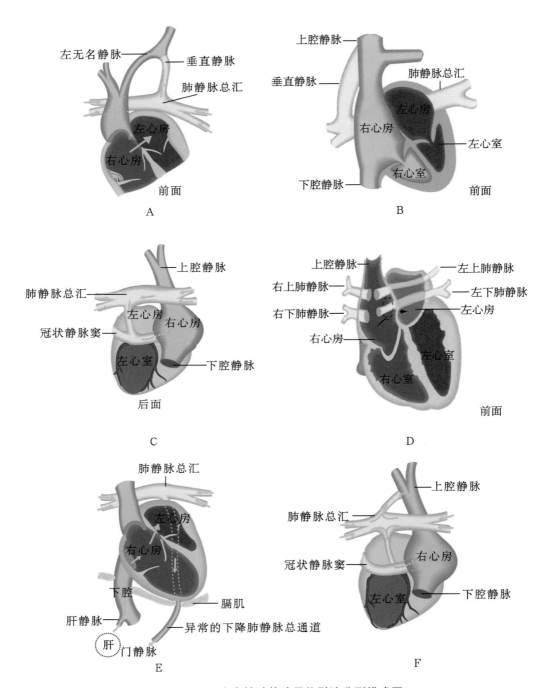

图 14-0-3　完全性肺静脉异位引流分型模式图

A.心上型肺静脉异位引流,肺总静脉经左垂直静脉引流入左无名静脉,此型较经右垂直静脉引流入上腔静脉多见;B.心上型肺静脉异位引流,肺总静脉经右垂直静脉引流入上腔静脉;C.心内型肺静脉异位引流,肺总静脉经冠状静脉窦引流入右心房;D.心内型肺静脉异位引流,肺静脉直接引流入右心房;E.心下型肺静脉异位引流,肺总静脉经垂直静脉向下引流入门静脉、下腔静脉或静脉导管等;F.混合型肺静脉异位引流,肺静脉经两种或两种以上途径异位引流,图示为经左垂直静脉及冠状静脉窦异位引流

（2）其他常见心外畸形：无脾综合征、单脐动脉，相关染色体畸变很少见。国外报道少见的合并畸形包括无顶冠状静脉窦、Williams综合征（这是一种遗传性综合征，是由于7号染色体基因的微缺失导致。可导致特殊的面相、心脏有主动脉瓣下狭窄，肺动脉狭窄，生长发育缓慢、智力低下等症状）、Cantrell五联症（包括5种畸形：胸骨裂、胸骨下段缺损；膈肌前部半月形缺损；心包壁层缺如与腹腔交通；脐上腹壁缺损脐疝；心脏畸形）合并体外心等。

【超声诊断线索与思路】

1. 正常胎儿肺静脉超声检查方法　胎儿时期肺内没有气体，肺可以作为检查肺静脉的透声窗，肺门部可以作为寻找肺静脉的切面，胸部横切胎儿四腔心切面或不典型的四腔心切面，与降主动脉邻近的是左肺，对侧是右肺，左上肺静脉邻近左心耳，左下肺静脉邻近降主动脉，右上肺静脉开口邻近房间隔，右下肺静脉与房间隔平行（图14-0-4）；不典型四腔心切面，双下肺静脉位于降主动脉两侧（图14-0-5）；双肺门切面双上肺静脉与同侧肺动脉伴行（图14-0-6）；在四腔心基础上测动探头声束往胎儿后背部倾斜可同时显示4条肺静脉进入左心房，称为"螃蟹征"（图14-0-7），与降主动脉邻近的是双下肺静脉，另外两条是双上肺静脉。胎儿胸部纵切，与降主动脉邻近的是左肺（图14-0-8），与上腔静脉相邻的是右肺（图14-0-9）。肺门部上肺静脉与同侧肺动脉伴行、近胎儿头侧，下肺静脉独立走行、近胎儿足侧（图14-0-10、图14-0-11）。需要指出的是现实中肺静脉数目有时存在变异，最常见的变异是只存在1条左肺静脉或1条右肺静脉，在解剖学研究中的发生率约24%；少数情况下，所有的肺静脉汇入共同肺静脉腔，然后回流入左心房；静脉数目增多的情况也存在，左或右侧的第3条肺静脉的发生率为1.6%～2%，甚至可以出现第4条或第5条肺静脉。因此，胎儿肺静脉超声不应满足和过分依赖于对4条肺静脉的探查，当发现汇入左心房的数目异常时，应结合其他切面及征象，综合考虑是肺静脉数目的变异还是存在部分性肺静脉异位引流。

肺静脉血流频谱包括S波、D波和A波，S波为心室收缩波，D波为心室舒张波，A波为心房收缩波，S波、D波为正向波，A波多数情况表现为正向波，少数表现为A波缺失或反转，但正常胎儿反向A波时限短，流速低（图14-0-12）。胎儿不同孕周的肺静脉内径及流速见表14-0-1。

2. 完全性肺静脉异位引流常见超声线索　快速排除法：胸部横切，胎儿四腔心切面，启动彩色多普勒血流显像技术只要看到1条肺静脉回流入左心房就可以快速排除完全性肺静脉异位引流。

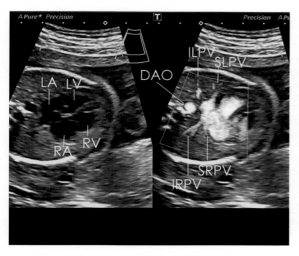

图14-0-4　4支肺静脉的识别

SLPV. 左上肺静脉；ILPV. 左下肺静脉；SRPV. 右上肺静脉；IRPV. 右下肺静脉；DAO. 降主动脉

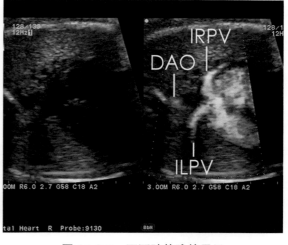

图14-0-5　双下肺静脉的显示

ILPV. 左下肺静脉；IRPV. 右下肺静脉；DAO. 降主动脉

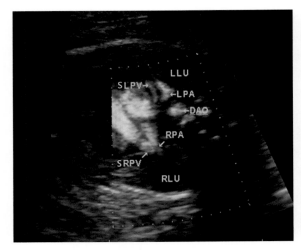

图 14-0-6　双肺门切面双上肺静脉与同侧肺动脉伴行

SLPV.左上肺静脉；LPA.左肺动脉；SRPV.右上肺静脉；RPA.右肺动脉；DAO.降主动脉；RLU.右肺；LLU.左肺

图 14-0-7　"螃蟹征"，血流同时显示4条肺静脉汇入左心房

SLPV.左上肺静脉；ILPV.左下肺静脉；SRPV.右上肺静脉；IRPV.右下肺静脉；DAO.降主动脉；SP.脊柱

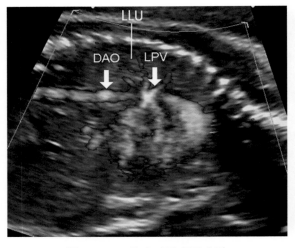

图 14-0-8　降主动脉邻近左肺

DAO.降主动脉；LPV.左肺静；LLU.左肺

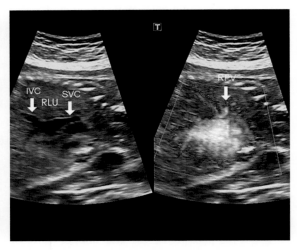

图 14-0-9　腔静脉邻近右肺

SVC.上腔静脉；IVC.下腔静脉；RPV.右肺静脉；RLU.右肺

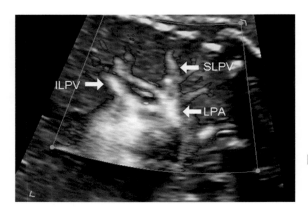

图 14-0-10　左肺门部左上肺静脉与左肺动脉伴行，左下肺静脉独立走行

SLPV.左上肺静脉；ILPV.左下肺静脉；LPA.左肺动脉

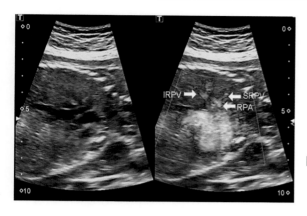

图 14-0-11　右肺门部右上肺静脉与右肺动脉伴行，右下肺静脉独立走行

SRPV.右上肺静脉；IRPV.右下肺静脉；RPA.右肺动脉

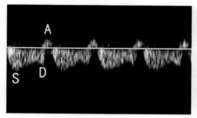 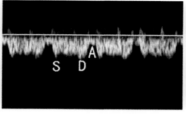 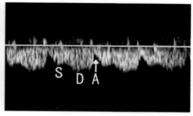

图 14-0-12　肺静脉血流频谱

　　正常频谱为双期，可为同向，也可有小的逆向的心房收缩波（A），心室收缩波（S）和舒张波（D）有 3 种形态：332 例肺静脉血流频谱，期中 S>D（94.6%）、S=D（4.8%）、S<D（0.6%）

表 14-0-1　不同孕周双侧肺静脉内径及收缩期流速平均值

孕周	LPV			RPV		
	内径（cm）	收缩期流速（m/s）	舒张期流速（m/s）	内径（cm）	收缩期流速（m/s）	舒张期流速（m/s）
12～14	0.110±0.020	0.153±0.016	0.112±0.028	0.119±0.013	0.165±0.023	0.116±0.026
15～16	0.122±0.015	0.168±0.013	0.133±0.025	0.134±0.013	0.176±0.023	0.136±0.022
17～18	0.130±0.014	0.183±0.064	0.135±0.022	0.148±0.023	0.185±0.053	0.136±0.020
19～20	0.153±0.036	0.186±0.033	0.147±0.042	0.156±0.043	0.189±0.050	0.148±0.030
21～22	0.177±0.052	0.190±0.043	0.148±0.025	0.184±0.052	0.208±0.046	0.155±0.035
23～24	0.181±0.047	0.214±0.039	0.161±0.027	0.185±0.074	0.219±0.050	0.162±0.037
25～26	0.191±0.062	0.218±0.046	0.162±0.033	0.193±0.052	0.224±0.043	0.164±0.030
27～28	0.220±0.056	0.224±0.049	0.172±0.064	0.232±0.069	0.225±0.050	0.173±0.038
29～30	0.225±0.067	0.227±0.047	0.174±0.036	0.233±0.066	0.239±0.054	0.180±0.044
31～32	0.233±0.070	0.253±0.046	0.182±0.041	0.251±0.083	0.269±0.067	0.193±0.055
33～34	0.234±0.036	0.268±0.052	0.189±0.023	0.263±0.055	0.277±0.040	0.200±0.038
35～36	0.264±0.052	0.270±0.060	0.198±0.031	0.295±0.065	0.275±0.084	0.211±0.038
37～38	0.271±0.032	0.273±0.052	0.209±0.041	0.296±0.048	0.285±0.080	0.218±0.043
39～40	0.290±0.031	0.278±0.074	0.213±0.038	0.306±0.038	0.341±0.040	0.220±0.037

注：LPV.左肺静脉；RPV.右肺静脉

不同类型TAPVC超声心动图特征：①二维显示左心房顶部光滑，肺静脉角消失，彩色多普勒显示无肺静脉血流回流入左心房；左心房与降主动脉间距离增宽，左心房顶部后方可见肺静脉汇合成的共同肺静脉腔（图14-0-13）；②四腔心切面左、右心室比例可正常，也可见右心房、右心室增大，卵圆孔内径可正常，也可见卵圆孔增大，卵圆瓣发育不良，亦可见房间隔缺损征象，三血管气管切面可见肺动脉扩张；③根据共同肺静脉腔追查肺静脉汇入的数目及血流情况，沿共同静脉腔引流途径探查可显示引流部位，相应引流部位血管内径扩张。

不同类型TAPVC胎儿超声心动图特征如下。

（1）心上型

①共同肺静脉腔经左侧垂直静脉汇入上腔静脉：四腔心切面肺总静脉腔位于降主动脉和左心房顶部之间（图14-0-13），适当旋转探头显示垂直静脉长轴，可见垂直静脉始于共同肺静脉腔上行连于左无名静脉汇入上腔静脉（图14-0-14），左垂直静脉约70%走行在主动脉弓左前方，血流方向与降主动脉相反，约30%走行于左肺动脉与左支气管间，受左肺动脉及左支气管压迫，此种亚型易产生梗阻（图14-0-15），垂直静脉于梗阻近端可见增宽，梗阻处管腔内径小，前向血流速度增快。

②共同肺静脉腔经右侧垂直静脉汇入上腔静脉：垂直静脉连接共同肺静脉腔经右肺动脉前方或后方斜上行汇入上腔静脉（图14-0-16），血流方向与上腔静脉血流相反，上腔静脉增宽。

③共同静脉腔经奇静脉汇入上腔静脉：共同肺静脉腔与奇静脉连接后引流入上腔静脉，奇静脉与上腔静脉均增宽。

（2）心内型

①共同肺静脉腔汇入冠状静脉窦：四腔心切面或左心室长轴切面发现冠状静脉窦明显扩张，适当调整探头可见位于左心房后上方的共同肺静脉腔，并可追踪其与冠状静脉窦连接后汇入右心房或左上、下肺静脉汇合成左共同肺静脉干，右上、下肺静脉汇合成右共同肺静脉干后再直接汇入冠状静脉窦（图14-0-17、图14-0-18）。

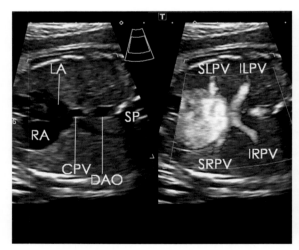

图14-0-13　完全性肺静脉异位引流左心房壁及肺总静脉

左心房壁光滑，肺静脉角消失，左心房与降主动脉间可见肺总静脉腔。SLPV.左上肺静脉；ILPV.左下肺静脉；SRPV.右上肺静脉；IRPV.右下肺静脉；RA.右心房；LA.左心房；CPV.肺总静脉

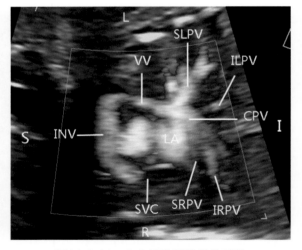

图14-0-14　心上型肺静脉异位引流

左垂直静脉经左无名静脉引流入右心房。VV.垂直静脉；SVC.上腔静脉

②共同肺静脉腔直接汇入右心房：共同肺静脉腔直接引流入右心房或左、右肺静脉干分别直接引流入右心房（图 14-0-3D）。

（3）心下型

①共同静脉腔经垂直静脉汇入下腔静脉或肝静脉：四腔心切面基础上寻共同肺静脉腔适当旋转探头显示垂直静脉长轴，垂直静脉穿过膈肌下行（图 14-0-19），注入下腔静脉或肝静脉，下腔静脉或肝静脉增

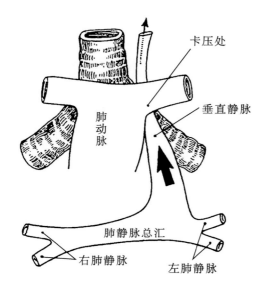

图 14-0-15　心上型肺静脉异位引流垂直静脉梗阻示意图

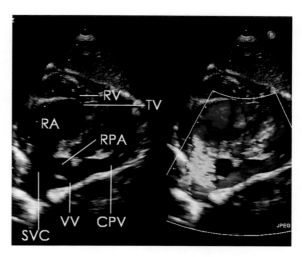

图 14-0-16　小儿心上型肺静脉异位引流
剑突下切面显示右垂直静脉，可见垂直静脉于右肺动脉后方引流入上腔静脉。CPV. 共同肺静脉腔；VV. 垂直静脉；SVC. 上腔静脉；RPA. 右肺动脉；RA. 右心房；TV. 三尖瓣；RV. 右心室

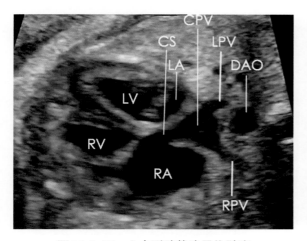

图 14-0-17　心内型肺静脉异位引流
可见左、右肺静脉汇合成肺总静脉经冠状静脉窦引流入右心房。CPV. 共同肺静脉腔；LPV. 左肺静脉；RPV. 右肺静脉；RA. 右心房；RV. 右心室；CS. 冠状静脉窦；LA. 左心房；LV. 左心室；DAO. 降主动脉

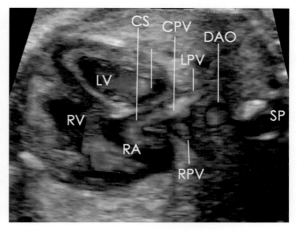

图 14-0-18　心内型肺静脉异位引流血流显示
可见左、右肺静脉汇合成肺总静脉经冠状静脉窦引流入右心房。CPV. 共同肺静脉腔；LPV. 左肺静脉；RPV. 右肺静脉；RA. 右心房；RV. 右心室；CS. 冠状静脉窦；LV. 左心室；DAO. 降主动脉

宽，垂直静脉血流方向与腹主动脉相同，与下腔静脉血流方向相反（图14-0-20）。腹横切面垂直静脉位于腹主动脉与下腔静脉之间（图14-0-21）。

腹主动脉长轴切面：垂直静脉平行走行于腹主动脉前方且血流方向一致（图14-0-22）。

②共同静脉腔经垂直静脉汇入门静脉或静脉导管：共同肺静脉腔与垂直静脉连接后下行注入门静脉或静脉导管，汇入部位管腔扩张（图14-0-23）。垂直静脉汇入静脉导管，胎儿多于出生后数日夭折。

心下型共同肺静脉腔异位引流因其垂直静脉走行距离长，需穿过膈肌，几乎100%存在梗阻。

（4）混合型：双侧肺静脉分别通过不同的引流途径和部位至右心房。

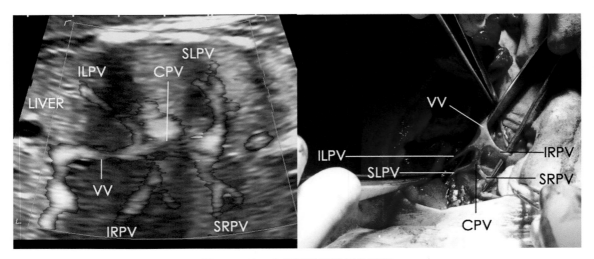

图14-0-19　心下型肺静脉异位引流

可见4支肺静脉汇合成肺总静脉向下引流入肝内，左侧为血流显示，右侧为对应尸体解剖图。SLPV.左上肺静脉；ILPV.左下肺静脉；SRPV.右上肺静脉；IRPV.右下肺静脉；CPV.共同肺静脉腔；VV.垂直静脉

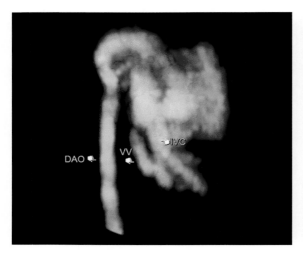

图14-0-20　心下型肺静脉异位引流三维成像

可见与降主动脉同向的垂直静脉位于降主动脉与下腔静脉之间。VV.垂直静脉；DAO.降主动脉；IVC.下腔静脉

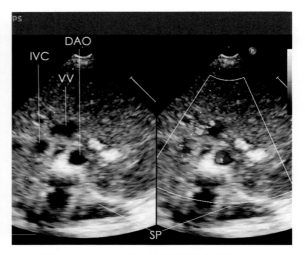

图14-0-21　小儿心下型肺静脉异位引流

腹横切面，垂直静脉位于腹主动脉与下腔静脉之间。VV.垂直静脉；DAO.降主动脉；IVC.下腔静脉

【鉴别诊断】

1.永存左上腔　经冠状静脉窦引流入右心房内的永存左位上腔静脉,可引起冠状静脉窦扩张,需与心内型TAPVC鉴别。永存左位上腔静脉的特点是,左心房内可见肺静脉血流汇入,左侧上腔静脉经冠状静脉窦引流进入右心房内,虽然冠状静脉窦扩张,但其内血流量较小,血流速度较慢。心内型TAPVC左心房内无肺静脉汇入,肺静脉血流通过冠状静脉窦注入右心房,冠状静脉窦明显扩张,其内血流量大且血流速度增快。

2.肺静脉共同腔闭锁　此病极为罕见,左、右肺静脉汇合形成共同腔,共同腔与心房或体静脉均不相通,呈闭锁状态。通过追踪共同腔有无闭锁与TAPVC进行鉴别。

3.左侧三房心　直接引流入右心房的心内型TAPVC需与隔膜完整型的左侧三房心相鉴别(图14-0-24),左侧三房心为左心房被异常的肌肉纤维隔膜分隔成副心房和真心房,由于此型隔膜无明显开口,副心房血流只能通过房间隔缺损与真性左心房相交通,血流动力学与心内型TAPVC相似,但左侧三房心为心房内存在异常隔膜,位于房顶部为副心房,经过房间隔缺损与右心房相连,由于缺损边缘在血流冲击下造

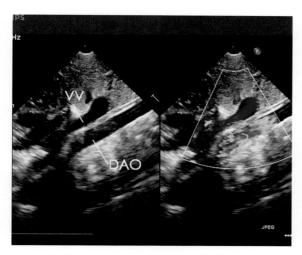

图 14-0-22　小儿心下型肺静脉异位引流

剑突下纵切面,可见垂直静脉与降主动脉平行走行且血流同向。VV.垂直静脉;DAO.降主动脉

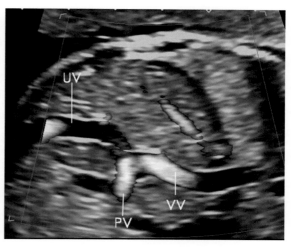

图 14-0-23　心下型肺静脉异位引流

可见垂直静脉引流入脐静脉与门静脉连接处。UV.脐静脉;PV.门静脉;VV.垂直静脉

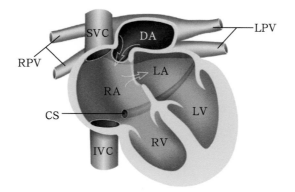

图 14-0-24　隔膜完整型的左侧三房心模式图

LA.左心房;RA.右心房;DA.副房;LV.左心室;
RV.右心室;LPV.左肺静脉;RPV.右肺静脉;CS.冠状
静脉窦;IVC.下腔静脉;SVC.上腔静脉

成损伤,之后不断修复,因此,超声显示房间隔缺损断端回声增强,呈火柴头征;而直接引流入右心房的心内型TAPVC病例左心房内无纤维隔膜存在,位于房顶部的为共同肺静脉腔,经短管道或直接汇入右心房内,在该通道上超声不能显示断端回声增强的房间隔缺损,借此可将两者相区分。

【临床意义】肺静脉异位引流(APVC)是一种少见的先天性发绀型心脏病,占先天性心脏病的1%~5%,胎儿时期由于卵圆孔和动脉导管的存在使胎儿能发育至足月。出生后,完全性肺静脉异位引流在婴儿期可表现为呼吸急促和发绀,以后出现生长迟缓和血流动力学迅速衰竭。

该病预后取决于肺静脉异位连接的类型、是否存在肺静脉梗阻,以及右向左分流量的多少。产前诊断的肺静脉异位引流比产后诊断出的病例预后差,主要是因为伴发的心脏异常。心下型TAPVC比其他类型预后更差,因为此型中肺静脉梗阻的发生率最高。

完全性肺静脉异位引流如不采取手术治疗,75%患儿在1周内死亡。大量研究显示,年龄>6个月的TAPVC患儿可获得满意的外科治疗效果,而年龄≤6个月尤其是新生儿患儿病情重,合并限制性房间隔缺损、肺静脉狭窄和重度肺动脉高压比例高,往往需要急诊手术,手术及远期死亡率较高。近年来TAPVC手术死亡率逐渐下降,国外报道<10%,国内近年手术效果也明显改善。但是,术后肺动脉高压和肺静脉再狭窄一直是影响远期生存率的主要原因。

(董凤群)

主要参考文献

[1] Bhatia A,Sodhi KS,Saxena AK,et al.Infracardiac total anomalous pulmonary venous return:an unusual cause of neonatal portal vein enlargement.World J PediatrCongenit Heart Surg,2014,5(1):131-132.

[2] 张惠丽,李守军,胡盛寿,等.137例婴幼儿完全性肺静脉异位引流各年龄段临床特点和外科疗效分析.中国循环杂志,2008,23(5):381-384.

[3] Laux D,Fermont L,Bajolle F,et al. Prenatal diagnosis of isolated total anomalous pulmonary venous connection:a series of 10 cases.Ultrasound Obstet Gynecol,2013,41(3):291-297.

[4] 接连利.胎儿心脏病理解剖与超声诊断学.北京:人民卫生出版社,2010:266-274.

[5] Laux D,Houyel L,Bajolle F,et al. Total Anomalous PulmonaryVenous Connection to the Unroofed Coronary Sinus in a Neonate.Pediatr Cardiol,2012,34(8):2006-2008.

[6] Park HK,Heinle JS,Morales DL. Williams syndrome and obstructedtotal anomalous pulmonary venous return:a previously unreportedassociation. Ann Thorac Surg,2012,94(1):289-291.

[7] Chandran S,Ari D.Pentalogy of cantrell:an extremely rare congenital anomaly. J Clin Neonatol,2013,2(2):95-97.

[8] Dong FQ,Zhang YH,Li 2A,et al. Evaluation of normal fetal pulmonary veins from the early second trimester by enhanced-flow(e-flow)echo cardiography. Ultra-sound. Obstet Gynecol,2011,38:652-657.

第 15 章

间隔缺损

<h1 style="text-align:center">第一节　房间隔缺损</h1>

【**定义**】 心房间隔在胚胎期的发生、吸收及融合过程中出现异常，导致左、右心房之间存在异常通道，称为房间隔缺损（atrial septal defect，ASD）。发生率占先天性心脏病的10.0% ~ 20.0%。

【**病理生理特征**】

1.病理特征

（1）房间隔上存在孔状缺损，造成左、右心房之间的直接交通。

（2）缺损位置、大小及形态不定。

（3）缺损可单发，亦可多发。

（4）缺损可单独发生，亦可并发存在。

2.病理分型　房间隔缺损从发生学上分为原发孔型（见房室间隔缺损）和继发孔型两类。继发孔型ASD根据部位不同分为4型（图15-1-1）。

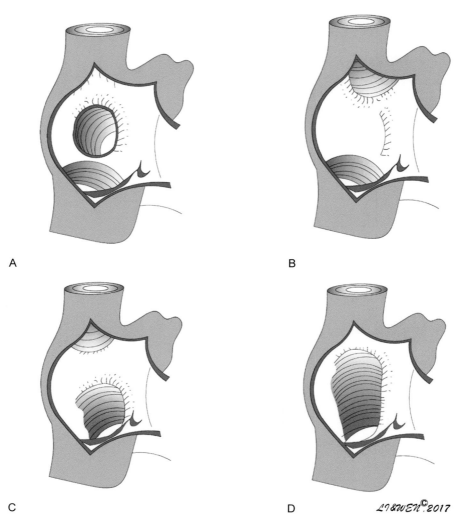

A

B

C

D

图 15-1-1　继发孔 ASD 分型示意

A.中央型 ASD；B.上腔型或称冠状静脉窦型 ASD；C.下腔型 ASD；D.混合型 SD；

（1）中央型或称卵圆孔型ASD：缺损位于房间隔中部，即卵圆窝部位，占70.0%～75.0%。

（2）上腔型或称冠状静脉窦型ASD：缺损位于房间隔的后上方，缺损与上腔静脉入口之间无明显界限，占4.0%～15.0%。

（3）下腔型ASD：缺损位于房间隔的后下方，可与下腔静脉入口相延续，占7.0%～12.0%。

（4）混合型ASD：兼有上述两种或以上类型的巨大ASD。

3.血流动力学特征

（1）缺损分流量取决于缺损大小和左、右心房之间的压力阶差。

（2）胎儿期右心压力大于左心，肺动脉压高于主动脉压。

（3）存在房间隔缺损时，心房水平双向分流，若两侧心房压相似时，分流可不明显。

4.合并畸形

（1）肺静脉异位引流。

（2）室间隔缺损。

（3）肺动脉瓣狭窄。

（4）三尖瓣下移畸形等。

【超声诊断线索与思路】

1.常见超声线索

（1）二维超声：继发孔型ASD出生后较常见，而胎儿期超声很少对继发孔型ASD做出明确诊断。有学者提出胎儿期卵圆孔>8mm时，应高度怀疑继发孔ASD，但产后随诊并非均存在继发孔型ASD。

（2）卵圆孔瓣：正常卵圆孔瓣位于左心房侧，开口朝向左心房（图15-1-2），开放角度与继发间隔约成45°；若卵圆孔瓣过长，可致局部向左心房侧膨出，形成房间隔卵圆窝膨胀瘤（图15-1-3）。

（3）彩色多普勒：继发孔型ASD可显示房间隔连续性中断处的心房水平双向分流及卵圆孔处的右向左分流（图15-1-4）。

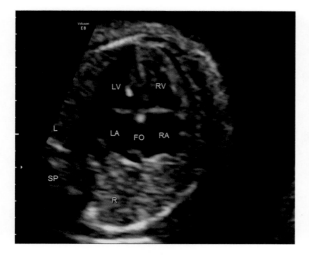

图15-1-2　正常卵圆孔瓣二维超声图

胎儿心尖四腔心切面，显示卵圆孔瓣位于左心房侧，开口朝向左心房；左、右心房及心室比例正常。RA.右心房；RV.右心室；LA.左心房；LV.左心室；L.左侧；R.右侧；SP.脊柱；FO.卵圆孔

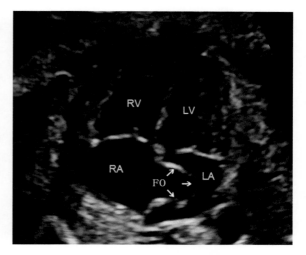

图15-1-3　房间隔卵圆窝膨胀瘤二维超声图

胎儿心尖四腔心切面，显示房间隔中部呈瘤样向左心房膨出，形成房间隔膨胀瘤（箭头）。RA.右心房；RV.右心室；LA.左心房；LV.左心室；FO.卵圆孔

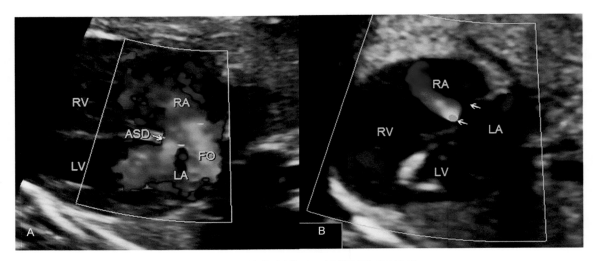

图 15-1-4　继发孔型 ASD 及卵圆孔 CDFI 图

A.胎儿横位四腔心切面显示心房水平来自卵圆孔及房间隔缺损的两束右向左分流；B.显示心房水平左向右分流（箭头）。LA.左心房；RA.右心房；LV.左心室；RV.右心室；FO.卵圆孔；ASD.房间隔缺损

2.合并心内畸形

（1）肺动脉瓣狭窄：孕期肺动脉瓣狭窄常呈渐进性加重，中孕期超声心脏检查仅对狭窄程度较重的病例敏感，而轻度狭窄在孕期极易漏诊。

（2）肺静脉异位引流：孕期，完全型肺静脉异位引流可见连接左心房的肺静脉开口消失，左心房壁光滑；部分型肺静脉异位引流，孕期明确诊断一般较困难，特别是 1 支肺静脉的引流异常。

（3）部分型房室间隔缺损：此畸形常伴有继发孔型 ASD。

（4）三尖瓣下移畸形：胎儿期，典型的三尖瓣下移畸形诊断一般不难，不典型的明确诊断有一定困难。

3.合并其他畸形

（1）胎儿期继发孔型 ASD 检出率极低，无法进行染色体异常的评估。

（2）综合征：有学者报道心手综合征并发心脏畸形危险性高达 85.0% ～ 95.0%，其中常伴继发孔型 ASD；唐氏综合征亦可伴发 ASD。

【鉴别诊断】

1.部分型房室间隔缺损　缺损位于房间隔下部，其下缘无房间隔结构。

2.冠状静脉窦扩张　静脉窦开口位于心房后下部，连续扫查可观察到连续完整的原发隔及静脉窦壁，常伴永存左上腔静脉。

【临床意义】

1.超声诊断　产前超声心脏检查，除对较大的继发孔型 ASD 可提示外，原则上在孕期不对继发孔型 ASD 做出明确诊断。

2.预后　孤立性的继发孔型 ASD 出生后选择合宜的时机及方法治疗，疗效满意，且预后良好。若同时伴发其他心脏畸形或遗传学异常，其预后情况取决于伴发畸形的类型与程度。

3.自然闭合

4.治疗　继发孔中央型及少数小的上腔型（冠状静脉窦型）可选择经导管的介入封堵治疗；其他类型可选择胸腔镜或外科手术方法治疗。

第二节　室间隔缺损

【定义】　在胚胎期原始室间隔发育障碍而造成左、右心室之间的异常交通，称为室间隔缺损（ventricular septal defect, VSD）。发生率占先天性心脏病的12.0% ~ 30.0%，活产儿发病率为0.4% ~ 5.0%，胎儿先天性心脏病中单纯性VSD中占25.3%。

【病理生理特征】

1. 病理特征

（1）VSD造成左、右心室之间的直接交通。

（2）VSD单发性多见，亦可见多发，肌部VSD多发较常见。

（3）VSD大小变异较大，通常临床将VSD口径＜主动脉口径的1/3或1/4称小型缺损；VSD口径≥主动脉口径称大型缺损。

2. 病理分型　VSD可发生在室间隔的任何部位，根据胚胎发生学进行分型，其分型及命名方法目前尚不统一。

（1）漏斗部（动脉干下或流出道型）VSD：发生率5.0% ~ 7.0%。

①干下型或称肺动脉瓣下型VSD：缺损上缘由肺动脉瓣环组成，此种类型常伴主动脉瓣右冠瓣脱垂，易导致主动脉瓣关闭不全。

②嵴内型VSD：缺损位于室上嵴内，边缘为肌肉组织组成，此种类型亦可伴主动脉瓣右冠瓣脱垂。

（2）膜部VSD：此型临床多见，发生率70.0% ~ 80.0%。

①单纯膜部型VSD：缺损位于三尖瓣前瓣与隔瓣交界区，仅局限于膜部间隔的小缺损，缺损边缘为纤维结缔组织组成。此种类型常见缺损边缘与三尖瓣瓣叶和（或）三尖瓣腱索相互粘连而形成假性膜部间隔瘤。

②膜周型VSD：缺损超出膜部间隔，并向前累及小梁部、向上累及流出道间隔，或向下累及流入道间隔。

③隔瓣下型VSD（流入道型）：缺损位于三尖瓣隔瓣下方，缺损前缘为膜部间隔，后缘为三尖瓣环构成。

（3）肌型VSD：缺损发生于肌性室间隔内，此型又分为肌小梁部、流入和流出道型，以肌小梁部最多见。发生率5.0% ~ 20.0%。

（4）混合型VSD：此型为两种或以上缺损融合而成，缺损较大，发生率＜1.0%。

3. 血流动力学特征

（1）VSD分流量多少和分流方向，取决于缺损大小、左右心室之间的压力阶差及肺血管阻力。

（2）胎儿期，由于肺循环尚未建立，动脉导管及肺动脉高压的存在，肺循环呈高阻力状态；右心压力高于左心，右心占优势，左、右心室之间压力阶差较小，但收缩期和舒张期的压力变化仍存在心室水平双向分流。

4. 合并畸形

（1）主动脉瓣脱垂：约5.0%的干下型和膜周型VSD可合并主动脉瓣脱垂，此类畸形是导致先天性主动脉瓣关闭不全的病理基础。

（2）主动脉缩窄或主动脉弓离断：VSD若合并主动脉弓离断或缩窄程度较严重时，出生早期可出现症状，严重者甚至死亡。

（3）继发孔型房间隔缺损。

【超声诊断线索与思路】

1.常见超声线索

（1）室间隔连续性：根据缺损类型不同，可在胎儿四腔心、左右心室流出道长轴等不同切面，显示缺损处室间隔连续性中断（亦称连续性回声失落，图15-2-1A ～ C）。二维超声可诊断≥3mm的单纯性VSD。

（2）缺损部位回声：缺损断端"回声增强"（图15-2-2）。

（3）缺损大小：不同切面、不同时相测量缺损口大小略有差异。

（4）心腔大小：由于胎儿期循环特点，一般不产生心腔大小的变化。

（5）彩色多普勒：胎儿期可检出＞1.5mm的VSD，缺损处可显示不同时相红蓝色双向过隔分流血流（图15-2-3A ～ D），能量多普勒对肌型VSD的检出率较高。

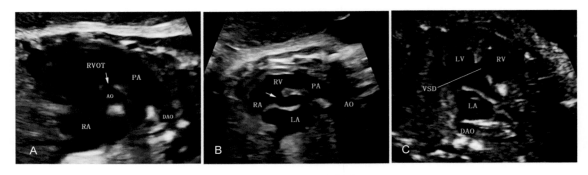

图15-2-1　VSD二维超声图

　　A，B.胎儿大血管根部短轴切面，显示干下型及膜周型VSD处连续回声中断（箭头）；C.左心室流出道长轴切面，显示肌部室间隔连续回声中断（箭头）。RA.右心房；LA.左心房；RVOT.右心室流出道；RV.右心室；LV.左心室；AO.主动脉；PA.肺动脉；DAO.降主动脉

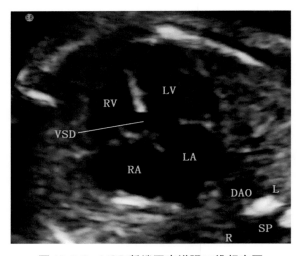

图15-2-2　VSD断端回声增强二维超声图

胎儿四腔心切面显示三尖瓣瓣下室间隔连续回声中断，缺损下缘断端回声增强（箭头）。RA.右心房；RV.右心室；LA.左心房；LV.左心室；L.左侧；R.右侧；SP.脊柱；DAO.降主动脉

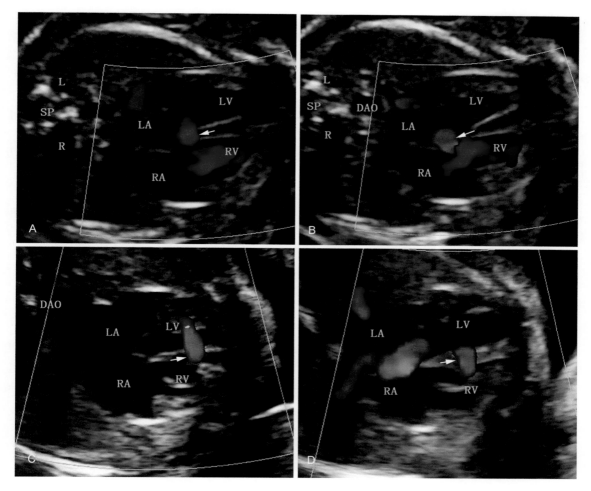

图 15-2-3　VSD 彩色多普勒图

胎儿横位四腔心切面显示 A、B 室间隔上部膜周型 VSD 处的右向左及左向右过隔分流（箭头）；C、D 室间隔中部肌型 VSD 处右向左及左向右过隔分流（箭头）。RA. 右心房；RV. 右心室；LA. 左心房；LV. 左心室；L. 左侧；R. 右侧；SP. 脊柱；DAO. 降主动脉

2. 合并心内畸形

（1）主动脉瓣脱垂：胎儿瓣膜脱垂的诊断一般较困难。

（2）主动脉缩窄或主动脉弓离断：若孕周合宜，超声可检出胎儿的主动脉弓离断和部分的主动脉缩窄。

（3）肺动脉口狭窄：胎儿期可诊断明显的肺动脉口狭窄，但对轻度狭窄，仅通过中孕期的一次检查确定诊断有一定困难。

（4）复合心内畸形：完全型房室间隔缺损、右心室双出口、法洛四联症、心室发育不良、三尖瓣闭锁、永存动脉干等。

3. 合并其他畸形

染色体异常：18.2% 的室间隔缺损可合并染色体异常，如 21 三体综合征、18 三体综合征、13 三体综合征、9 三体镶嵌、染色体不平衡或易位。

【鉴别诊断】

1. 超声伪像　受切面和角度等因素影响，特别是声束方向与室间隔平行时，可出现假性室间隔回声失落，选择合适的切面，可显示完整的室间隔结构。

2.彩色多普勒伪像 左心室流出道长轴或四腔心切面，于主动脉瓣下或心尖部可出现类似分流的伪像，或因彩色标尺过高而间隔缺损处无过隔血流，调整扫查方向及仪器配置，一般较易鉴别。胎儿检查与小儿心脏检查需加以区分。

【临床意义】

1.超声诊断 受各种因素影响，仅通过一次胎儿超声心脏检查漏诊是不可避免的，特别是漏斗部（干下型）和肌部小的VSD。

2.预后 单纯性VSD预后较好，少数大型VSD患儿出生后可因严重肺部感染或肺动脉高压并发心力衰竭而夭折。

3.自然闭合 单纯性较小的膜周型或肌型VSD，在5岁之内自然闭合率较高（40%～60%）。

4.治疗 单纯性VSD属于可根治型先天性心脏病，若不伴有严重肺动脉高压者，可以通过介入封堵治疗（部分单纯膜部型、膜周型、嵴内型、肌型），对大型VSD或伴主动脉瓣脱垂和（或）肺动脉高压，以及心脏扩大者，应早期选择外科手术治疗，术后远期效果良好，与正常儿童无明显差异。

第三节　房室间隔缺损

【定义】 房室间隔缺损（atrioventricular septal defect，AVSD）又称心内膜垫缺损、房室管畸形及共用房室通道。AVSD是由于心室流入道的心内膜垫组织发育障碍，导致房室孔分隔不全或缺如，并伴有房室瓣形态和功能异常的一组复合心脏畸形。发病率占先天性心脏病的4.0%～7.0%，占活产儿的0.19%。胎儿先天性心脏病中检出的心脏畸形中占9.8%～18.0%。

【病理生理特征】

1.病理特征

（1）心室流入道内的心内膜垫组织消失。

（2）原发孔型房间隔缺损。

（3）非限制性的流入道室间隔缺损。

（4）房室瓣分化不良或共同房室瓣。

2.病理分型

（1）部分型：原发孔型ASD，可伴有或无房室瓣的发育畸形，合并二尖瓣前瓣裂较多见。

（2）过渡型（中间型）：原发孔型ASD和小的VSD，同时存在2个房室瓣环。

（3）完全型：原发孔型ASD和非限制性流入道VSD，同时缺乏2个完整的房室瓣环，并伴有房室瓣裂隙，此型又分为3型。

①A型：前共瓣有裂隙，可分成二、三尖瓣成分，前共瓣腱索附着于VSD顶端。

②B型：前共瓣有裂隙，可分成二、三尖瓣成分，前共瓣腱索跨越室间隔嵴附着于右心室异常乳头肌上。

③C型：共同的二尖瓣及三尖瓣瓣下无附着点，瓣叶呈漂浮状。

3.血流动力学特征

（1）部分型AVSD：特征与继发孔性ASD相似。

（2）完全型AVSD：同时存在心房、心室水平分流及房室瓣关闭不全。

（3）心腔大小：由于心内膜垫的缺失及房室瓣发育不良，可造成心腔的容量负荷增加，心腔扩大。

4.合并畸形

（1）继发孔型房间隔缺损。

（2）法洛四联症。

（3）右心室双出口。

（4）腔静脉引流异常。

（5）肺动脉狭窄或肺动脉闭锁。

【超声诊断线索与思路】

1.常见超声线索

（1）十字交叉结构消失：胎儿四腔心切面，显示连接房室交界处的房间隔消失（连续性中断下缘无残留房间隔结构）为部分型；十字交叉结构全部消失为完全型（房室瓣环上方房间隔下部和房室瓣环下方室间隔上部连续性中断（图15-3-1）。

（2）房室瓣及腱索结构异常：胎儿四腔心切面，显示三尖瓣和二尖瓣关闭在同一水平为部分型；二尖瓣及三尖瓣附着点在同一水平，二尖瓣前叶及三尖瓣隔叶之间相延续无明显分界，关闭连线凸向室间隔，房室瓣呈近似椭圆形，或三尖瓣隔叶发育短小或缺如为完全型。若腱索连于VSD残端上缘为A型（图15-3-2A）；腱索连于室间隔右心室侧乳头肌上为B型（图15-3-2B）；共同房室瓣下无腱索与室间隔及右心室相连，瓣叶呈悬浮状（图15-3-2C），房室瓣环平面左心室短轴切面，可显示共同房室瓣环（C型，图15-3-2D）。胎儿期，二尖瓣瓣叶裂及三尖瓣发育异常等单纯的二维超声有时难以诊断。

①心腔大小：由于心内膜垫结构缺失，以及房室瓣发育不良和瓣膜反流程度不同，可表现心房、心室腔增大；房室长度比值>0.6（心房长径增大）；心脏失去正常的形态呈椭圆形。

②彩色多普勒：完全型AVSD，胎儿四腔心切面显示舒张期呈宽束的血流进入心室，并分为两束分别向左、右心室走行（图15-3-3）。收缩期可见房室瓣反流。

2.合并心内畸形　胎儿完全型AVSD常合并其他心血管畸形，如法洛四联症、右心室双出口、肺动脉狭窄、右位主动脉弓、主动脉缩窄、肺动脉闭锁、大动脉转位、肺静脉及体静脉异常等。

3.合并其他畸形

（1）胎儿AVSD可合并其他脏器畸形，如十二指肠闭锁、唇腭裂等。

（2）AVSD伴染色体异常的发生率较高，可高达40.0% ～ 70.0%，其中21三体综合征最常见，约占

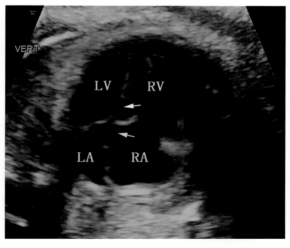

图15-3-1　完全型AVSD二维超声图

胎儿四腔心切面显示十字交叉结构完全消失，即房室瓣环上方的房间隔下部（黄色箭头）和房室瓣环下方的室间隔上部（白色箭头）连续性中断。LA.左心房；LV.左心室；RA.右心房；RV.右心室

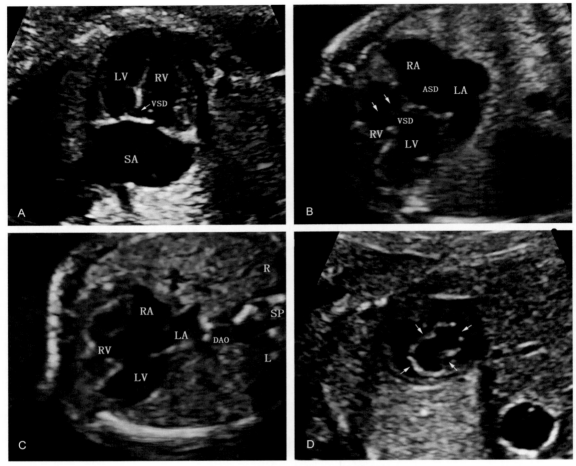

图 15-3-2　完全型 AVSD 二维超声图

　　胎儿四腔心切面，A.A 型 AVSD 伴单心房，显示左、右心房之间无房间隔结构及房室瓣环下室间隔连续回声中断（VSD），腱索连于 VSD 残端上缘；B.B 型 AVSD，显示 ASD 及 VSD，腱索连于室间隔右心室侧乳头肌上（箭头）；C.C 型 AVSD，显示共同房室瓣下无腱索与室间隔及右心室相连，瓣叶呈悬浮状；D.胎儿左心室短轴切面显示共同房室瓣环（箭头）。SA.单心房；LA.左心房；LV.左心室；RA.右心房；RV.右心室；VSD.室间隔缺损；ASD.房间隔缺损；L.左侧；R.右侧；SP.脊柱；DAO.降主动脉

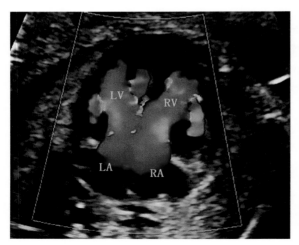

图 15-3-3　完全型 AVSD 彩色多普勒图

　　胎儿四腔心切面，CDFI 显示舒张期呈宽束的血流进入心室后分为两束分别向左、右心室走行。LA.左心房；RA.右心房；LV.左心室；RV.右心室

60.0%，18 三体综合征约占 25.0%，以完全型 AVSD 多见。

【鉴别诊断】　冠状静脉窦：部分型 AVSD 易与扩大的冠状静脉窦相混淆。于胎儿四腔心切面由前向后连续扫查，可见位于左心房室环平面扩大冠状静脉窦呈长轴，并有连续完整的窦壁回声，常伴有永存左上腔静脉。

【临床意义】

1. 超声诊断　完全型及典型的部分型 AVSD 胎儿超声心脏检查多数可以确诊，对于部分型较小的缺损及过渡型较小的 VSD，胎儿超声心脏检查可产生漏诊及误诊。

2. 预后　部分型 AVSD，若房室瓣发育较好，瓣膜反流不明显，手术后效果较好，再次接受瓣膜置换的概率较小。完全型 AVSD 某些类型预后较差，特别是同时合并其他心血管畸形预后更差，多数在 2 岁以内死亡，胎儿超声心脏筛查一旦明确诊断应建议在进行心血管专科的综合评估前做出理性抉择。

3. 治疗　部分病例的 AVSD 可进行外科的根治性手术，但预后疗效主要取决于是否合并有其他的心血管畸形及房室瓣发育、瓣膜反流程度及肺动脉压力等情况，完全型 AVSD，需较早进行手术矫治，手术早期死亡率 5.0% ～ 13.0%，约 6% 患者需做二尖瓣置换术，手术后 20 年生存率为 79%。部分型 AVSD 早期死亡率 0.6% ～ 4.0%。

第四节　单心室

【定义】　单心室（功能单心室）是指室间隔完全缺如或发育极不完善，两心房血液通过两侧房室瓣或共同房室瓣进入单一心室。单心室（single Ventricule，SV）又称共同心室、原始心室、三腔两房心等。发病率占先天性心血管畸形 1.3% ～ 3.0%。胎儿先天性心脏病中检出的 SV 占 9.82%。

【病理生理特征】

1. 病理特征

（1）一个有功能的心室主腔同时接受左、右心房或共同心房的血液。

（2）两组房室瓣口或单组房室瓣口或共同房室瓣口与主心室腔相通。

（3）大的主腔与小的残腔相通（右心室漏斗部或左心室漏斗部）。

（4）两个大动脉起源于主心室腔，或一个大动脉起源于残留的左、右心室漏斗部。

（5）大动脉之间的相互关系正常，或左转位或右转位。

2. 病理分型　SV 主要根据心室内部结构、心室与大动脉连接、两大动脉之间的相互关系可有若干种分类。

（1）按心室内部结构分为 4 种类型。

A 型（左心室型）：优势心室为左心室结构，未发育的心室有粗糙肌小梁为右心室（右心室漏斗部），位于主腔的前上方，与左心室结构的主腔相连，球室孔或 VSD 前方通常被隔束包绕。发生率占 63.0% ～ 83.0%。

B 型（右心室型）：优势心室为右心室结构，未发育的左心室（左心室漏斗部）位于右心室主腔的后上方，通常未发育的左心室通过很小的 VSD 与右心室主腔相连，发生率约占 5.0%。

C 型（中间型）：为混合型单心室（共同心室），即原始室间隔完全缺如或残留短小的室间隔（室间隔肌部未发育）。发生率占 5% ～ 7.0%。

D 型：不定型或未分化型单心室，仅于心尖部见残余室间隔嵴（左、右心室窦部及室间隔均未发育），此型罕见。

（2）在上述分型基础上，每个类型又根据大动脉之间相互关系分为 4 种类型。

Ⅰ 型：主动脉与肺动脉关系正常。

Ⅱ型：大动脉右转位，即主动脉瓣口位于肺动脉的右侧或右前方。

Ⅲ型：大动脉左转位，即主动脉瓣口位于肺动脉的左侧或左前方。

Ⅳ型：正常心脏的镜面关系。

（3）单心室亦可根据房室瓣数目分为双流入型（双入口）、单流入型（单入口）及共同流入型（共同入口）三型。

3.血流动力学特征

（1）血流动力学变化主要取决于SV腔内体、肺循环血液混合均衡程度，以及SV至主动脉和肺动脉的排血阻力。

（2）胎儿肺循环呈高阻力状态，无论是否存在肺动脉狭窄均不出现肺循环的大量血流灌注，不会产生严重的容量负荷过重和心脏扩大。

（3）SV合并房室瓣发育不良伴严重的房室瓣反流时，可导致心腔扩大，胎儿心脏功能异常，出现心力衰竭或胎儿死亡。

（4）合并心室流出道梗阻（主动脉狭窄、肺动脉狭窄）时，可导致主心室腔室壁增厚。

4.合并畸形

（1）房室瓣发育不良或闭锁。

（2）心室流出道梗阻。

（3）主动脉缩窄。

（4）SA等。

【超声诊断线索与思路】

1.常见超声线索

（1）单心室腔：胎儿四腔心切面显示单一的心室主腔，根据心腔内膜光滑与否，肌小梁分布情况，判断左、右心室结构。若心内膜光滑，无明显的肌小梁结构，则为左心室结构（A型，图15-4-1），反之为右心室结构（B型，图15-4-2）。可于主腔右前上方或左后上方见一小腔，为残留左、右心室漏斗部（图15-4-1，

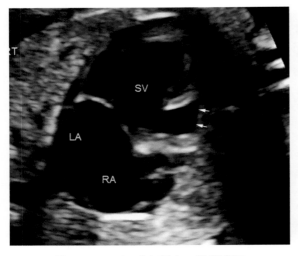

图 15-4-1　SV（A型）二维超声图

胎儿心尖四腔心切面显示心室为SV结构，室壁较光滑，主腔为左心室；SV右侧为右心室漏斗腔（箭头），漏斗腔与左心室主腔相通；仅见一组房室瓣为二尖瓣，三尖瓣闭锁（瓣口处较强回声）。LA.左心房；RA.右心房；SV.单心室

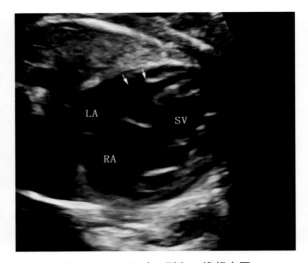

图 15-4-2　SV（B型）二维超声图

胎儿心尖四腔心切面显示心室为SV结构，室壁不光滑，较粗糙，主腔为右心室；SV左侧为左心室漏斗腔（箭头），漏斗腔与右心室主腔相通。LA.左心房；RA.右心房；SV.单心室

图15-4-2），漏斗腔与主腔之间有交通口（图15-4-3）。室间隔缺如（C 型，图15-4-4），SV 腔为左、右心室结构。CDFI 显示舒张期两心房血流经单组（图15-4-5A，B），或两组，或共同房室瓣进入 SV，或左、右心室漏斗腔交通口处出现往返血流（图15-4-5C）。

（2）大动脉位置及连接：胎儿心室流出道长轴或大血管短轴切面，显示主动脉及肺动脉起源于 SV 主腔，或一根大动脉起源于漏斗腔，另一根起源于主腔。两个大血管相互关系异常，主动脉位于肺动脉右侧或右前方为大动脉右转位（Ⅱ型），位于左侧或左前方（Ⅲ型）为左转位。CDFI 显示收缩期 SV 血流分别进入主动脉及肺动脉（图15-4-6）。

（3）房室瓣：胎儿四腔心切面显示房室瓣为单组（图15-4-1）、两组或共同房室瓣（图15-4-4）。彩色多普勒可显示房室瓣反流。

（4）肺动脉：胎儿心室流出道或三血管切面，可显示肺动脉口（肺动脉瓣、肺动脉主干及其分支）正常或伴有肺动脉口狭窄的超声特征。彩色多普勒显示肺动脉过瓣血流束直径变窄；肺动脉内收缩期血流速

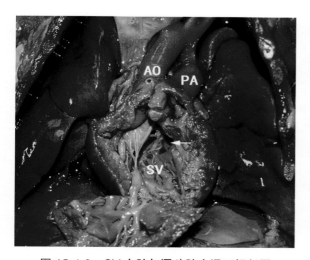

图 15-4-3　SV 主腔与漏斗腔交通口解剖图

去除心室前壁，显示 SV 结构，主动脉及肺动脉均起源于 SV 主腔，主腔与漏斗腔之间相交通（箭头）。AO.主动脉；PA.肺动脉；SV.单心室

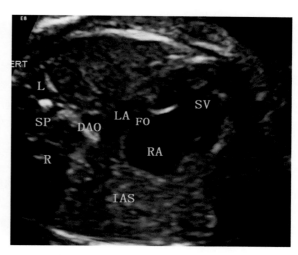

图 15-4-4　SV（C 型）二维超声图

胎儿四腔心切面显示房室瓣为共同房室瓣，SV 为左、右心室构成，右心房扩大。RA.右心房；LA.左心房；SV.单心室；FO.卵圆孔；L.左侧；R.右侧；SP.脊柱；DAO.降主动脉

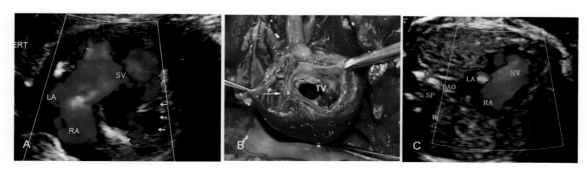

图 15-4-5　SV 流入道 CDFI 及解剖图

A.胎儿四腔心切面 CDFI 显示左、右心房血流经单组房室瓣进入 SV 主腔，SV 右侧为漏斗腔（箭头）；B.心底观解剖图，显示单组房室瓣为三尖瓣，二尖瓣闭锁（箭头）；C.胎儿四腔心切面 CDFI 显示心房内血流经房室瓣进入 SV（红色血流），SV 左侧漏斗腔内血流反入 SV 主腔（蓝色血流）。RA.右心房；LA.左心房；SV.单心室；L.左侧；R.右侧；SP.脊柱；DAO.降主动脉；TV.三尖瓣

度可加快或湍流。

（5）心房位置：多数心房位置正常，少数为反位，即右心房位于左侧，左心房位于右侧。

2.合并心内畸形

（1）单心房：在胎儿SV中合并率最高为60.3%。

（2）肺动脉口狭窄：发生率为27.4%，低于文献报道的41.0%。

（3）永存动脉干：发生率仅低于肺动脉狭窄（24.7%），出生后较罕见。

（4）主动脉口狭窄：发生率为4.1%；明显低于文献报道的39.0%。

（5）肺动脉闭锁：发生率较低为2.7%。

（6）主动脉缩窄：文献报道19.0%。

（7）ASD或卵圆孔未闭：文献报道一组手术病例发生率为71.1%，在胎儿期继发孔型ASD几乎不诊断。

（8）房室瓣的骑跨或跨立等。

3.合并其他畸形　染色体异常及其他心外畸形：在SV中较少见。

【鉴别诊断】　产前超声心脏筛查时，易将心室腔内粗大乳头肌（图15-4-7）及肥厚肌束误认为SV中的室间隔结构，需注意鉴别。

1.粗大乳头肌及肌束　胎儿四腔心切面由房室瓣心房侧向心尖部自上而下，由左向右连续扫查，心室腔内粗大肌束若与瓣膜、腱索之间有明显的连续关系，则为乳头肌；若无连续关系，同时随扫查平面的偏移，心室腔内肌束消失或偏向某侧，可判断为粗大肌束。

2.其他畸形　SV尚需与室间隔完整肺动脉闭锁、二尖瓣闭锁合并VSD、三尖瓣闭锁合并VSD等鉴别。

【临床意义】

1.超声诊断　SV是产前超声筛查中最易诊断的胎儿先天性心脏病之一。需注意与心室腔内异常粗大的乳头肌及肌束鉴别。

2.预后　SV的预后极差，尤其是合并其他心脏畸形者，约76.0%的胎儿在出生后6个月内死亡。胎儿超声心脏筛查一旦明确诊断应选择终止妊娠。

3.治疗　SV治疗仍以外科的姑息手术为主，但手术死亡率较高，手术后随访总死亡率为25.0%。

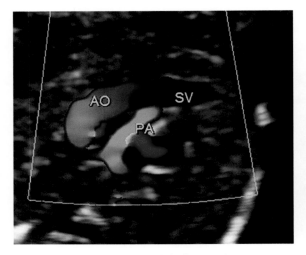

图15-4-6　SV流出道CDFI图

胎儿心室流出道长轴切面CDFI，显示收缩期SV血流分别进入主动脉及肺动脉，肺动脉血流束直径变窄（肺动脉口狭窄）。SV.单心室；AO.主动脉；PA.肺动脉

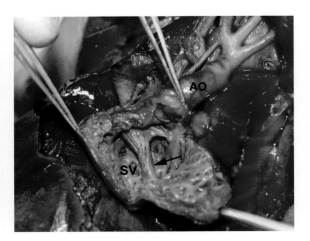

图15-4-7　SV腔粗大乳头肌解剖图

去除心室前壁，显示SV腔内异常粗大的乳头肌结构（箭头）。SV.单心室；AO.主动脉

第五节　单心房

【定义】单心房（single atrium，SA）又称共同心房，是指在胚胎发育期间房间隔的原发隔及继发隔均未发育，导致房间隔的完全缺如或仅在共同心房上壁残留间隔痕迹。SA发生率占先天性心脏病的0.1% ～ 0.31%。

【病理生理特征】

1.病理特征

（1）左、右心房之间无正常血管的房间隔结构，即原发孔和继发孔缺损，造成左、右心房之间自由交通。

（2）SA内房间隔的下界为房室瓣环或室间隔结构。

（3）二、三尖瓣发育不良或瓣叶裂隙。

2.血流动力学特征

（1）SA的血流动力学的变化取决于腔静脉与肺静脉在心房内混合程度。

（2）一般情况腔静脉、肺静脉血在SA内混合后，在心房两侧、心室、主动脉和肺动脉内血氧饱和度几乎相似。

3.合并畸形

（1）完全型房室间隔缺损。

（2）单心室。

（3）大动脉转位。

（4）体、肺静脉异位引流等。

【超声诊断线索与思路】

1.常见超声线索

（1）单心房：胎儿四腔心切面显示左、右心房之间正常房间隔结构完全消失（图15-5-1）或仅于心房顶部残存房间隔迹。

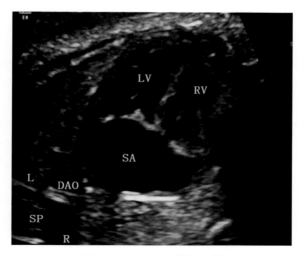

图15-5-1　SA二维超声图

胎儿四腔心切面显示正常房间隔结构完全消失，为SA。SA.单心房；RV.右心室；LV.左心室；L.左侧；R.右侧；SP.脊柱；DAO.降主动脉

（2）房室瓣发育异常：根据瓣膜发育情况，可表现为瓣叶分化不良（二尖瓣前瓣与三尖瓣隔瓣）、瓣膜增厚、回声增强、瓣膜反流等相应的胎儿心脏超声改变。

2.合并心内畸形　SA可单独存在，亦可与其他心血管畸形并存。

（1）左上腔静脉：三血管切面显示左、右上腔静脉横断面，四腔心等切面连续追踪扫查可见左上腔静脉开口于扩大冠状静脉窦或SA的左侧。

（2）下腔静脉引流异常：由胎儿腹部至心脏连续追踪观察可见下腔静脉经奇静脉，或半奇静脉和肝静脉引流入SA右侧。

（3）单心室：胎儿SV中常合并SA。

（4）完全型房室间隔缺损。

【鉴别诊断】　混合型巨大房间隔缺损：胎儿四腔心切面连续扫查，判断左、右心房之间有无房间隔结构，无正常房间隔结构者为SA。

【临床意义】

1.超声诊断　通常，胎儿SA超声可以明确诊断，检出率较高。

2.预后　胎儿SA预后主要取决于是否合并其他较严重的心脏畸形，以及房室瓣发育不良和明显的瓣膜反流，或持续性肺动脉高压等。

3.治疗　单纯的SA可进行根治性房间隔重建术，手术预后良好。

（李　军）

主要参考文献

[1] Eroglu AG, Oztunc F, Saltik L, et al. Evolution of ventricular septal defect with special reference to spontaneous closure rate, subaortic ridge and aortic valve prolapsed. Pediatr Cardiol, 2003, 24：31-35.

[2] Ghi T, Cera E, Segata M, et al. Inversion mode spatio-temporal image correlation (STIC) echocardiography in three-dimensional rendering of fetal ventricularseptal defects. Ultrasound Obstet Gynecol, 2005, 26：679-686.

[3] Axt-Fliedner R, Schwarze A, Smrcek J, et al. Isolated ventricular septal defects detected by color Doppler imaging：evolution during fetal and first year of postnatal life. Ultrasound Obstetrics Gynecology, 2006, 27 (3)：266-273.

[4] Paladini D, Volpe P, Sglavo G, et al.Partial atrioventricular septal defect in the fetus：diagnostic features and associations in a multicenter series of 30 cases.Ultrasound Obstet Gynecol, 2009, 34：268-273.

[5] Jin Y, Wang A, Wang Y, et al. Natural history of prenatal ventricular septa ldefects and their association with foetal echocardiographic features. Cardiol Young, 2012, 22 (3)：323-326.

[6] Tararbit K, Bui TT, Lelong N, et al. Clinical and socioeconomic predictors of pregnancy termination for fetuses with congenital heart defects：a population-based evaluation. Prenat Diagn, 2013, 11：1-8.

[7] 李垂平, 刘传玺, 边琴, 等.彩色多普勒超声诊断胎儿室间隔小型缺损.中国超声医学杂志, 2003, 19：263-265.

[8] 裴秋艳, 梁梅英, 李建国, 等.四腔心和流出道切面在常规产前先天性心脏畸形筛查中的意义.中国超声医学杂志, 2007, 23：538-540.

[9] 杨忠, 斯蓉华.超声诊断胎儿室间隔缺损的影响因素分析.中国医学影像技术, 2010, 26：1392-1394.

[10] 张晓航, 葛晓冬, 李锐, 等.胎儿复杂先天性心脏病超声诊断与病理解剖结果的对比研究.中华超声影像杂志, 2010, 19：517-520.

[11] 李军, 苏海砾, 张军, 等.胎儿先天性心脏病的超声诊断及分型.中华超声影像学杂志, 2011, 20：940-943.

[12] 李军, 苏海砾, 朱霆, 等.超声心动图诊断胎儿单心室分型与合并畸形的价值.中华超声影像学杂志,

2012，21：649-652.

[13] 刘琳，何怡华，李治安，等.产前不同孕周胎儿卵圆孔大小与产后继发孔房间隔缺损的相关性研究.中华超声影像学杂志，2012，21：1031-1034.

[14] 王华，高剑波，褚雯，等.胎儿心脏畸形超声筛查漏诊误诊原因分析.中华超声影像学杂志，2013，22：204-207.

[15] 王铮、李军、朱永胜，等.超声在胎儿单纯性室间隔缺损诊断、分型及其演化中的临床价值.中华超声影像学杂志，2013，22：398-401.

[16] 汪曾炜，刘维永，张宝仁.心脏外科学.北京：人民军医出版社，2003：773-816.

[17] 刘维永，易定华.现代心脏外科治疗学.西安：世界图书出版公司，2009：494-507，535-584，719-726.

[18] 接连利.胎儿心脏病理解剖与超声诊断学.北京：人民卫生出版社，2010：84-121.

[19] Allan L，Cook A，Huggon I. Fetal Echocardiography A practical Guide. New York：First published，2009：22-71.

[20] 朱晓东.心脏外科解剖学.北京：人民卫生出版社，2011：157-271，350-384.

[21] 李治安主译.胎儿超声心动图实用指南.2版.天津：天津科技翻译出版公司，2011：172-201.

[22] 邓学东.产前超声诊断与鉴别诊断.北京：人民军医出版社，2013：124-131.

[23] 李胜利.胎儿畸形产前超声与病理解剖图谱.北京：人民军医出版社，2013：223-233，241-263.

房室瓣闭锁

一、二尖瓣闭锁

【定义】　先天性二尖瓣闭锁（mitral atresia）是指胚胎发育异常所致的二尖瓣后完全阻塞，大多数患者二尖瓣未发育而为一纤维组织膜所取代，少数系因二尖瓣叶完全融合所致，一般与其他心内畸形并存，占先天性心脏病的0.5% ~ 2.0%。

【病理生理特征】

1.病理特征

（1）二尖瓣组织缺如，而为一致密坚韧的纤维组织膜取代，不能分辨正常瓣叶组织，偶有纤维膜细小仅为一纤维条索者，瓣口局部形成一隐窝。少数患者有一细小的瓣膜，但瓣口不发育，成为一瓣叶膈膜。

（2）左心房小，左心室发育不良或缺如。

（3）绝大多数患者合并主动脉瓣闭锁或发育不良，主动脉细小。

2.病理分型

（1）A型者：此类型者合并主动脉瓣闭锁，左心室发育不良。大多数患者室间隔完整，少数人有小的室间隔缺损，左心室为一盲腔。此类型者最多见。

（2）B型者：此类型者主动脉瓣和左心室发育不良，多数患者有室间隔缺损，主动脉发育较A型者为好。

（3）C型者：患者主动脉瓣正常，左心室发育不良。

3.血流动力学特征

（1）二尖瓣闭锁胎儿左心房回流血液的唯一出口是经房间隔缺损进入右心房，至右心室、肺动脉和动脉导管进入体循环。室间隔缺损者，右心室部分血液可经左心室进入主动脉。主动脉瓣闭锁时，冠状循环的血液供应来源于主动脉弓和升主动脉的逆行灌注。

（2）出生后随着肺血流量的增多而不断加重，致使左心房压力增高和肺淤血。患者肺血流量常明显增多，并迅速出现肺动脉高压。

4.合并畸形　绝大多数患者合并主动脉瓣闭锁或发育不良，主动脉细小。部分患者合并有其他畸形，如右心室流出道狭窄或闭锁、完全性肺静脉畸形引流、矫正型或完全性大动脉转位等。

【超声诊断线索与思路】

1.常见超声线索

（1）四腔心切面右心房、右心室明显增大，左心房小，左心室明显偏小或缺如。未见正常二尖瓣启闭运动，取而代之为一膈膜样或肌性强回声。可见三尖瓣启闭运动，舒张期开向一共同心腔或大腔，三尖瓣多不位于心腔中央，而是偏向一侧（图16-0-1A）。

（2）左心室流出道切面及三血管切面常可见升主动脉发育不良。

（3）彩色多普勒二尖瓣瓣口无正常血流信号（图16-0-1B），合并室间隔缺损可见室水平右向左分流信号，合并主动脉瓣重度狭窄或严重升主动脉发育不良时，升主动脉及主动脉弓可见逆向血流信号。

（4）频谱多普勒左心房、室瓣区无血流信号，三尖瓣区可探及舒张期过瓣血流信号。

2.合并心内畸形　主动脉瓣闭锁、升主动脉发育不良、主动脉弓缩窄、肺静脉异位引流、大动脉转位等。

【鉴别诊断】

1.完全型心内膜垫缺损　四腔心切面可显示房间隔下段及室间隔上段连续性中断，能显示室间隔回声，可分出2个成熟的心室。

2.主动脉瓣闭锁　四腔心切面可显示其左心室发育不良，二尖瓣闭锁常可见室间隔缺损，主动脉瓣闭锁一般无室间隔缺损。二尖瓣闭锁者，左心室流出道切面可显示左心室的血流进入升主动脉。主动脉瓣闭锁者，左心室流出道切面未见左心室血流进入升主动脉。

3.三尖瓣闭锁　四腔心切面两者均可显示一组房室瓣启闭，开放在一个心室腔，开放的一组房室瓣偏向一侧。鉴别的主要方法是确定开放的是二尖瓣还是三尖瓣。

4.右心室型单心室　本病应与残余腔位于左侧右心室型单心室相鉴别，四腔心切面单心室为一组房室瓣，位于心腔中部，房室瓣开放时朝向主腔，而左侧房室瓣处无正常瓣叶启闭，无膈膜样回声。

【临床意义】

1.本病患者的自然预后极差，大多数患儿在出生后1个月内死亡。决定预后的主要因素为房间隔缺损的大小和肺血管病变的情况。有右心室流出道狭窄者，肺动脉高压发生较晚，预后相对较好。

2.目前对先天性二尖瓣闭锁尚无法根治。手术只能解除房间隔压力阶差并控制适当的肺血流量缓解患者症状。患儿出生后可行房间隔缺损扩大术，防止左心房压逐渐升高。为控制肺动脉高压可行肺动脉环缩术。对主动脉发育良好者，可施行改良Fontan术治疗。

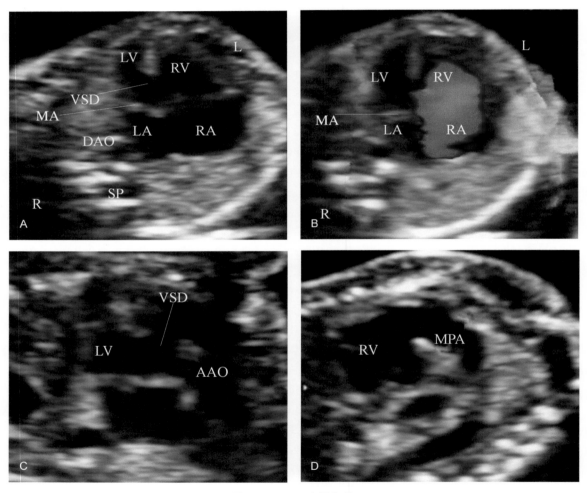

图16-0-1　二尖瓣闭锁

四腔心切面显示A.左右心不对称，左心房偏小，左心室发育不良，二尖瓣区未见正常二尖瓣回声，取而代之为一强回声带，室间隔上段连续性中断，断段可见回声增强；B.四腔心切面舒张期可见右心房至右心室前向血流信号，二尖瓣区未见前向过瓣血流信号；C.左心室流出道切面显示，主动脉前壁与室间隔上段连续性中断，升主动脉发育尚可；D.右心室流出道切面显示未见明显异常，考虑二尖瓣闭锁C型。LV.左心室；RV.右心室；VSD.室间隔缺损；DAO.降主动脉；LA.左心房；RA.右心房；L.左侧；R.右侧；SP.脊柱；AAO.升主动脉；MPA.主肺动脉

二、三尖瓣闭锁（tricuspid atresia）

【定义】 三尖瓣闭锁为三尖瓣先天性未发育，右心房与右心室间无直接通道，仅有肌性隔膜或纤维组织样结构。约占先天性心脏病尸检病例的3%，婴幼儿先天性心脏病2.3%，仅次于法洛四联症及大动脉转位先天性发绀型心脏病。

【病理生理特征】

1.病理特征

（1）三尖瓣闭锁，右心房与右心室不直接沟通，左心房通过二尖瓣与左心室相连接。右心房内见不到三尖瓣瓣膜组织和三尖瓣瓣孔。右心房底部，原三尖瓣所在部位被肌性组织所替代者最为常见。

（2）右心室绝大多数发育不良，均伴有房间隔缺损或生后卵圆孔未闭，常伴有室间隔缺损、肺动脉狭窄或闭锁，居常见先天性发绀型心脏病第三位。

2.病理分型　根据大动脉关系，可分3型。

Ⅰ型：占多数，即心室与大动脉关系连接正常。

Ⅱ型：动脉右转位型，主动脉发自右心室，肺动脉发自左心室。

Ⅲ型：主动脉位于左前方，肺动脉位于右后方。

3.血流动力学特征

（1）胎儿时期体静脉血液回流入右心房经卵圆孔流进入左心房至左心室，如合并室间隔缺损，左心室血液分流至右心室进入肺动脉，由于肺部未有通气功能，肺血管阻力大，如肺动脉前向血流明显减少或无前向血流，左心室的血液可进入主动脉后可经动脉导管逆向灌注肺动脉。

（2）出生后由于肺循环及体循环存在明显差异，因三尖瓣闭锁导致体静脉回流入右心房未氧合血液经缺损的房间隔分流至左心房，与肺静脉回流的动脉血混合，进入左心室，可使左心室增大，右向左分流可产生明显发绀。

4.合并畸形

（1）常合并室间隔缺损，是右心室唯一入口，可位于主动脉瓣下或肺动脉瓣下。

（2）部分合并肺动脉狭窄或闭锁。

（3）少数合并主动脉缩窄、主动脉弓离断、右位主动脉弓、肺静脉异位引流，以及左、右心耳并置等。

（4）多数累及中枢神经系统及骨骼系统，可与Bown综合征、无脾综合征并存。

【超声诊断线索与思路】

1.常见超声线索

（1）四腔心切面未见正常三尖瓣启闭运动，取而代之为一强回声带或薄膜样回声封闭三尖瓣口，二尖瓣启闭运动正常。常可见右心房、左心房、左心室增大，右心室发育不良（图16-0-2A）。

（2）彩色多普勒三尖瓣瓣口无过瓣前向血流信号（图16-0-2B），合并室间隔缺损可见室水平左向右分流信号，部分肺动脉狭窄或闭锁的胎儿可见动脉导管血流逆向灌注主肺动脉。

（3）频谱多普勒右心房、室瓣区无血流信号，二尖瓣区可探及舒张期过瓣血流信号。

2.合并心内畸形　室间隔缺损（图16-0-2C）、肺动脉狭窄（图16-0-2D、E）、肺动脉闭锁、主动脉缩窄、主动脉弓离断、右位主动脉弓、肺静脉异位引流及左、右心耳并置等。

3.合并其他畸形　神经骨骼系统畸形、Bown综合征、无脾综合征等。

【鉴别诊断】 左心室型单心室　本病应与残余腔位于右侧左心室型单心室相鉴别，四腔心切面单心室为一组房室瓣，位于心腔中部，房室瓣开放时朝向主腔，而右侧房室瓣处无正常瓣叶启闭，无膈膜样回声。

【临床意义】 胎儿时期，由于肺没有通气功能，血流量很少，体循环可以供应全身血液，故其生长发育可正常。出生后由于肺循环及体循环存的明显差异，大量右向左分流可早期即可产生明显发绀，本病自

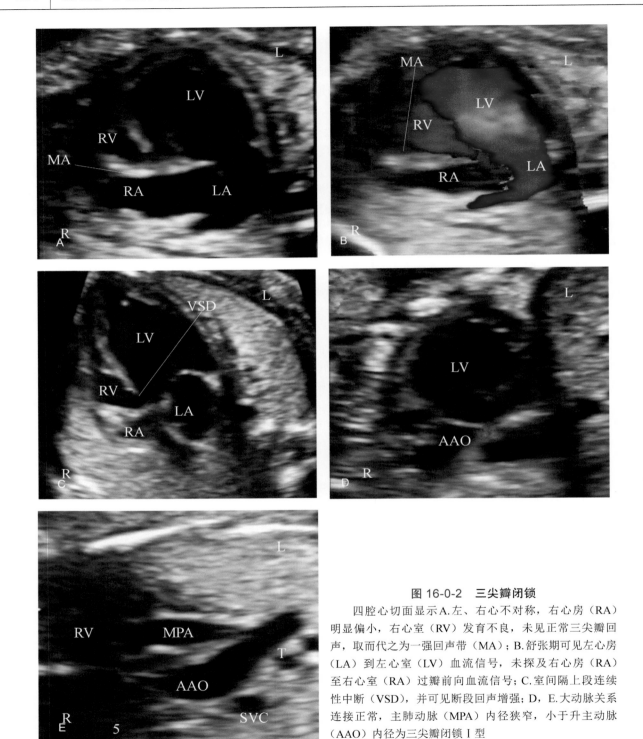

图 16-0-2   三尖瓣闭锁

四腔心切面显示A.左、右心不对称，右心房（RA）明显偏小，右心室（RV）发育不良，未见正常三尖瓣回声，取而代之为一强回声带（MA）；B.舒张期可见左心房（LA）到左心室（LV）血流信号，未探及右心房（RA）至右心室（RA）过瓣前向血流信号；C.室间隔上段连续性中断（VSD），并可见断段回声增强；D，E.大动脉关系连接正常，主肺动脉（MPA）内径狭窄，小于升主动脉（AAO）内径为三尖瓣闭锁Ⅰ型

然病程不良，50%出生后6个月死亡，仅10%存活至10岁以后，改良Fontan术为最终外科手术。

（田晓先   杨水华）

主要参考文献

[1] 陆堃，于明华，龚渭冰.临床小儿超声诊断学.广州：广东科技出版社，2002：221-223.

[2] 刘延玲，熊鉴然.临床超声心电图学.2版.北京：科学出版社，2007：714-717.

[3] Eliot RS, Shone JD, Kanjuh VI, et al. Mitral Atreia. A study of 32 cases. M Heart J, 1965, 70：6-22.

[4] 胡胜寿.阜外心血管外科手册.北京：人民卫生出版社，2006：149-153.

[5] Kouchoulos NT, Blackstone EH, Doty DB.Ventricular septal defects with pulmonary stenosis or atresia, In.Kirklin/Barratt-Boyes Cardia Surgery.Third edition.Philadelphia, Pennsylvania. Churchill livingstone Inc, 2003：946-1073.

[6] Deanfield JE, Tommasini G, Anderson RH, et al. Tricuspid atresia：analysis of coronary artery distribution and ventricular morphology. Br Heart J, 1982, 48 (5)：485-492.

[7] Van Praagh S, Vangi V, Sul JH, et al.Tricuspid atresia or severe stenosis with partial common atrioventricular canal：anatomic data, clinical profile and surgical considerations. J Am Coll Cardiol, 1991, 17 (4)：932-943.

三尖瓣下移
畸形

【定义】　三尖瓣下移畸形（Ebstein's anomaly）是三尖瓣部分或整个瓣叶未附着于三尖瓣环正常部位，而呈螺旋形向下移位并异常附着于右心室壁的一种先天性畸形。本畸形属于少见的先天性心脏病，发病率约占先天性心脏病患者的0.5%，但在胎儿期本畸形更常见，占胎儿先天性心脏病的3%～7%。1927年，德国医师Wihelm Ebstein首次对其详尽描述，因此，此病又称为埃布斯坦综合征（Ebstein anomaly）。

【病理生理特征】

1.病理特征

（1）三尖瓣下移时，瓣环一般位于正常部位，三尖瓣的瓣环扩大，瓣叶下移，瓣口位置也下移，整个三尖瓣可发育不良。三尖瓣下移的程度不等，在多数呈中等程度下移的病例中，仅是隔叶和后叶部分下移到右心室流出道，而前叶的发育和位置基本正常。三尖瓣隔叶的下移距多在7～50mm，下移的位置越低，越靠近右心室心尖部和流出道，其功能右心室就越小，右心室功能就越差。此外，三尖瓣所有的瓣叶均可出现程度不同的发育不良、畸形，表现为瓣膜短小、增厚、粘连、融合和变薄、光滑、形成结节甚至缺如。一般以隔叶的发育不良最为严重，而三尖瓣前叶通常冗长。

（2）三尖瓣下移时，右心室被下移的三尖瓣分成房化右心室和功能性右心室两部分。右心房和房化右心室明显增大。

2.病理分型

（1）A型：三尖瓣前叶位置正常，瓣叶发育尚可，仅隔叶和后叶下移，形成房化右心室范围小。

（2）B型：最常见，隔叶发育不良或缺如，前叶和后叶常融合成一个大的瓣叶，活动受限。隔叶与后叶下移的最低点可达右心室心尖部，前叶可发育不良和部分下移，房化右心室较大。

（3）C型：三尖瓣前叶下移至肺动脉瓣下，隔叶与后叶可缺如，房化右心室几乎占据整个右心室体部，功能右心室极小、发育不良或缺如。

3.血流动力学特征

（1）血流动力学异常情况取决于房化右心室的大小，三尖瓣附着于右心室壁的部位及其功能障碍程度等。

（2）三尖瓣关闭不全的程度与房化右心室的范围大小有关，房化右心室一般功能差，在心动周期中可能出现与功能右心室矛盾的收缩舒张运动，从而加重血流动力学的紊乱。

4.合并畸形

（1）常见的合并畸形有房间隔缺损、肺动脉狭窄或闭锁、室间隔缺损及主动脉缩窄等。

（2）部分病例可合并法洛四联症、矫正型大动脉转位等复杂畸形。

【超声诊断线索与思路】

1.常见超声线索

（1）四腔心切面显示心脏扩大，心胸比例增大，扩大的原因是右心房增大（图17-0-1、图17-0-2、图17-0-3）。但是右心房增大在妊娠中期可不明显，随孕周的增加逐渐加重。

（2）右心室流出道切面是观察三尖瓣后叶下移的方式、程度及附着点所在部位的最佳切面，可显示扩大的右心房、房化右心室和功能右心室的大小，显示三尖瓣前叶和后叶形态改变及发育状况。

（3）大动脉短轴切面可观察三尖瓣隔叶的形态与其下移后的附着处，观察前叶的改变和右心室流入道及流出道变化。

（4）其他切面（图17-0-4）如左心室长轴切面、短轴切面和双心室短轴切面均对本病诊断有帮助。

（5）彩色多普勒显示严重的三尖瓣反流，表现为右心房内明显的源于低位的三尖瓣口的五彩镶嵌的收缩期反流性血流束，严重者反流血流束起始点可低至右心室心尖部（图17-0-5）。

（6）频谱多普勒将取样容积置于右心房侧时，可探及源于低位的三尖瓣口的全收缩期反流性血流束（图17-0-6），血流速度取决于瓣口关闭不全程度及右心功能的情况。

2.合并心内畸形

（1）室间隔缺损。

（2）肺动脉狭窄。

（3）三尖瓣发育不良。

（4）多数三尖瓣下移畸形都是孤立性的。但已有报道该病合并染色体异常，如21三体综合征和13三体综合征的家族性病例。

【鉴别诊断】

1.三尖瓣缺如　四腔心切面是否显示三尖瓣结构及其启闭运动。

如果从四腔心切面及右心室流出道切面均未能探及瓣膜的启闭运动，并且见三尖瓣瓣叶及瓣下装置均

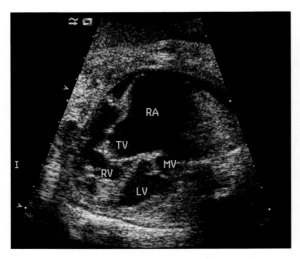

图17-0-1　三尖瓣下移畸形胎儿的四腔心切面

显示右心房显著扩大（含房化右心室），三尖瓣隔叶发育不良，前叶冗长，与后叶融合成一个大的瓣叶，活动受限。房化右心室较大。RA.右心房；TV.三尖瓣；RV.右心室；MV.二尖瓣；LV.左心室

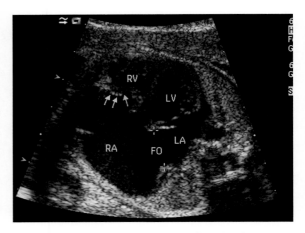

图17-0-2　三尖瓣下移胎儿的四腔心切面

显示右心房显著扩大（含房化右心室），隔叶及后叶下移伴发育不良（箭头），前叶部分下移伴发育不良。RA.右心房；RV.右心室；LV.左心室；FO.卵圆孔

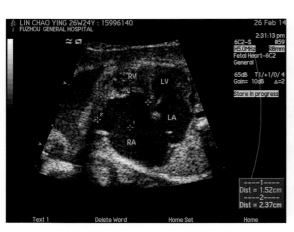

图17-0-3　三尖瓣下移畸形胎儿的四腔心切面

见右心房明显增大（含房化右心室），测量房化右心室大小约2.37cm×1.52cm。RA.右心房；RV.右心室；LA.左心房；LV.左心室

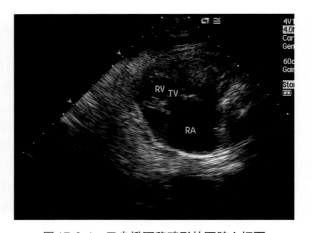

图17-0-4　三尖瓣下移畸形的两腔心切面

图示隔叶发育不良及下移，右心房明显扩大，形成的房化右心室较小。RA.右心房；TV.三尖瓣；RV.右心室

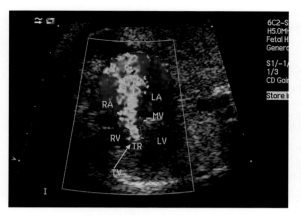

图 17-0-5　三尖瓣下移畸形彩色多普勒血流显像

　　四腔心切面显示三尖瓣下移至右心室心尖部，彩色多普勒显示三尖瓣反流束起点为右心室心尖部。RA.右心房；RV.右心室；LA.左心房；LV.左心室；MV.二尖瓣；TV.三尖瓣；TR.三尖瓣反流

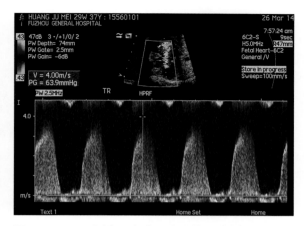

图 17-0-6　三尖瓣下移畸形胎儿的三尖瓣反流多普勒频谱图

　　显示全收缩期反流，反流束峰值为4.00m/s。TR.三尖瓣反流

未发育成形，应考虑三尖瓣缺如。

　　如果通过彩色多普勒观察，血流从右心房进入右心室时，无血流过瓣口时的效应及血流汇聚等现象，可考虑三尖瓣缺如。

　　三尖瓣缺如时，在右心室游离壁及室间隔右心室面可见藤条样附着，极为少见但极易与三尖瓣下移相混淆。

　　2.三尖瓣发育异常

　　（1）四腔心切面彩色多普勒显示三尖瓣反流束起始点的不同有助于鉴别。三尖瓣发育异常反流束的起始点在三尖瓣附着的瓣环水平；而三尖瓣下移则因其隔叶和后叶下移，反流束起始点低。

　　（2）右心房扩大，但无房化右心室形成。

　　【临床意义】

　　1.三尖瓣下移属于少见的先天性心脏病。预后与病变的程度有关，总的预后差。

　　2.本病畸形严重而未经手术治疗者，约18%死亡于新生儿期，约50%在2岁之内死亡，心力衰竭是主要死亡原因。

　　3.合并预激综合征和心动过速者可发生早期死亡，成年患者猝死发生率高达20%。

　　4.三尖瓣下移畸形的手术方式通常为三尖瓣成形术或三尖瓣置换术，如Carpentier方法矫治三尖瓣下移畸形，能够减低三尖瓣置换率，但手术难度大。

（王　鸿）

主要参考文献

[1] Chauvaud S，Berrebi A，d'Attcllis N. Ebstein's anomaly：repair based on functional analysis. Eur J Cardiothorac Surg，2003，23（4）：525.

[2] 刘延玲，熊鉴然.临床超声心动图学.北京：科学出版社，2001：381-392.

[3] Ahmed S，Nanda NC，Nekkanti R，et al. Trans-esophageal three-dimensional echocardiographic demon-stration of Ebstein's anomaly. Echocardiography，2003，20：305-307.

[4] guleen sharland，Fetal Cadiology (Simplified) Chapter 5，109～115，tfm，2013.

[5] Julia A. Drose, Fetal Echocardiography.173 ~ 182 .Saunders 1998.

[6] 李治安，主译.胎儿超声心动图实用指南：正常和异常心脏.第2版.天津：科技翻译出版公司，2011：160-171.

[7] Falcon O，Aure M，Gerovassili A，et al. Screening for trisomy 21 by fetal tricuspid regurgitation，nuchal translucency and maternal serum free β -hCG and PAPP-A at 11+0 to 13+6 weeks.Ultrasound Obstet Gynecol，2006，27：151-155.

[8] Paranon S，Acar P. Ebstein's anomaly of the tricuspid valve：from fetus to adult.Heart，2008，94：237-242.

法洛四联症

【定义】法洛四联症（tetralogy of fallot），共涉及4种异常改变，室间隔缺损、肺动脉漏斗部狭窄、主动脉骑跨和右心室肥大。其中，右心室肥大在胎儿期间不表现，仅发生于出生后。法洛四联症是常见的先天性心脏病之一，约占心脏畸形的7%，活产先天性心脏病患儿的5%～10%。

【病理生理特征】

1.病理特征

（1）肺动脉漏斗部狭窄（图18-0-1A），右心室流出道明显小于左心室流出道，伴肺动脉狭窄。

（2）主动脉瓣下错位型室间隔缺损。

（3）主动脉骑跨。

2.合并畸形

（1）肺动脉瓣闭锁（图18-0-1B）：又称肺动脉闭锁伴室间隔缺损，为法洛四联症的一种极端状态。肺动脉瓣闭锁，右心室血液完全经过室间隔缺损进入主动脉；左、右肺动脉血供来源于动脉导管反流，约占20%。

（2）肺动脉瓣缺如（图18-0-1C）：为法洛四联症的另一种极端状态。肺动脉瓣缺如，舒张期反流，左、右肺动脉瘤样扩张，气管支气管受压塌陷。甚为少见，占3%～4%。

（3）其他常见心内畸形，如房间隔缺损、心内膜垫缺损、右位主动脉弓。

（4）心外畸形，可有VACTERL综合征、消化道畸形、腹壁缺损、膈疝、骨骼系统畸形等多种异常。

（5）染色体异常，如21三体综合征、18三体综合征等。

（6）迪格奥尔格综合征（胸腺不发育、小下颌、低血钙、免疫功能缺陷等）。

【超声诊断线索与思路】

1.常见超声线索

（1）三血管平面肺动脉小于主动脉（图18-0-2A）。

（2）室间隔膜周连续性中断及室间隔与主动脉前壁不连续（图18-0-2B、C）。

（3）左心室流出道切面示主动脉骑跨于室间隔之上（图18-0-2B）。

（4）彩色多普勒超声示左、右心室血流均流向主动脉。

2.合并心内畸形

（1）肺动脉瓣闭锁，右心室流出道无正向血流，动脉导管反流。

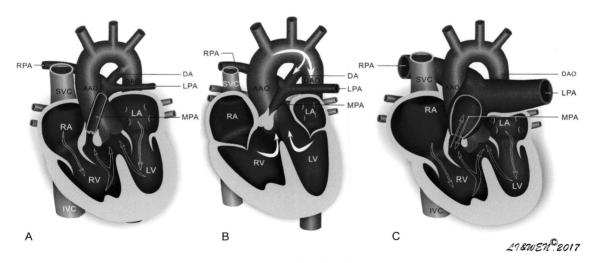

图 18-0-1　法洛四联症模式图

A.肺动脉狭窄；B.肺动脉闭锁；C.肺动脉瓣缺如。RPA.右肺动脉；MPA.主肺动脉；AAO.升主动脉；RA.右心房；LA.左心房；DAO.降主动脉；SVC.上腔静脉；LV.左心室；RV.右心室；LPA.左肺动脉；DA.动脉导管

（2）肺动脉瓣缺如，肺动脉及左、右肺动脉分支明显扩张，肺动脉反流，右心房扩张。

（3）其他心内畸形。

3.合并其他畸形

（1）其他部位畸形。

（2）染色体异常。

（3）迪格奥尔格综合征。

【鉴别诊断】

1.永存动脉干

（1）是否不存在肺动脉？ 3VT切面上能否显示动脉导管反流？

①如果不能显示发自右心室的肺动脉，且无动脉导管反流，应考虑永存动脉干。

②如果难以显示肺动脉，但见动脉导管反流，应考虑法洛四联症合并肺动脉闭锁。

（2）粗大的大血管上是否有肺动脉分支？

①如果显示左、右肺动脉发自粗大血管，应考虑永存动脉干。

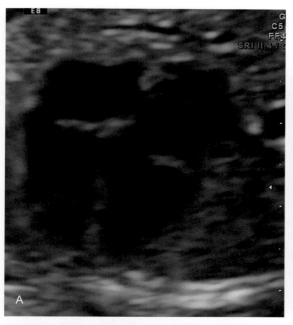

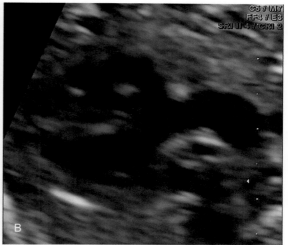

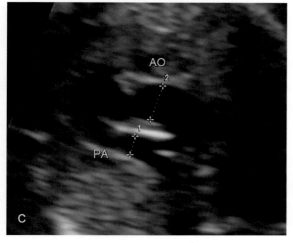

图 18-0-2　法洛四联症

心脏四腔心观（A）显示室间隔膜周连续性中断。左心室流出道平面（B）显示室间隔有缺损，室间隔与主动脉壁不连续，且有错位，主动脉跨在室间隔之上。心脏短轴平面（C）显示肺动脉狭小（PA），而主动脉宽大（AO）。LV.左心室；RV.右心室；AO.主动脉；PA.肺动脉

②如果未能显示左、右肺动脉发自粗大血管，应考虑法洛四联症合并肺动脉闭锁。

严重肺动脉狭窄与永存动脉干在产前有时很难鉴别。

2.右心室双流出道   主动脉的大部分是连接左心室还是右心室？

（1）如果主动脉骑跨大部分在右心室上，应考虑右心室双流出道。

（2）如果骑跨的主动脉根部与二尖瓣相连，应考虑右心室双流出道。

（3）法洛四联症与右心室双流出道在产前有时很难鉴别。

3.大血管错位   是主动脉骑跨还是肺动脉骑跨？

（1）如果骑跨的是肺动脉，应考虑大血管错位或右心室双流出道。

（2）如果骑跨的是主动脉，应考虑法洛四联症或右心室双流出道。

（3）法洛四联症与大血管错位在产前有时很难鉴别。

4.单纯室间隔缺损   有无肺动脉狭窄？

（1）如果不存在肺动脉狭窄，应考虑单纯室间隔缺损。

（2）如果肺动脉小于主动脉，应考虑法洛四联症。

【临床意义】

1.产前诊断法洛四联症，能在做好充分准备的情况下分娩，出生后及时检查治疗，与新生儿预后密切相关。

2.产前诊断法洛四联症，能宫内检查胎儿是否存在染色体异常或迪格奥尔格综合征，对预后不良的胎儿及时终止妊娠。

3.本病若不手术治疗，肺循环的不足导致缺氧；大量右向左分流出现发绀、肺动脉高压、右心室肥大，右侧心力衰竭。

4.手术治疗能使存活率提高到90%以上。影响手术成功的主要因素如下。

（1）合并复杂性心内心外畸形。

（2）合并染色体异常或迪格奥尔格综合征。

（严英榴）

主要参考文献

[1] Rice MJ，McDonald RW，Pilu G，et al. Cardiac malformations//Nyberg DA，McGahan JP，Pretorius DH，et al. Diagnostic Imaging of Fetal Anomalies.//Nyberg DA，McGahan JP，Pretorius DH，et al. Diagnostic Imaging of Fetal Anomalies. Philadelphia：Lippincott Williams & Wilkins，2003：451-506.

[2] Shinebourne EA，Babu-Narayan SV，Carvalho JS. Tetralogy of Fallot：from fetus to adult. Heart，2006，92：1353-1359.

[3] Sleurs E，De Catte L，Benatar A. Prenatal diagnosis of absent pulmonary valve syndrome in association with 22q11 deletion. J Ultrasound Med，2004，23：417-422.

[4] Joshi AN，Rane HS，Kamble RC，et al. Prenatal diagnosis of absent pulmonary valve syndrome. J Ultrasound Med，2010，29：823-829.

[5] Becker R，Schmitz L，Guschmann M，et al. Prenatal diagnosis of familial absent pulmonary valve syndrome：case report and review of the literature. Ultrasound Obstet Gynecol，2001，17：263-267.

[6] Mivelaz Y，Lim KI，Templeton C，et al. Population-based review of tetralogy of Fallot with absent pulmonary valve：is prenatal diagnosis really associated with a poor prognosis? Ultrasound Obstet Gyneclo，2012，40：536-541.

Chapter 19

肺动脉瓣狭窄

【定义】肺动脉瓣解剖结构异常导致肺动脉狭窄（pulmonary valve stenosis），右心室血液流出受阻。为常见的先天性心脏病之一，占心脏畸形的8%～10%。

【病理生理特征】

1.病理特征

（1）肺动脉瓣融合或发育不良。

（2）畸形的肺动脉瓣（图19-0-1）可为单叶、二叶、三叶或四叶。单纯肺动脉瓣狭窄以拱形瓣最常见。

（3）右心室肥厚，右心室增大。

（4）三尖瓣不同程度反流，三尖瓣可发生增厚、水肿。

（5）严重者肺动脉闭锁。

2.合并畸形

（1）室间隔缺损。

（2）肺静脉回流异常。

（3）主动脉瓣狭窄。

（4）努南综合征：X连锁显性遗传，表现与特纳综合征相似。

（5）染色体异常相对少见，有13三体综合征等。

【超声诊断线索与思路】

1.常见超声线索

（1）肺动脉瓣口小，肺动脉瓣叶增厚，回声增高（图19-0-2A），瓣叶在整个心动周期均可见。

（2）肺动脉主干扩张（图19-0-2 B）。

（3）彩色超声示肺动脉血流出现混叠现象和狭窄及后段湍流（图19-0-2C）。

（4）多普勒超声示肺动脉瓣口流速增高（图19-0-2D）。

（5）右心室壁增厚。

（6）三尖瓣不同程度反流。

（7）严重者右心室流出道无前向血流，伴动脉导管反向灌注肺动脉。

2.合并心内畸形

（1）室间隔缺损。

（2）肺静脉回流异常（不易发现）。

（3）主动脉瓣狭窄。

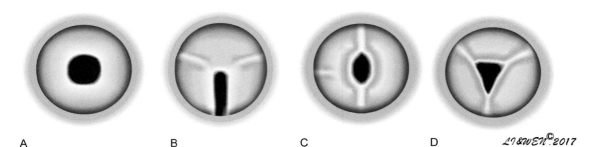

A　　　　　　　B　　　　　　　C　　　　　　　D

图 19-0-1　先天性肺动脉瓣狭窄常见类型示意

A.单瓣畸形，呈膈膜状；B.单瓣畸形，瓣口偏离中心；C.二瓣畸形，交界融合；D.三瓣畸形，交界融合

【鉴别诊断】

1.正常晚孕期肺动脉主干偏大

（1）彩色超声肺动脉有无混叠现象和狭窄及后段湍流？

①如果没有混叠现象和狭窄及后段湍流，应考虑正常肺动脉。

②如果有混叠现象和狭窄及后段湍流，应考虑肺动脉瓣狭窄。

（2）肺动脉瓣口流速是否增高？

①如果不增高，应考虑正常肺动脉。

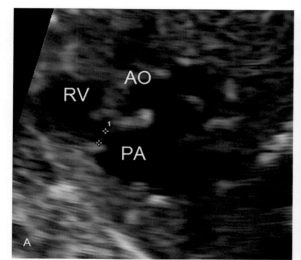
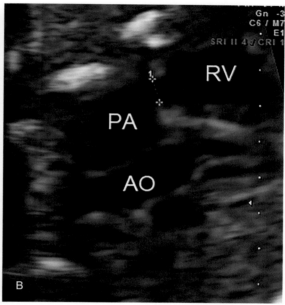
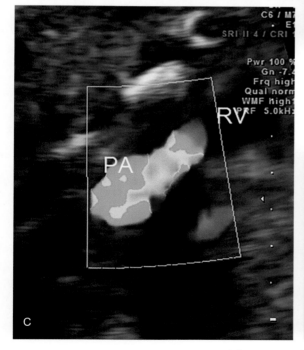
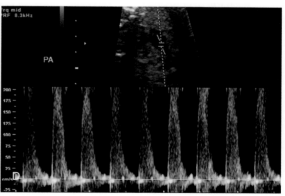

图 19-0-2　肺动脉瓣狭窄

　　心脏短轴平面（A）显示肺动脉瓣口明显狭小（测量键），瓣叶增厚。右心室流出道平面（B）显示肺动脉瓣口狭小（测量键），肺动脉主干较宽。右心室流出道平面彩色血流图（C）显示肺动脉血液出现混叠现象，呈杂色状。肺动脉瓣频谱（D）显示肺动脉瓣口流速明显增高>200cm/s。RV.右心室；AO.主动脉；PA.肺动脉

②如果增高，应考虑肺动脉瓣狭窄。

2.主动脉缩窄

（1）主动脉弓长轴切面是否各段等粗？

①如果主动脉弓峡部或主动脉弓小于升主动脉及降主动脉，应考虑主动脉弓缩窄。

②如果主动脉弓各段均一样粗细，应考虑肺动脉瓣狭窄。

（2）肺动脉是否有混叠现象，肺动脉瓣口流速是否增高？

①如果无混叠，流速不增高，应考虑主动脉缩窄。

②反之，应考虑肺动脉瓣狭窄。

【临床意义】

1.产前诊断肺动脉瓣狭窄，能在做好充分准备的情况下分娩，为防止右侧心力衰竭，必要时提前分娩。出生后及时检查治疗，与新生儿预后密切相关。

2.轻度的肺动脉瓣狭窄可不引起肺动脉瓣口流速增快，也不引起右心室增大等继发性改变，因此，胎儿超声心动图诊断比较困难。

3.轻型肺动脉瓣狭窄无须干预，严重者可能宫内心力衰竭。出生后肺动脉瓣扩张疗效极好，仅极少数肺动脉瓣发育不良患儿需要开胸手术。

4.严重者伴肺动脉闭锁预后差。

（严英榴）

主要参考文献

[1] Hornberger LK, Benacerraf BR, Bromley BS, et al. Prenatal detection of severe right ventricular outflow tract obstruction: pulmonary stenosis and pulmonary atresia. J Ultrasound med, 1994, 13: 743-750.

[2] Rice MJ, McDonald RW, Pilu G, et al. Cardiac malformations//Nyberg DA, McGahan JP, Pretorius DH, et al. Diagnostic Imaging of Fetal Anomalies//Nyberg DA, McGahan JP, Pretorius DH, et al. Diagnostic Imaging of Fetal Anomalies. Philadelphia: Lippincott Williams & Wilkins, 2003: 466.

[3] Menashe M, Arbel R, Raveh D, et al. Poor prenatal detection rate of cardiac anomalies in Noonan syndrome. Ultrasound Obstet Gyneclo, 2002, 19: 51-55.

[4] Todros T, Paladini D, Chiappa E, et al. Pulmonary stenosis and atresia with intact ventricular septum during prenatal life. Ultrasound Obstet Gynecol, 2003, 21: 228-233.

第 20 章

心室发育不良综合征

第一节　左心发育不良综合征

【定义】　左心发育不良综合征（hypoplastic left heart syndrome，HLHS）是一组以左心-主动脉严重发育不良为特征的心脏畸形，出生后婴儿中的发病率为0.16%～0.27%，在所有先天性心脏病中占1.4%～3.8%。

【病理生理特征】

1.病理特征

（1）二尖瓣狭窄或闭锁：以狭窄较多见，约占60%。

（2）严重的左心室发育不良：二尖瓣闭锁时左心室腔极度狭小呈裂隙状。当以主动脉瓣狭窄为首发病变时，左心室可呈球形且合并心内膜弹性纤维增生症。

（3）主动脉瓣狭窄或闭锁：以闭锁较多见。

（4）主动脉发育不良：升主动脉、主动脉弓均发育不良，主动脉供血主要来自动脉导管的逆向灌注。

2.病理分型　根据主动脉和二尖瓣的病变分为4型（图20-1-1）。

（1）Ⅰ型：主动脉瓣与二尖瓣狭窄。

（2）Ⅱ型：主动脉瓣与二尖瓣闭锁：最常见。

（3）Ⅲ型：主动脉瓣闭锁与二尖瓣狭窄。

（4）Ⅳ型：主动脉瓣狭窄与二尖瓣闭锁。

3.血流动力学特征

（1）由于左心室流入道或流出道的狭窄或闭锁，升主动脉及主动脉弓不能从左心室获得血液供应，其血供主要来源于动脉导管的逆向灌注，以供给头臂动脉及冠状动脉。

（2）当合并二尖瓣闭锁时，肺静脉回流至左心房的血液均经房间隔卵圆孔分流至右心房，使右心室容量负荷过重，极易发生右心功能不全，导致宫内死亡。

（3）当二尖瓣闭锁而房间隔卵圆孔处分流受限时，左心房内压持续升高，肺静脉回流受阻，致使肺小血管及肺间质发育差，影响患儿出生后的肺功能。

4.合并畸形

（1）常合并的心内畸形有主动脉缩窄、室间隔缺损等。

（2）其他心内畸形：如永存左上腔静脉、心室-冠状动脉瘘、右心室双出口、主动脉弓离断、肺静脉连接异常、冠状动脉起源异常等。

（3）合并的心外畸形：中枢神经系统、骨骼系统异常、单脐动脉常见，其他如胸腔积液、腹水等。

（4）染色体异常：风险高，在胎儿中可达15%，尤其是同时合并心内、心外结构异常者，其染色体异常风险明显高于无合并异常或仅合并心内异常者。在新生儿中风险相对较低（3%～4%）。最常见的是特纳综合征，其他如18三体综合征或13三体综合征等。近期发现一些病例与11号染色体长臂部分缺失有关。

【超声诊断线索与思路】

1.常见超声线索

（1）四腔观左、右心室大小极不对称，左心室明显减小，部分病例左心室可呈球形，左心房可缩小或正常，右心房、右心室明显增大（图20-1-2A）。当二尖瓣闭锁时，二尖瓣处无明显启闭活动而显示为增强的纤维回声，彩色多普勒（CDFI）显示舒张期无血流通过二尖瓣。

（2）左心室流出道观显示主动脉瓣环极度发育不良，升主动脉内径明显小于正常（图20-1-2C）。在主动脉瓣闭锁时升主动脉常难以显示，CDFI显示主动脉瓣收缩期无血流通过。

（3）三血管气管观显示主动脉横弓内径明显小于肺动脉，CDFI显示主动脉横弓内自动脉导管逆向灌注血流，血流方向与肺动脉相反（图20-1-2C）。

（4）主动脉弓长轴观显示升主动脉、主动脉横弓明显小于正常，CDFI显示主动脉内自动脉导管逆向灌注血流。

（5）图像角度较好时可显示房间隔卵圆孔处左心房向右心房的血液分流（图20-1-2B），若伴有卵圆孔处分流受限，则左心房增大。

（6）肺静脉比正常胎儿更易显示，当二尖瓣闭锁合并卵圆孔分流受限时，肺静脉可明显扩张。肺静脉

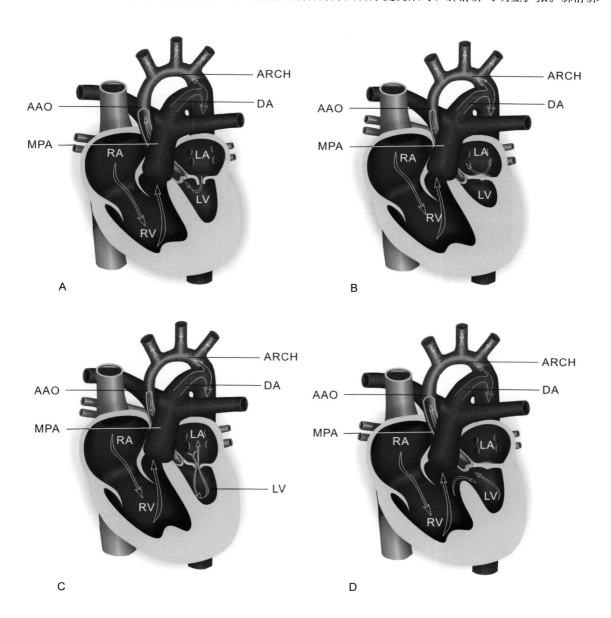

图 20-1-1　左心发育不良综合征分型模式图

A. Ⅰ型：主动脉瓣和二尖瓣均狭窄；B. Ⅱ型：主动脉瓣和二尖瓣均闭锁；C. Ⅲ型：主动脉瓣闭锁和二尖瓣狭窄；D. Ⅳ型：二尖瓣闭锁和主动脉瓣狭窄。RA. 右心房；LA. 左心房；LV. 左心室；RV. 右心室；AAO. 升主动脉；MPA. 主肺动脉；ARCH. 主动脉弓；DA. 动脉导管

血流频谱特征是判断卵圆孔分流是否良好的重要提示之一。

2.合并心内畸形

（1）主动脉缩窄：可见于70%的病例。

（2）室间隔缺损：通常较小。

（3）右心室双出口：约见于10%的病例。

（4）永存左上腔静脉：引流入冠状静脉窦者可见冠状静脉窦扩张。

（5）心室-冠状动脉瘘：多见于二尖瓣狭窄伴主动脉瓣闭锁的病例。

（6）其他：如主动脉弓离断、肺静脉连接异常、冠状动脉起源异常等。

3.合并其他畸形

（1）中枢神经系统畸形。

（2）骨骼系统畸形。

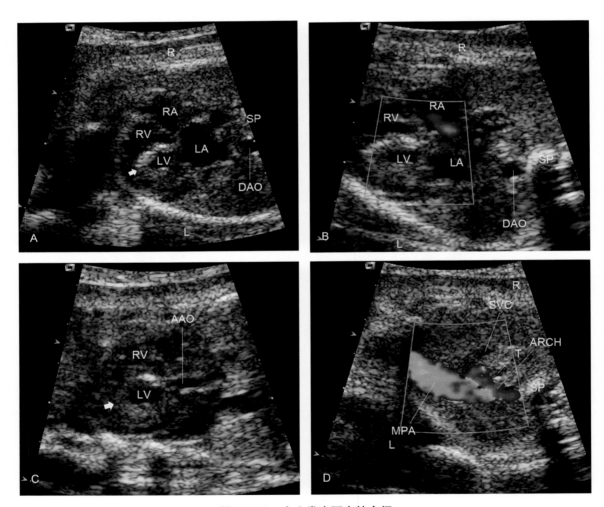

图 20-1-2　左心发育不良综合征

23周胎儿，四腔观二维（图A）及彩色多普勒（图B）显示左心室（LV）腔细小，心内膜回声明显增厚增强（箭头），室壁运动明显受限，二尖瓣启闭运动明显受限，左心房（LA）增大，肺静脉扩张，卵圆孔瓣紧贴在房间隔上，房间隔向右心房面突，彩色多普勒显示房间隔水平为左向右红色分流。左心室流出道切面（图C）显示升主动脉内径细小，实时超声下主动脉瓣无启闭运动。三血管气管观彩色多普勒（图D）显示主动脉弓（ARCH）内反向血流

（3）单脐动脉。

（4）胸腔积液、腹水：主要见于心功能不全胎儿。

（5）特纳综合征（卵巢发育不全、身材矮小、颈蹼、肘外翻等）。

（6）其他染色体异常：如18三体综合征或13三体综合征等。

【鉴别诊断】

1.单心室　单心室的室壁左右厚薄相等，而HLHS的"大室腔"（右心室腔）的左侧壁较右侧壁厚且欠规则。

2.单纯主动脉缩窄　也表现为左心室缩小，但二尖瓣启闭活动自如，CDFI可见左心房经二尖瓣进入左心室的血流信号，且主动脉横弓无逆向血流。

3.其他　引起左心小于右心的先天性心脏病：如完全型肺静脉异位引流、非对称型房室间隔缺损等。

【临床意义】

1.除了心内畸形以外，还应注意患儿是否合并心外畸形，必要时做染色体检查。

2.国外研究发现，有一胎HLHS孕史者再次孕有HLHS胎儿的概率为2%～3%，高于其他的先天性心脏病。有HLHS患儿的家庭中的其他成员患有任何种类的先天性心脏病的概率达13%～14%。

3.本病预后极差，如不及时治疗，25%的患儿在出生后1周内死亡。

4.本病为动脉导管依赖性先天性心脏病，出生后需维持动脉导管开放。由于房间隔卵圆孔为左心房血液的重要出路，尤其当二尖瓣闭锁时是唯一出路，因此，出生后应密切关注房间隔卵圆孔的开放情况，必要时行房间隔球囊造口术。

5.手术时间多在出生后2～3天，少数病例因充血性心力衰竭或严重低氧血症而需在24小时内急诊手术。目前主要的手术方式为Norwood分期手术或心脏移植术。

6.尽管目前儿童心外科手术已经取得了显著疗效，HLHS仍然是先天性心脏病中死亡率最高的。影响预后的主要因素有右心功能不全、严重的三尖瓣反流、房间隔分流受限、早产、合并心外畸形、染色体异常等。

第二节　右心发育不良综合征

【定义】 右心发育不良综合征指一系列伴随右心室流入道和流出道发育不良的先天性复杂畸形（图20-2-1）。

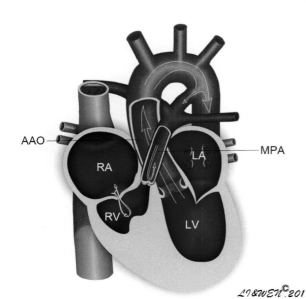

图20-2-1　右心发育不良综合征模式图

RA.右心房；LA.左心房；RV.右心室；LV.左心室；MPA.主肺动脉；AAO.升主动脉

发病率占所有先天性心脏病的1% ~ 3%。

【病理生理特征】

1.右心发育不良综合征的病理生理特征与左心发育不良综合征相似，但发育不良的部位相反。

2.主要特点是三尖瓣和（或）肺动脉瓣的发育不良（闭锁或狭窄）、右心室内径减小，严重者呈裂隙状。

3.最轻的形式是三尖瓣瓣环缩小、右心室发育不良但肺动脉瓣发育相对正常，最严重的形式是三尖瓣闭锁、室间隔完整的肺动脉瓣闭锁和右心室发育不良。

【超声诊断线索与思路】

1.四腔观显示右心室内径明显减小、右心室壁肥厚，右心房大小可正常，左心房、左心室内径增大（图20-2-2A、B）。若三尖瓣闭锁，则右心房、右心室之间无房室瓣启闭活动。CDFI显示房间隔卵圆孔处右向左分流丰富。

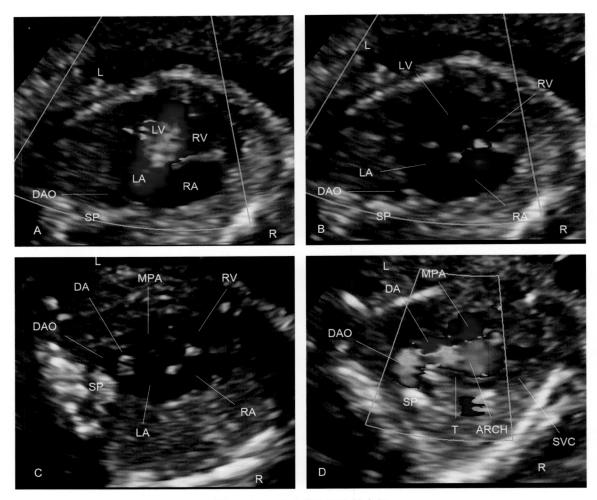

图 20-2-2　右心发育不良综合征

四腔观舒张期（图A）、收缩期（图B）彩色多普勒显示右心室（RV）腔明显缩小、室壁增厚，室间隔连续完整，实时下三尖瓣开放明显受限，舒张期可见细小血流束通过三尖瓣口，收缩期三尖瓣口可见反向的细小血流束为三尖瓣反流。心底短轴观（图C）显示右心室腔细小，室壁增厚，肺动脉瓣呈一膜状强回声，实时下无启闭运动。三血管气管观（图D）彩色多普勒显示肺动脉（MPA）及动脉导管（DA）内来自主动脉弓（ARCH）的反向血流，肺动脉及动脉导管内径明显小于主动脉弓。LA.左心房；RA.右心房；R.右侧；L.左侧；SVC.上腔静脉；DAO.降主动脉；SP.脊柱；LV.左心室；RV.右心室

2.右心室流出道观显示右心室室壁增厚、内径狭小，主肺动脉、左右肺动脉分支内径减小（图20-2-2C），肺动脉瓣闭锁者瓣环处呈条索状高回声，无瓣膜启闭活动，CDFI显示右心室与肺动脉之间无血流通过。

3.三血管气管观显示主动脉和肺动脉内径比例失常，肺动脉内径明显小于主动脉。当肺动脉瓣重度狭窄或闭锁时CDFI显示肺动脉内血流由动脉导管逆向供应，血流方向与主动脉弓相反（图20-2-2D）。

【临床意义】

1.本病为动脉导管依赖性先天性心脏病，出生后需保持动脉导管开放。

2.本病预后不良，未能及时治疗者常因进行性低氧血症和心力衰竭而早期死亡。三尖瓣闭锁者预后极差，未经手术治疗约50%死于4个月内，90%死于10岁以内。

（邓学东）

主要参考文献

[1] 邓学东.产前超声诊断与鉴别诊断.北京：人民军医出版社，2013：139-140.

[2] 王新房.超声心动图学.4版.北京：人民卫生出版社，2009：686-687.

[3] Twining P，Mchugo J，Pilling D.李胜利，戴晴，李辉，等主译.胎儿产前诊断教程.2版.北京：人民卫生出版社，2009：127-128.

[4] 接连利.胎儿心脏病理解剖与超声诊断学.北京：人民卫生出版社，2010：203-210.

[5] 刘延玲，熊鉴然.北京：科学出版社，2001：513-525.

[6] Rychik J，Tian Z. Fetal Cardiovascular Imaging. Philadelphia：Elsevier Saunders；2011.

[7] Cleuziou J，Haas F，Schreiber C，et al. Hypoplastic left heart syndrome with anomalous origin of the right coronary artery. Ann Thorac Surg，2006，81（1）：341-343.

[8] Patel CR，Lane JR，Spector ML，et al. Prenatal diagnosis of ventriculocoronary arterial communication in fetuses with hypoplastic left heart syndrome. J Ultrasound Med，2006，25（2）：245-249.

[9] Galindo A，Nieto O，Villagrá S，et al. Hypoplastic left heart syndrome diagnosed in fetal life：assiociated findings，pregnancy outcome and results of palliative surgery. Ultrasound Obstet Gynecol，2009，33（5）：560-566.

[10] 朱云晓，谢红宁，李丽娟，等.胎儿左心发育不良综合征的超声特征与染色体异常相关性研究.中国超声医学杂志，2009，25（4）：420-423.

[11] 冯天鹰，哈斯，李治安，等.胎儿超声心动图诊断左心发育不良综合征13例报道.心肺血管病杂志，2012，31（6）：699-702.

[12] 吕国荣.胎儿颅脑和心脏畸形超声诊断.北京：北京大学医学出版社，2010：333-335.

Chapter 21

右心室双出口

【定义】　右心室双出口（double outlet of right ventricle，DORV）属大动脉转位的不完全型，是指2个大动脉（主动脉和肺动脉）完全或2个大动脉中任一个全部，而另一个大部分起源于形态学右心室。若主动脉完全起源于右心室，肺动脉骑跨于室间隔之上，则称为陶-宾综合征。DORV的发生率占先天性心脏病的1.0%～2.0%，占胎儿先天性心脏病的3.0%～6.0%，西京医院检出的胎儿心脏畸形统计资料中为8.76%。

【病理生理特征】

1.病理特征

（1）主动脉和肺动脉全部或一个完全，而另一个大部分起源于形态学右心室。

（2）室间隔缺损（左心室唯一出口）多数为非限制性的（相当于主动脉口径），10%为限制性。

（3）半月瓣与房室瓣之间为肌性圆锥组织分隔。

2.病理分型　　DORV是分型最多的先天性心脏病，根据心房与内脏关系、心房与心室的连接、大动脉之间的关系进行排列组合。按Van Praagh字标命名法，DORV最常见类型为SDD型，其次为SDL型及ILL型，SLL、IDL及IDD型较少见。根据VSD与两个大动脉之间的位置关系，又分为主动脉瓣下型、肺动脉瓣下型、双关型（双动脉下）及无关型（远离两个大动脉）。

3.血流动力学特征

（1）取决于室间隔缺损位置和大动脉之间相互关系，有无肺动脉狭窄及其程度，以及是否合并其他心血管畸形及其类型。

（2）肺动脉：合并肺动脉口狭窄，DORV的病理生理改变类似法洛四联症，肺动脉狭窄愈重，肺血流愈少，出生后患儿发绀和缺氧等症状愈明显；无肺动脉狭窄，则与单纯大型室间隔缺损相似，早期可产生严重的肺动脉高压和肺血管病变。

（3）心脏大小：胎儿DORV一般心脏负荷无明显的增加，若室间隔缺损较大、肺动脉狭窄严重，可出现右心室容量负荷增加，左心室大小正常，或略小于右心室。

4.合并畸形

（1）房室瓣狭窄、闭锁、骑跨。

（2）肺动脉狭窄、主动脉瓣下狭窄。

（3）房间隔缺损。

（4）主动脉弓发育不良、缩窄或离断。

（5）冠状动脉畸形等。

【超声诊断线索与思路】

1.常见超声线索

（1）心室与大动脉连接异常：心室流出道长轴及五腔心切面连续扫查，显示主动脉前壁与室间隔连续中断，主动脉和肺动脉均起源于靠前的形态学右心室（图21-0-1A），或一条大动脉全部起源于右心室，另一条大部分（≥90%）起源于右心室。CDFI显示右心室的血流同时或分别进入主动脉和肺动脉（图21-0-1B）。若肺动脉骑跨于室间隔之上称为陶-宾综合征（图21-0-1C）。

（2）室间隔缺损：胎儿四腔心及心室流出道长轴等切面，显示室间隔上部连续中断，多数缺损口较大。连续扫查，可判断VSD与主动脉瓣和肺动脉瓣之间的相互关系。VSD位于主动脉瓣下最多见（54.9%，图21-0-2A，B），其次为肺动脉瓣下（27.5%）。CDFI显示左心室向右心室的过隔分流。

（3）主动脉后壁与二尖瓣之间纤维连续消失：胎儿心室流出道长轴等切面，多数可见主动脉瓣与二尖瓣之间呈中等或较强的团块状回声为肌性圆锥结构。

（4）大动脉转位：胎儿三血管-气管、心室流出道长轴及大血管根部短轴等系列切面连续扫查，2个大动脉之间无交叉关系，大动脉根部多数呈并行，大动脉位置可正常，或主动脉位于肺动脉右前方或前方为大动脉右转位（83.0%），或主动脉位于肺动脉左前方或左侧为大动脉左转位。

（5）四腔心不对称：胎儿四腔心切面显示左右侧心腔不对称，右心房、右心室扩大，左心房、左心室

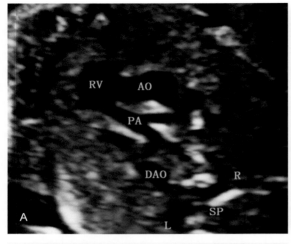

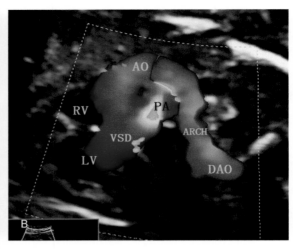

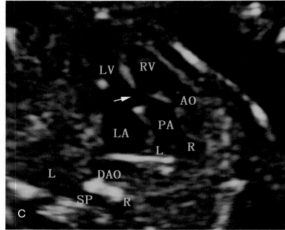

图21-0-1　DORV及陶-宾综合征二维超声及CDFI图
　　胎儿心室流出道长轴切面，A.主动脉及肺动脉并列走行，均起源于右心室；B. CDFI显示左心室血流经肺动脉瓣下VSD进入肺动脉，右心室血流进入主动脉；C.主动脉起源于右心室，肺动脉骑跨于室间隔之上。RV.右心室；AO.主动脉；PA.肺动脉；LV.左心室；L.左侧或左肺动脉；R.右侧或右肺动脉；SP.脊柱；ARCH.主动脉弓；DAO.降主动脉。图C中箭头：室间隔缺损

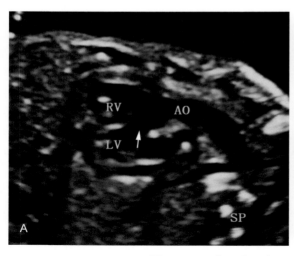

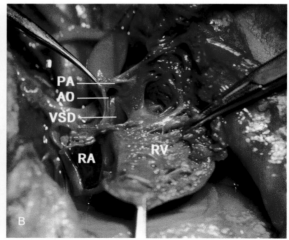

图21-0-2　右心室双出口VSD位置二维超声及解剖图
　　A.胎儿心室流出道长轴切面显示主动脉起源于右心室，VSD位于主动脉瓣下（箭头）；B.去除部分右心室壁，显示主动脉及肺动脉均起源于右心室，肺动脉口狭窄，主动脉瓣下VSD（箭头）。RV.右心室；LV.左心室；AO.主动脉；SP.脊柱；PA.肺动脉；RA.右心房；VSD.室间隔缺损

相对较小。

（6）肺动脉口狭窄：是最常见并发的心脏畸形，胎儿心室流出道长轴、大血管根部短轴及三血管-气管切面，多数显示肺动脉瓣膜不同程度增厚、回声增强、瓣叶开放受限，或瓣下及肺动脉及其分支狭窄，主动脉与肺动脉比值变小。彩色及频谱多普勒可呈现肺动脉过瓣血流束变窄，或血流速度加快，部分可出现湍流，但不会出现高速的血流频谱。

2. 合并心内畸形

（1）肺动脉口狭窄：西京医院一组胎儿右心室双出口资料中肺动脉口狭窄的发生率为35.6%。

（2）完全型房室间隔缺损。

（3）二尖瓣畸形：二尖瓣前叶裂、二尖瓣闭锁。

（4）主动脉畸形：主动脉瓣下狭窄、主动脉缩窄、右位主动脉弓。

（5）静脉系统畸形：肺静脉异位引流、永存左上腔静脉等。

3. 合并其他畸形

（1）心外畸形：可合并小脑蚓部发育不良、肢体畸形等。

（2）染色体异常：占12.0% ～ 40.0%，包括18三体综合征、13三体综合征及22q11缺失。

【鉴别诊断】

1. 大型室间隔缺损　胎儿左心室流出道长轴或五腔心切面可出现主动脉骑跨，多数骑跨率＜30.0%，左、右流出道长轴切面连续扫查可见主动脉与肺动脉之间交叉存在。彩色多普勒显示心室水平双向分流。

2. 法洛四联症　左、右心室流出道长轴等切面连续扫查可见主动脉与肺动脉之间交叉及右心室流出道、肺动脉环抱主动脉结构存在；主动脉骑跨率一般为50% ～ 65%；半月瓣与房室瓣之间无肌性圆锥分隔的团块回声。

3. 完全型大动脉转位　胎儿左、右心室流出道长轴及五腔心切面显示两根大血管并列，主动脉及肺动脉分别起源于右心室及左心室。彩色多普勒显示右心室血流直接进入主动脉，左心室血流直接进入肺动脉。

【临床意义】

1. 超声诊断　产前超声检查可检出该畸形，注意与大型室间隔缺损及法洛四联症的鉴别，以及合并畸形的筛查。

2. 预后　由于胎儿期血液循环特点，右心室双出口在宫内一般不出现心力衰竭，胎儿的发育及生存不受影响。出生后血流动力学的变化及临床特征取决于右心室双出口类型、室间隔缺损位置及其合并畸形等。若同时合并其他严重心脏畸形，多数出生后早期死亡，右心室双出口的胎儿整体预后不佳。

3. 治疗　右心室双出口患儿选择根治或姑息手术取决于室间隔缺损大小、位置，以及肺动脉发育情况等。外科手术死亡率为3.6% ～ 4.8%，10年生存率为81%。

（李　军）

主要参考文献

[1] 李军，苏海砾，张军，等.胎儿先天性心脏病的超声诊断及分型.中华超声影像学杂志，2011，20：940-943.

[2] 李军，朱霆，朱永胜，等.胎儿右室双出口的超声诊断、分型与预后.中华超声影像学杂志，2013，22：1027-1030.

[3] 刘维永，易定华.现代心脏外科治疗学.西安：世界图书出版公司，2009：651-664.

[4] 接连利.胎儿心脏病理解剖与超声诊断学.北京：人民卫生出版社，2010：247-251.

[5] 朱晓东.心脏外科解剖学.北京：人民卫生出版社，2011：466-528.

[6] 李治安主译.胎儿超声心动图实用指南.2版.天津：天津科技翻译出版公司，2011：230-236.

[7] 邓学东.产前超声诊断与鉴别诊断.北京：人民军医出版社，2013：149-150.

[8] 李胜利.胎儿畸形产前超声与病理解剖图谱.北京：人民军医出版社，2013：329-339.

第 22 章

大动脉转位

【定义】　大动脉转位（transposition of the great arteries，TGA）：又称大动脉错位，指大动脉相互位置关系异常，与解剖心室连接关系不一致的一组复杂先天性心脏病，主动脉与形态右心室相连接，而肺动脉与形态左心室相连接。根据心房和心室的连接关系又分为两种，心房和心室连接一致，但心室与大动脉连接不一致者，称为完全型大动脉转位（complete transposition of the great arteries）；而心房与心室及心室与大动脉连接均不一致者，称为矫正型大动脉转位（corrected transposition of the great arteries）。完全型大动脉转位是一种常见的发绀型心脏畸形，占所有先天性心脏畸形的5%～7%，活产儿发病率为0.315%，未经治疗的患儿90%于1岁内死亡。男女发病比为2：1，男婴居多。矫正型大动脉转位为一种少见的心脏畸形，发生率为0.43%～0.60%，90%可合并室间隔缺损、肺动脉狭窄、三尖瓣关闭不全等心内结构性异常。

【病理生理特征】

1. 病理特征

（1）完全型大动脉转位是房室连接一致和心室与大动脉连接不一致的圆锥动脉干畸形，即主动脉起源于形态学右心室，肺动脉起源于形态学左心室，主动脉与肺动脉平行从心室发出。

（2）矫正型大动脉转位，房室连接不一致和心室动脉连接不一致。形态学右心房通过二尖瓣与形态学左心室相连，肺动脉与形态学左心室相连。形态学左心房通过三尖瓣与形态学右心室相连，主动脉与形态学右心室相连。

2. 病理分型

（1）完全型大动脉转位根据是否合并室间隔缺损及左心室流出道梗阻分为4型。

①单纯型大动脉转位：不伴有其他心血管畸形者称为单纯型大动脉转位，约占50%。

②伴有室间隔缺损型：40%～45%合并室间隔缺损。

③室间隔缺损及左心室流出道梗阻型：约占10%。

④室间隔完整合并左心室流出道梗阻：此型占5%。

（2）矫正型大动脉转位根据房室、大血管关系及位置进行分型。

① SLL型：指心房正位，心室左襻，大动脉左侧转位，即主动脉位于肺动脉左前方，此型占92%。

② IDD型：较少见，占5%。是指心房反位，心室右襻，大动脉右侧转位，即主动脉位于肺动脉右前方。

【血流动力学特征】

1. 完全型大动脉转位　主动脉发自右心室，接受体静脉回流的血流，肺动脉发自左心室，接受肺静脉回流的血流，胎儿期由于卵圆孔及动脉导管的分流，两大循环间建立交通，因此，在胎儿期生存及发育不存在大影响。

2. 矫正型大动脉转位　房室连接不一致和心室动脉不一致，使体循环静脉血流入形态学右心房通过二尖瓣和形态学左心室进入肺动脉；肺静脉血流入形态学左心房通过三尖瓣和形态学右心室进入主动脉，从而在生理上得到矫正。

【合并心内畸形】

1. 完全型大动脉转位　常见伴发的心内畸形，如40%～45%室间隔缺损和10%肺动脉口狭窄（左心室流出道梗阻）。

2. 矫正型大动脉转位　伴发的心内畸形有60%～70%室间隔缺损、40%～50%右心室流出道梗阻、90%合并三尖瓣异常，20%～30%心律失常。

【合并心外畸形】　大动脉转位合并心外畸形罕见，矫正型大动脉转位时可有内脏反位。

【超声诊断线索与思路】

常见超声线索

（1）腹部横切面：完全型大动脉转位内脏位置基本正常。矫正型大动脉转位（IDD型）内脏反位。

（2）四腔心切面：四腔心比例基本正常（图22-0-1）。

完全型大动脉转位心房正位，房室连接一致，如合并有室间隔缺损，可显示室间隔缺损，单纯做四腔心筛查常易漏诊；矫正型大动脉转位房室连接不一致。

（3）左、右心室流出道切面：是诊断大动脉转位重要的切面，心室与大动脉连接不一致，左心室与肺动脉相连，右心室与主动脉相连，主动脉与肺动脉之间无交叉关系，呈平行排列（图22-0-2，图22-0-3）。主动脉与肺动脉位置关系不同超声表现亦不同。在此切面中，注意肺动脉与主动脉的判断，肺动脉发出后分为左、右肺动脉和动脉导管，升主动脉光滑，在主动脉弓部有3个头臂分支。

（4）大血管短轴切面：右心室流出道与肺动脉包绕主动脉的结构消失，呈2个环形的血管横切面，主

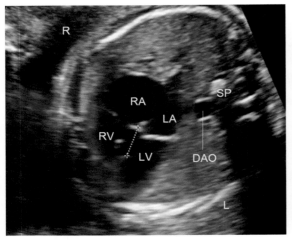

图22-0-1　四腔心切面示室间隔缺损

LA.左心房；LV.左心室；RA.右心房；RV.右心室；R.右侧；L.左侧；SP.脊柱

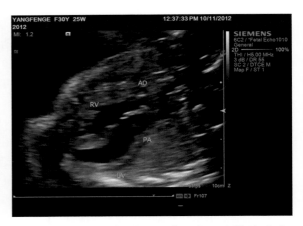

图22-0-2　心室连接关系异常，左心室接肺动脉，右心室接主动脉

RV.右心室；AO.主动脉

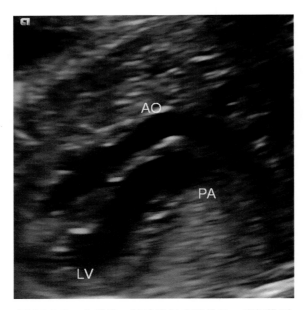

图22-0-3　主动脉，肺动脉无交叉关系，平行排列

LV.左心室；AO.主动脉；PA.肺动脉

动脉位于肺动脉右侧或右前方为主动脉右转位，位于左侧或左前方为主动脉左转位。

（5）三血管气管切面：依照肺动脉与主动脉排列顺序不同而不同，无正常主动脉肺动脉与上腔静脉的排列关系，同一切面上往往仅能显示主动脉和上腔静脉，需改变探头方向后，在主动脉后方可显示肺动脉（图22-0-4）。

（6）主动脉弓和导管弓：同一切面可同时显示，主动脉弓长而弯曲度小，导管弓变小位于主动脉弓左后方，呈平行排列（图22-0-5、图22-0-6）。

（7）彩色多普勒：显示血流与左心室-肺动脉-动脉导管相延续，右心室-主动脉-主动脉弓相延续。大动脉血流无交叉关系，呈平行排列（图22-0-7）。合并室间隔缺损时，可显示室水平的分流血流。

【鉴别诊断】

1.右心室双出口　二者均无大血管的交叉关系，呈平等排列，右心室双出口时，主动脉和肺动脉均发自右心室。

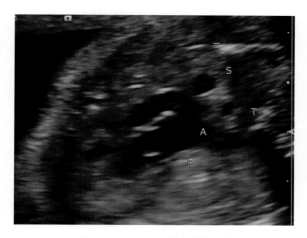

图 22-0-4　三血管气管切面

显示肺动脉与主动脉平行排列。T.气管

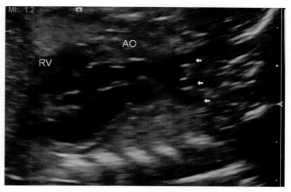

图 22-0-5　主动脉向头颈部分支及主动脉弓

RV.右心室；AO.主动脉

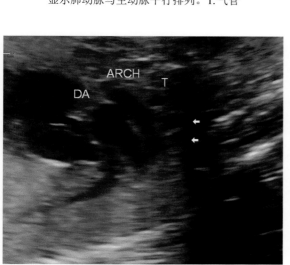

图 22-0-6　主动脉弓与导管弓呈平行关系，主动脉长而曲度小

ARCH.主动脉弓；DA.导管弓

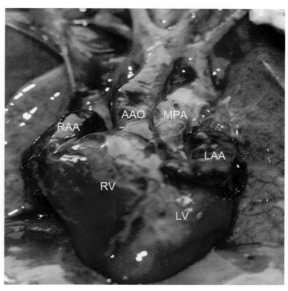

图 22-0-7　大体标本，主动脉与右心室相连，肺动脉与左心室相连

LV.左心室；RV.右心室；RAA.右心耳；AAO.主动脉；MPA.主肺动脉；LAA.左心耳

2.**永存动脉干** 完全性大动脉转位合并肺动脉口狭窄时，肺动脉位于主动脉右后方，三血管气管切面仅显示一根动脉，易误诊为永存动脉干。多切面连续扫查可追踪判断肺动脉及其分支起源，可进行鉴别诊断。

3.**完全型大动脉转位与矫正型大动脉转位** 鉴别点在房室连接是否一致的判断。

【临床意义】

1.**大动脉转位** 与染色体异常关系不密切，建议针对22q11微缺失进行基因检测。

2.**完全型大动脉转位** 由于胎儿循环和血氧供给通道的特殊性，不影响胎儿发育。出生后，一旦建立肺循环，不经氧合血液的静脉血进入右侧房室后，搏入到主动脉，体循环将严重缺氧。如体循环、肺循环之间卵圆孔和动脉导管关闭，新生儿将会严重缺氧无法生存，预后极差，如不及时手术治疗，出生后1周内死亡率为29%，1个月内死亡率为52%，1岁内死亡率为90%。产前超声诊断完全型大动脉转位，如无室间隔缺损，出生后应及时转至心血管外科进行手术救治，术后效果较好。

3.**矫正型大动脉转位** 预后取决于心脏合并畸形及并发症，单独的矫正型大动脉转位一般无须外科治疗，合并畸形者应进行外科治疗。

（杨小红 陈欣林）

主要参考文献

[1] 李胜利，胎儿畸形产前超声与病理解剖图谱（胸腔、心脏和腹部分卷）.北京：人民军医出版社，2013：234-244.

[2] 李胜利，胎儿畸形产前超声诊断学.北京：人民军医出版社，2004：213-216.

[3] 接连利，胎儿心脏病理解剖与超声诊断学.北京：人民卫生出版社，2010：311-316.

[4] 吴雅峰，胎儿心血管超声诊断.北京：人民卫生出版社，2004：119-122.

第 23 章

永存动脉干

【定义】 永存动脉干 （persistent truncus arteriosus） 是指心底部仅有一根大动脉发出，肺动脉与主动脉在根部未分化，仅有一组半月瓣。左右肺动脉系由动脉干发出，亦即体循环、肺循环和冠状动脉血流供应均直接来自动脉干。

永存动脉干是罕见的复杂先天性心血管畸形。发病率约0.5%，在先天性心血管的尸解中占1% ～ 3%，男女性别差别不大。

【病理生理特征】

1.病理特征 心底部仅见一粗大的动脉干，大多数骑跨在左、右心室上，高位室间隔缺损。肺动脉从动脉干根部、主干部或弓部位发出，甚至肺动脉不发育，肺循环的血液来自侧支循环，扩大的支气管动脉。常无动脉导管。

2.病理分型

（1）传统分型：Callett-Eedwards分为4型。

Ⅰ型：有肺动脉干，起源于动脉干左侧，再分为左、右肺动脉，占48% ～ 68%。

Ⅱ型：无肺动脉干，左、右肺动脉分别起源于动脉干后壁，占29% ～ 48%。

Ⅲ型：无肺动脉干，左、右肺动脉分别起源于动脉干两侧，占6% ～ 10%。

Ⅳ型：没有真正的肺动脉分支，肺血由起源于胸、降主动脉发出的侧支动脉供给，目前此型归类于室间隔缺损、肺动脉闭锁伴侧支循环形成。

（2）按传统分型不能包括所有的永存动脉干，Van Praugh 按有室间隔缺损分为A型，无室间隔缺损分为B型，由于本病绝大多数（96%）是A型，A型也分为4型（图23-0-1）。

A1：同Callett-Eedwards Ⅰ型。

A2：是Callett-Eedwards Ⅱ型和Ⅲ型的组合。

A3：为一侧肺动脉起源于动脉干，另一侧肺动脉起源于动脉导管或侧支循环。

A4：永存动脉干合并主动脉弓离断。

3.血流动力学特征 左、右心室均向一根共同的动脉干射血，动脉干的半月瓣骑跨于高位室间隔缺损之上，解剖上仅见总干，未见闭锁的主、肺动脉的遗迹，体循环、肺循环和冠状动脉血供均直接来自动脉干。

4.合并畸形

（1）常合并高位室间隔缺损（96%）。

（2）动脉干半月瓣常伴发畸形，瓣叶增厚，狭窄，瓣叶脱垂，瓣膜反流，常为3瓣，可有2 ～ 6个瓣叶畸形。

（3）动脉导管缺如（50%）。

（4）右位主动脉弓（21% ～ 36%）。

（5）主动脉弓发育不良、缩窄，离断（11% ～ 19%）。

（6）永存左上腔静脉，、房间隔缺损、单心室、两腔心、三尖瓣畸形、二尖瓣畸形等。

【超声诊断线索与思路】

1.四腔心切面 房室大小及房室连接基本正常，室间隔缺损如靠近室上嵴，四腔心切面显示不出来，单纯只看四腔心可能漏诊（图23-0-2）。

2.心室流出道切面 左心长轴切面或心尖五腔心均可显示粗大的动脉干骑跨在室间隔上，室间隔缺损，肺动脉从动脉干发出，肺动脉再发出左、右肺动脉（图23-0-3、图23-0-4、图23-0-5）。

3.三血管切面和三血管气管切面 是筛查永存动脉干的重要切面，仅显示粗大的动脉干（图23-0-6）。

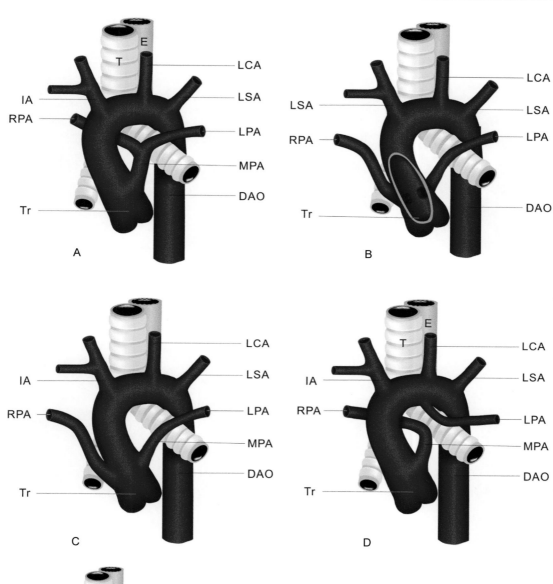

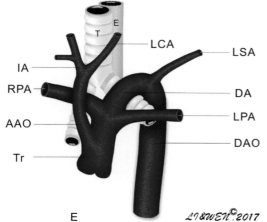

图 23-0-1　Van Praugh 分类法也分为 4 型

A.A1型：相同于Callett-Eedwards Ⅰ型；B.C.A2型：是Callett-Eedwards Ⅱ型和Ⅲ型的组合；D.A3型：为单一起源动脉干的肺动脉，而动脉导管或侧支供应另一侧肺；E.A4型：为永存动脉干合并主动脉弓中断

Tr.动脉干；MPA.主肺动脉；LPA.左肺动脉；RPA.右肺动脉；AAO.升主动脉；IA.无名动脉；LCA.左颈总动脉；LSA.左锁骨下动脉；DAO.降主动脉

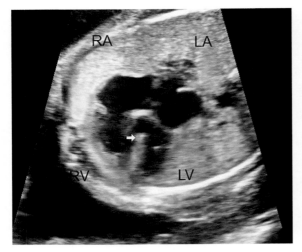

图 23-0-2　四腔心切面，室间隔缺损（白色箭头）

LA.左心房；LV.左心室；RA.右心房；RV.右心室

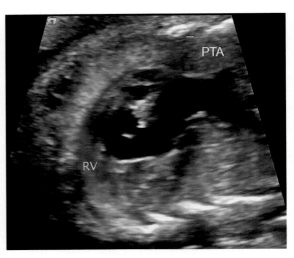

图 23-0-3　一粗大的血管从右心室发出

RV.右心室；PTA.动脉干

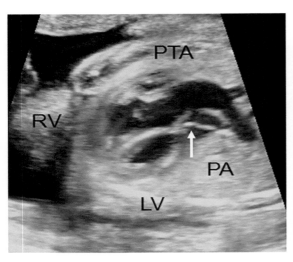

图 23-0-4　肺动脉干（白色箭头）从粗大的血管发出

LV.左心室；RV.右心室；PA.肺动脉；PTA.动脉干

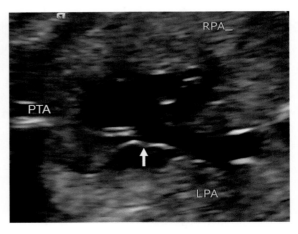

图 23-0-5　共同动脉干发出肺动脉干（白色箭头），
再发出左、右肺动脉

LPA.左肺动脉；RPA.右肺动脉；PTA.动脉干

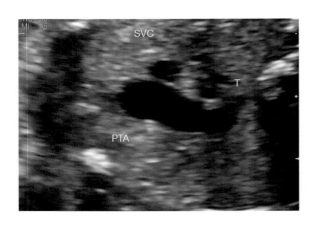

图 23-0-6　三血管气管切面，仅见一根大血管

T.气管；PTA.动脉干；SVC.上腔动脉

肺动脉起源的判断可以对永存动脉干进行分型。有短的肺动脉干从粗大的动脉干左侧发出，再分出左、右肺动脉，通常无导管，为Ⅰ型。左、右肺动脉直接从动脉干后壁发出，两者距离较近，左肺动脉开口稍高于右肺动脉，为Ⅱ型。左、右肺动脉从动脉干侧壁发出，相距较远，一个切面往往不能同时显示。或一侧肺动脉从动脉干发出，另一侧肺动脉由侧支动脉或导管供应为Ⅲ型。仅有一根动脉干，动脉干上无肺动脉开口，肺动脉从导管或弓或肺动脉侧支发出，归于室间隔缺损合并肺动脉闭锁。永存动脉干分型种类较多，有些亚型在产前超声中诊断困难，建议以永存动脉干传统分型中Ⅰ、Ⅱ、Ⅲ型为主。

4.彩色多普勒　左、右心室血流收缩期共同进入动脉干，室间隔穿隔血流。

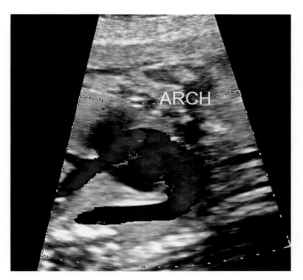

图23-0-7　仅见主动弓（蓝色血流），未见导管弓

ARCH.主动脉弓

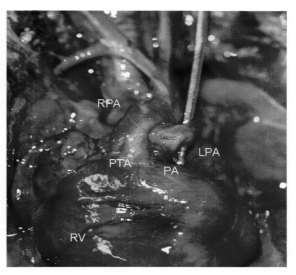

图23-0-8　大体标本永存动脉干与右心室相连，肺动脉干从永存动脉干发出

RV.右心室；PA.肺动脉；LPA.左肺动脉；RPA.右肺动脉；PTA.动脉干

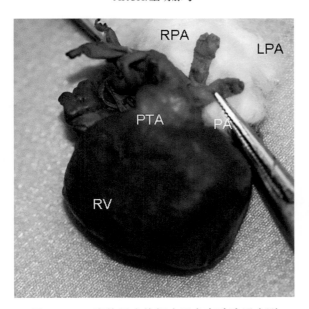

图23-0-9　离体后大体标本示永存动脉干Ⅰ型

RV.右心室；PA.肺动脉；LPA.左肺动脉；RPA.右肺动脉；PTA.动脉干

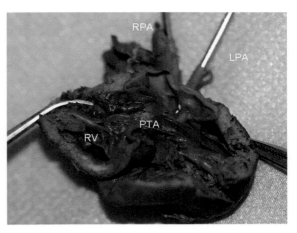

图23-0-10　肺动脉从永存动脉干上发出，图中二探针所指为左、右肺动脉

RV.右心室；PTA.动脉干；RPA.右肺动脉；LPA.左肺动脉

5.合并心内畸形 室间隔缺损、单心房、单心室，心脾综合征、肺动脉狭窄或闭锁、冠状动脉异常开口。

6.合并其他畸形 骨骼畸形、肠旋转不良、泌尿系统畸形。

【鉴别诊断】

1.重症法洛四联症 法洛四联症可显示狭窄的肺动脉，肺动脉瓣膜可显示，主动脉与肺动脉交叉关系存在。

2.肺动脉闭锁伴室间隔缺损 未能显示肺动脉与心室的连接关系及肺动脉瓣膜回声。肺动脉起始部位对二者的鉴别及分型有帮助。

肺动脉干闭锁时，左、右肺动脉从闭锁的肺动脉干发出而不是从动脉干发出，同时可见到反向的动脉导管血流可鉴别。

肺动脉闭锁合并肺动脉分支侧支循环形成，肺动脉起源异常时与永存动脉干鉴别诊断困难。

【临床意义】 永存动脉干出生后预后均较差，50%在出生后1个月内死亡，多数病例在出生后6个月死亡，能存活1年以上者仅为10%左右。产前超声诊断永存动脉干胎儿，应建议孕妇终止妊娠。

（杨小红　陈欣林）

主要参考文献

[1] 李胜利，胎儿畸形产前超声与病理解剖图谱（胸腔、心脏和腹部分卷）.北京：人民军医出版社，2013：172-182.

[2] 李胜利，胎儿畸形产前超声诊断学.北京：人民军医出版社，2004：221-223.

[3] 接连利，胎儿心脏病理解剖与超声诊断学.北京：人民卫生出版社，2010：344-363.

[4] 吴雅峰，胎儿心血管超声诊断.北京：人民卫生出版社，2004：106-109.

第 24 章

主动脉弓中断

【定义】主动脉弓近侧弓、远侧弓和峡部任何两个节段之间完全失去解剖学上连续性，称为主动脉弓中断（interrupted aortic arch）。占先天性心脏病尸检病例的1%～4%，婴幼儿严重先天性心脏病的1.3%。

【病理生理特征】

1.病理特征

（1）主动脉弓某部位完全缺如或纤维条索状闭锁，主动脉弓和降主动脉之间无直接交通，降主动脉只接受动脉导管来的血液。

（2）升主动脉常发育不良。

（3）绝大部分病例合并室间隔缺损。

2.病理分型

A型：中断位于主动脉弓峡部，在左锁下动脉与动脉导管之间，约占40%。

B型：中断位于左颈总动脉与左锁骨下动脉之间，较为常见，占55%～69%。

C型：中断位于右无名动脉与左颈总动脉之间，甚为少见，约占4%。

3个基本类型中尚可有若干变异和亚型：如右锁骨下动脉迷走，较常见于B型中。

3.血流动力学特征　主动脉弓与降主动脉间无直接交通，左心排血仅供应上半身，阻力增高。右心排血通过动脉导管供应下半身。这种血流分布在胎儿期对胎儿发育影响不大，但出生后，由于肺循环建立，动脉导管接收的是体静脉回流的低氧静脉血，因此，新生儿早期即出现发绀、心力衰竭。

4.合并畸形

（1）最常见合并畸形是室间隔缺损，有少数病例室间隔完整但存在主-肺动脉间隔缺损。

（2）其他常见合并的心内畸形，如二尖瓣异常、左心室发育不良、主动脉瓣环狭窄、主动脉瓣二瓣化或交界融合、升主动脉发育不良、主动脉弓近侧或远侧弓发育不良等。

（3）迪格奥尔格综合征（22q11缺失综合征，胸腺不发育、小下颌、低血钙、免疫功能低下）与B型主动脉弓中断关系密切。

【超声诊断线索与思路】

1.常见超声线索

（1）四腔心切面左、右心明显不对称，左心室较右心室为小（图24-0-1）。

（2）绝大部分病例左心室流出道切面可见室间隔回声中断。

（3）左心室流出道切面、大动脉短轴切面及三血管（3VV）切面发现升主动脉内径明显较主肺动脉内径小（图24-0-2、图24-0-3）。

（4）三血管气管（3VT）切面上主动脉弓总呈横断面图像，其内径明显较肺动脉内径小和降主动脉不相连续（图24-0-4）。主动脉弓中断在3VT切面上有恒定的超声表现。

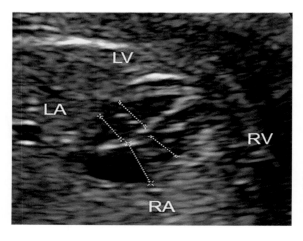

图24-0-1　四腔心切面，左心房、左心室明显小于右心房、右心室

LA.左心房；LV.左心室；RA.右心房；RV.右心室

（5）其他切面如主动脉弓长轴切面、动脉导管弓长轴切面对主动脉弓中断进行分型有帮助。

（6）彩色多普勒：左心室流出道切面、大动脉短轴切面及三血管（3VV）切面发现升主动脉血流明显小于主肺动脉血流宽度（图24-0-5），3VT切面，主动脉弓血流与导管血流不相连，主动脉弓、动脉导管弓长轴切面未见主动脉弓血流，仅见导管血流（图24-0-6）。

2.合并心内畸形

（1）室间隔缺损。

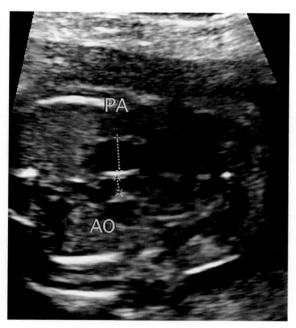

图24-0-2　三血管气管切面，主动脉内径（0.30cm）明显小于肺动脉内径（0.65cm）

PA.肺动脉；AO.主动脉

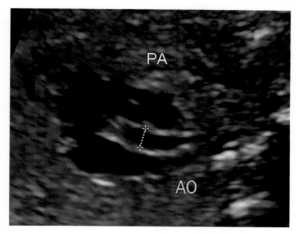

图24-0-3　大动脉短轴切面，主动脉明显小于肺动脉

PA.肺动脉；AO.主动脉

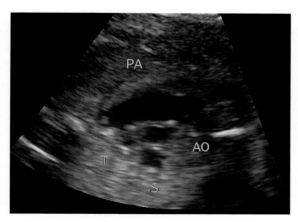

图24-0-4　三血管气管切面，主动脉小于肺动脉，主动脉弓与导管弓"V"字形结构不相连

PA.肺动脉；T.气管；AO.主动脉；S.上腔静脉

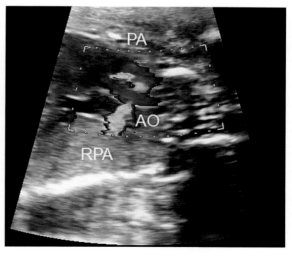

图24-0-5　大动脉短轴切面，彩色多普勒显示主动脉明显小于肺动脉，向颈部延伸

PA.肺动脉；AO.主动脉；RPA.右肺动脉

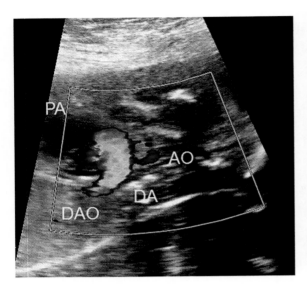

图 24-0-6　未见主动脉弓，仅见导管弓与降主动脉
　　　　　相连，主动脉向上向颈部分支

AO.主动脉；PA.肺动脉；DA.动脉导管；DAO.降主
动脉

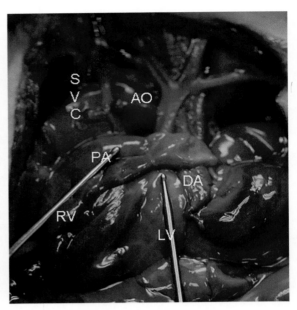

图 24-0-7　引产后大体标本示，未见主动脉弓，肺
　　　　　动脉-导管与降主动脉相连

SVC.上腔静脉；AO.主动脉；PA.肺动脉；DA.动脉
导管；RV.右心室；LV.左心室

（2）升主动脉发育不良。

（3）主动脉瓣二叶畸形。

【鉴别诊断】　主动脉弓缩窄：3VT 切面上如果能显示主动脉弓与降主动脉间的连续性，且主动脉弓峡部内径明显缩小，应考虑主动脉弓缩窄。如果不能显示主动脉弓与降主动脉间的连接性，应考虑主动脉弓中断可能（图 24-0-7）。严重主动脉弓缩窄与主动脉弓中断在产前有时很难鉴别。主动脉弓缩窄可以逐渐发展为主动脉弓的闭塞，最后发展为主动脉弓中断。

【临床意义】

1.主动脉弓中断常合并迪格奥尔格综合征，产前超声诊断主动脉弓中断者，均应行羊水穿刺并行染色体核型分析，以排除22q11 缺失或其他染色体异常。

2.本病为动脉导管依赖性先天性心脏病，出生后需维持动脉导管开放。

3.本病自然死亡率高，出生后均需行手术治疗，不手术者 75%的患儿在出生后 1 个月内死亡，新生儿平均生存期4 ～ 10 天。

（杨小红　陈欣林）

主要参考文献

[1] 李胜利.胎儿畸形产前超声与病理解剖图谱（胸腔、心脏和腹部分卷）.北京：人民军医出版社，2013：194-198.

[2] 李胜利.胎儿畸形产前超声诊断学.北京：人民军医出版社，2004：212-213.

[3] 接连利.胎儿心脏病理解剖与超声诊断学.北京：人民卫生出版社，2010：347-389.

[4] 吴雅峰.胎儿心血管超声诊断.北京：人民卫生出版社，2004：109-110.

第 25 章

胎儿心律失常

【定义】胎儿心律失常（fetal arrhythmias）是指在胎儿期发生的各种类型的心脏搏动的频率和（或）节律异常，主要有房性期前收缩、室性期前收缩、快速性心律失常和房室传导阻滞等。胎儿超声心动图是目前诊断胎儿心律失常的唯一方法。通过二维超声引导的M型超声心动图扫描来观察房室壁运动、瓣膜活动曲线评价心律失常。心电图是通过心脏电活动的异常来诊断心律失常，超声心动图则是通过胎儿心脏机械活动的异常来判断心律失常，包括通过多普勒超声检测心内及外周血流的运动异常来认识心律失常。

一、心律失常类型

1. **不规则心律**　胎儿房性期前收缩（PAC）是最常见的胎儿不规则心律的心律失常，多由卵圆孔瓣过长或房间隔膨胀瘤活动时撞击左心房壁产生机械刺激引起心房异位激动所致，其他诱发因素还与母亲吸烟及饮用含咖啡因等兴奋剂类的饮品有关。房性期前收缩可分为传导型和非传导型。在极少数情况下，期前收缩起源于心室而称为室性期前收缩（PVC），胎儿期多数PVC均为良性，无须特殊处理。

2. **胎儿快速型心律失常**　胎儿心动过速是指胎儿心室率持续＞180次/分，有室上性心动过速、心房扑动及心房颤动及窦性心动过速，少见有室性心动过速。

（1）室上性心动过速（SVT）是胎儿心动过速最常见的类型，持续的胎儿心动过速可显著的增加胎儿的死亡率，SVT发作时心率多为220～280次/分，房室比例为以1∶1传导，心律齐。

（2）心房扑动、心房颤动时胎儿心室率为210～310次/分，心室传导比率不同，心房颤动时其心室率快而不规则，心房扑动时心室率相对规律，多见为2∶1房室传导。

（3）窦性心动过速是指胎儿心室率持续＞180～200次/分，呈正常的1∶1房室传导。

（4）室性心动过速罕见，是指心室率超过180次/分的房室脱节，心房率通常正常。

3. **胎儿心动过缓**　胎儿心动过缓是指胎儿心率持续低于100次/分，一过性发作的多为窦性心动过缓且为良性，通常因检查过程中超声探头压迫胎儿腹部增高迷走神经反应所致。胎儿心动过缓的原因包括窦性心动过缓、阻滞性心房二联/三联律及高度房室传导阻滞。

（1）窦性心动过缓：窦性心动过缓较少见，持续性发作与病理性因素有关。

（2）持续性房性期前收缩未下传呈二、三联律是造成胎儿心动过缓的另一个原因，但它的预后通常是良性的，诱发原因多与房间隔卵圆孔瓣活动的动度大小有关。

（3）先天性房室传导阻滞：胎儿先天性房室传导阻滞常伴发于复杂重症的先天性心脏病中，此外，胎儿房室传导阻滞最常见还是与母亲结缔组织病有关，包括SSA/SSB抗体阳性及干燥综合征，母亲为系统性红斑狼疮者，其胎儿多有先天性房室传导阻滞，并随妊娠期的进展而加重。

二、房性期前收缩

1. **血流动力学特征**　偶发性房性期前收缩［又称房性期前收缩（PAC）］及其至是频发性下传性房性期前收缩多呈间断发生，如无诱发心动过速，一般无须临床特殊处理均有较好的预后。阻滞型房性期前收缩如发作频繁可由于持续而明显的心动过缓而导致胎儿血流动力学异常。

2. **合并畸形**　PAC与先天性心脏病的相关性高达1%～2%，发展成持续性心动过速的概率高达2%～3%。

【超声诊断线索与思路】

常见超声线索

（1）二维超声及M型超声检查

①二维显示心房和心室后，将M形扫描线同时穿过心房及心室壁，可显示心房和心室壁的运动，当房性期前收缩下传时可见一小的、提前出现的心房收缩波，其后伴随一提前收缩的心室运动波（图25-0-1）。

②期前收缩后伴有一不完全性的代偿间期。

　　③未下传型房性期前收缩在提前出现的心房收缩之后未见相继出现的心室收缩运动，这种情况临床易误诊为房室传导阻滞而视为胎儿危象。

　　（2）多普勒超声

　　①多普勒超声检查可将多普勒取样容积置于心室的流入道、流出道或其交界处，记录血流频谱（25-0-2），以区别房性期前收缩有无传导。

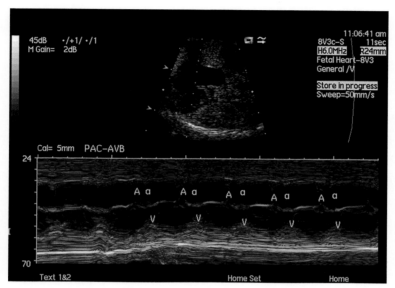

图 25-0-1　同是频发房性期前收缩未下传二联律的 M 型超声心动图

显示期前收缩发生（a）时间过早而无法下传心室并导致心室率过缓
（心室率 101 次 / 分）

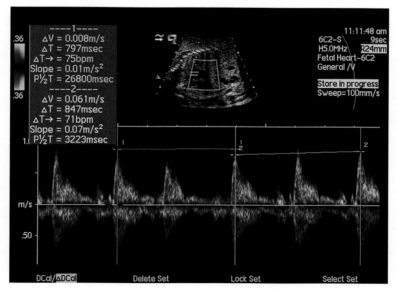

图 25-0-2　图为心室流入流出道血流频谱图

显示第 3 个心动周期为提前出现的房性期前收缩后伴有不完全性代偿间
期 3 个心动周期时间 797ms，2 为正常心率时的 3 个心动周期时间 847ms

②外周血流多普勒如脐动脉（图25-0-3、图25-0-4）、肺静脉、静脉导管可显示异常的心房提前收缩波。

【鉴别诊断】 室性期前收缩：胎儿较少出现室性期前收缩且多不合并心脏器质性病变，与房性期前收缩的最简单的鉴别方法是观察期前收缩后的代偿间期，室性期前收缩后伴随一完全性代偿间期（图25-0-5）；而房性期前收缩后伴随一不完全性代偿间期。

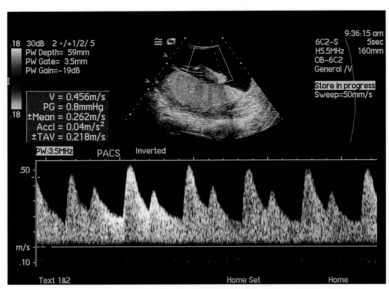

图25-0-3 胎儿房性期前收缩的脐动脉多普勒血流频谱图

期前收缩呈配对出现的房性期前收缩二联律，期前收缩后伴有不完全性代偿间期

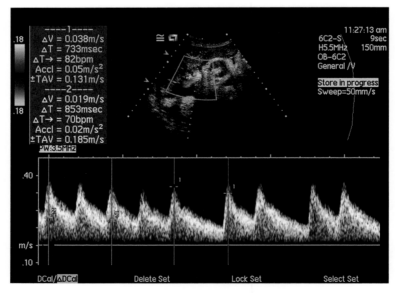

图25-0-4 脐动脉血流频谱

见未下传房性期前收缩后仍出现不完全代偿间期，图中显示不完全代偿间期的测量方法。1为含期前收缩未下传3个心动周期时间733ms，2为正常心率时的3个心动周期时间853ms，提示期前收缩后代偿间期不完全

三、室上性心动过速、心房扑动、心房颤动

【超声诊断线索与思路】

常见超声线索

（1）二维超声及M型超声检查

①室上性心动过速多为房性心动过速，M型超声及二维超声探及快速而整齐＞220次/分的心室率（图25-0-6）。

②心房扑动的M型超声（图25-0-7、图25-0-8）显示规律整齐的快速的心房率及多为2∶1房室传导心室率，部分为3∶1房室传导。

③心房颤动见快速而不规则的心室率及房室传导。

④心胸面积比例明显增大及随病情发展出现（胎儿水肿）胸腔积液、腹水及心包积液。

⑤四腔心切面示心房、心室扩大。

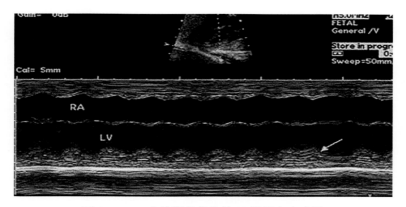

图 25-0-5　室性期前收缩的 M 型超声心动图

M型超声心动图显示右心房-左心室，左心室后壁（箭头）为一室性期前收缩，后伴有完全性代偿间期，从右心房壁运动显示未见心房的提前激动，证实为室性期前收缩

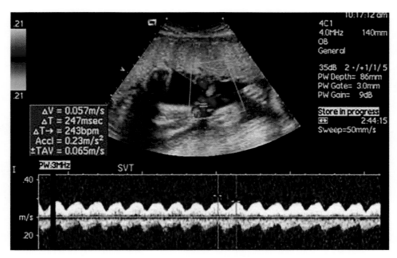

图 25-0-6　胎儿室上性心动过速的脐动脉多普勒血流频谱图

显示心室率为243次/分，心律齐

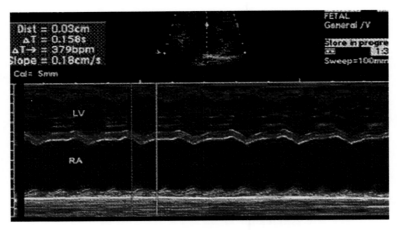

图 25-0-7　心房扑动的 M 型超声心动图

显示二维扫描线斜穿左心室 - 室间隔 - 右心房。测量右心房壁运动，其扑动频率为 379 次 / 分，心律齐。LV. 左心室；RA. 右心房

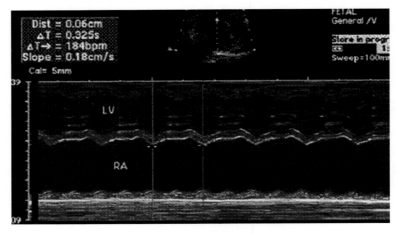

图 25-0-8　心房扑动的 M 型超声心动图

与上图为同一胎儿的 M 型超声心动图，二维扫描线斜穿左心室 - 室间隔 - 右心房。测量左心室壁运动，其心室率为 184 次 / 分。LV. 左心室；RA. 右心房

（2）彩色多普勒

①四腔心切面示二尖瓣、三尖瓣中至重度反流。

②外周血流改变：外周静脉频谱显示连续增强的心房波，持续顽固的快速室上性心动过速可由于胎儿心排血量下降，器官血供不足导致胎儿心力衰竭，此时脐静脉可出现搏动性血流频谱。

③外周动脉血流的峰值速度降低及动脉搏动指数变化（图 25-0-9），此时如不进性转律处理，胎儿将很快死亡。

【鉴别诊断】　窦性心动过速：窦性心动过速心率通常＜ 200 次 / 分，呈 1：1 正常房室传导，P-R 间期正常。其病因主要与孕妇发热、感染及胎儿宫内窘迫等所致。

四、胎儿窦性心动过缓

1. 二维超声及 M 型超声检查　M 型超声显示心率慢＜ 100 次 / 分并呈 1：1 房室传导。持续发作四腔心切面可见心胸面积比增大、心包积液、

2. 彩色多普勒　二尖瓣、三尖瓣见不同程度反流。持续发作可出现外周多普勒血流变化。

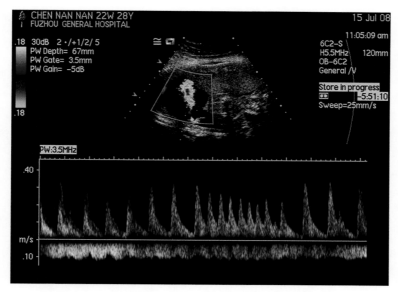

图 25-0-9　心房颤动的脐动脉/静脉的多普勒血流频谱图

图中显示快而紊乱的心室率；脐静脉出现搏动性血流

五、持续型房性期前收缩未下传（阻滞型）

【超声诊断线索与思路】　常见超声线索如下。

1. 二维超声及 M 型超声检查

（1）显示心动过缓或心律失常。检查方法可用二维超声引导 M 型扫描线斜穿室间隔及心房壁或斜穿心房壁及心室壁以观察有无提前出现的心房收缩波，分析传导方式及比率。

（2）因部分房性期前收缩下传被阻滞，因此，心房率均大于心室率。

（3）房性期前收缩未下传对呈配对出现，被阻滞房性期前收缩后可见不完全性代偿间期。

2. 多普勒超声

（1）多普勒超声检查可将多普勒取样容积置于心室的流入道、流出道或其交界处，记录血流频谱，以区别房性期前收缩有无传导。

（2）外周血流多普勒如肺静脉、静脉导管可显示异常的心房提前收缩波，脐动脉频谱可清晰显示期前收缩的规律及有无下传。

【鉴别诊断】

1. 二度房室传导阻滞二型：亦出现 2 : 1 的房室传导，但其心房率规律出现，并无配对现象，后无伴随代偿间期。

2. 窦性心动过缓均为 1 : 1 下传的缓慢的心室率。

六、先天性三度房室传导阻滞

【超声诊断线索与思路】　常见超声线索如下。

1. 二维超声及 M 型超声检查

（1）超声检查方法是用二维引导 M 型扫描线斜穿室间隔及心房壁或斜穿房壁及室间隔以观察房、室传导比例；也可将心房、心室壁运动分别进行测量，分析传导方式。

（2）心室率明显减慢（图 25-0-10、图 25-0-11、图 25-0-12），通常心室率为 50 ～ 70 次 / 分。心房率正常或略减慢。

（3）心胸比例增大（心脏显著肥厚扩大）、心包积液、严重时胎儿将出现非免疫性水肿。

2.多普勒超声

（1）全收缩期三尖瓣反流及二尖瓣反流。

（2）外周血流也可见明显改变，脐动脉舒张期血流相明显降低或消失甚至出现舒张期反向血流，而此时脐静脉也出现搏动性血流，其他外周动脉血流表现为峰值速度及搏动指数降低。

【鉴别诊断】

1.频发房性期前收缩未下传导致的心室率过缓，鉴别点主要是以M型超声观察房室传导方式有无配对型心房搏动。

2.窦性心动过缓可见房室间1∶1房室传导。

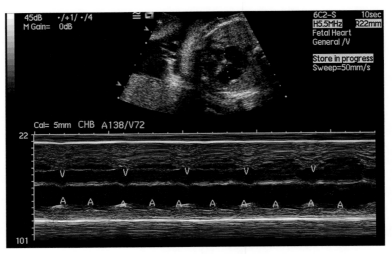

图25-0-10　先天性房室传导阻滞M型超声心动图

　　M型扫描线穿过心室及心房显示完全性房室传导阻滞，心房心室之间无传导关系。心房率138次/分；心室率为72次/分。V.心室；A.心房

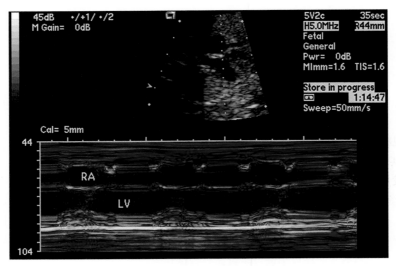

图25-0-11　先天性房室传导阻滞M型超声心动图

显示心室率过缓＜50次/分。RA.右心房；LV.左心室

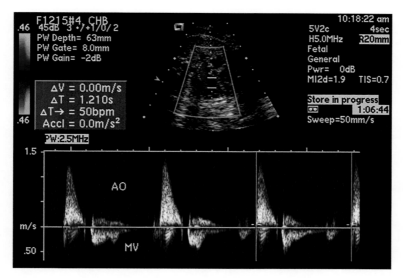

图 25-0-12　先天性房室传导阻滞左心室流入、流出道的多普勒血流频谱图

显示心室率过缓，为 50 次/分。AO.主动脉；MV.二尖瓣

七、二度房室传导阻滞

【超声诊断线索与思路】　常见超声线索如下。

1.二维超声　显示心动过缓或心律失常。典型的文式现象是 P-R 间期逐渐延长，直到一个心动周期脱落，二度Ⅱ型房室传导阻滞则通常显示 2∶1 规律的房室传导。超声检查方法是用二维引导 M 型扫描线斜穿室间隔及心房壁或斜穿房壁及室间隔以观察房、室传导比例，测量心室率间期；也可将心房、心室壁运动分别进行测量，分析传导方式。

2.多普勒超声　在左心室流出道切面置放取样容积显示主动脉－二尖瓣血流频谱，测量 P-R 间期，观察心室搏动有无脱落（图 25-0-13、图 25-0-14）。

八、一度房室传导阻滞

【超声诊断线索与思路】　常见超声线索如下。

1.P-R 间期测量：在左心室流出道切面置放取样容积显示主动脉-二尖瓣血流频谱（图 25-0-15），从二尖瓣 A 波开始至主动脉收缩期波峰起始点，相当于心电图的 P-R 间期。

2.胎儿 P-R 间期延长＞130ms 提示胎儿房室传导时间轻度延长，＞150ms 可诊断一度房室传导阻滞。

【临床意义】

1.胎儿期发现胎儿心律失常及节律不规则的主要原因是房性期前收缩导致，房性期前收缩是胎儿最常见的心律失常，其预后多为良性。有 1%～2%的胎儿房性期前收缩与先天性心脏病有关，有少数持续性房性期前收缩可发展为重症心律失常——室上性心动过速。

2.胎儿心动过速是指胎儿心室率＞180 次/分。

3.窦性心动过速的超声特征是心房、心室率为 180～210 次/分及房室传导为正常的 1∶1，房室间期正常。

4.室上性心动过速是胎儿心动过速的最常见类型，占 60%～90%。心率范围一般为 220～240 次/分，房室传导比例通常为 1∶1，心律齐，无心房或心室心率变异性。

5.胎儿心房扑动是指心房率规则迅速可达 300～600 次/分，伴有不同程度的房室传导阻滞，导致心室

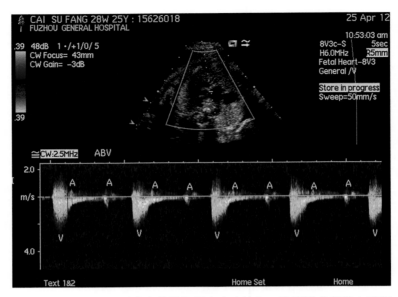

图25-0-13   二度Ⅱ型房室传导阻滞左心室流入、流出道多普勒血流频
谱图

图中示房室传导呈2:1下传。V.心室；A.心房

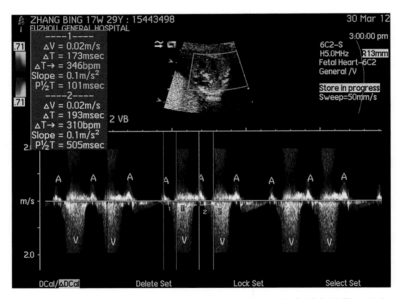

图25-0-14   二度Ⅰ型房室传导阻滞左心室流入、流出道多普勒血流频
谱图

显示房室传导时间逐渐延长（A-V间期＝P-R间期）后产生脱落现象。
A.心房波；V.心室波

率较慢，一般在220～240次/分。心房颤动见快速而不规则的心室率及不规则的房室分离。

6.胎儿心动过缓是指持续＜100次/分的胎儿心率。

（1）胎儿心动过缓的原因包括窦性心动过缓，房性期前收缩伴阻滞型二联、三联律或高度房室传导
阻滞。

（2）高达40%的先天性房室传导阻滞的病例发生在先天性心脏畸形胎儿，其余60%发生其母亲患有结

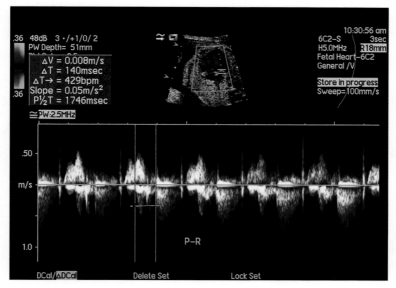

图 25-0-15　一度房室传导阻滞左心室流入、流出道多普勒血流频谱图
图中示 P-R 间期延长为 140ms

缔组织疾病的胎儿。

（王　鸿）

主要参考文献

[1] Jean-Claude Fouron .Fetal arrhythmias：the Saint-Justine hospital experience.Prenat Diagn，2004，24：1068-1080.

[2] Patrizia Vergani，Eloisa Mariani，Elena Ciriello，et al.Fetal Arrhythmias：Natual history and menagement. Ultrasound in medicine and Biology，2005，31：1-6.

[3] SimpsonLL. Fetal supraventricular tachycardias：diagnosis and management.Semin Perinatol，2000，24：360-372.

[4] 王鸿，耿丹明，李慧忠，等．超声速度向量成像技术在胎儿心律失常诊断及治疗中的初步应用．中华医学超声杂志（电子版），2007，4（5）：305-308.

[5] 王鸿，耿丹明，陈龙，等．超声心动图对胎儿室上性心动过速的诊断及宫内治疗疗效评价．中华超声医学杂志（电子版），2007，4（3）：150-152.

[6] Sonesson SE. Diagnosing Foetal Atrioventricular Heart Blocks. AVB Diagnosis 2010 The Author Journal compilation，2010，0243472：205-212.

[7] Oztune F，Besikci R，Eroglu AC.Fetal arrhythmias：diagnosis，treatment and prognosis.Anadolu Kardiyol Derg，2003，3（3）：211-215.

[8] Strasburger JF，Cuneo BF，Michon MM，et al.Amiodarone therapy for drug-refractory fetal tachycardia. Cireulation，2004，109（3）：375-379.

[9] 王鸿，卢晓欣，耿丹明，等.多普勒超声对胎儿房性期前收缩常压氧治疗前后的评价.中华超声影像学杂志，2003，12（11）：661-663.

Chapter 26

胎儿心脏肿瘤

【定义】胎儿心脏肿瘤较罕见，胎儿心脏肿瘤绝大部分为良性，在胎儿期发病率约为0.14%，主要包括横纹肌瘤、纤维瘤和畸胎瘤。

横纹肌瘤是最常见的心脏肿瘤，由骨骼肌分化的间叶组织良性肿瘤，分为心脏和心脏外两种，也是产前经胎儿超声心动图检出的最常见的肿瘤。

纤维瘤是第二常见的心脏肿瘤，约有3%的患者合并有Gorlin综合征，可能是由于PTCHI基因突变造成，可造成血流阻滞、瓣膜功能不全及心律失常，晕厥及猝死可达10%～30%。

畸胎瘤多位于心包腔，临床上主要表现为心包积液及心脏占位效应。一般认为是良性，但是有肿瘤的复发和恶性分化的报道，因此，建议手术切除。

血管瘤为较罕见的良性肿瘤，可自行转归，可能发生高排血量的心力衰竭、血小板减少症、室性心动过速及心脏压塞等。

【病理生理特征】

1.病理特征

（1）横纹肌瘤

①肿瘤组织与周围正常心肌界清，但无包膜。

②肿瘤细胞未见核分裂象，无明显异型性。

③瘤细胞肥大、大小不一，呈圆形、卵圆形、多边形和梭形状，糖原丰富，胞质呈清亮空泡状或嗜酸性，部分瘤细胞的嗜酸性胞质由细胞核向细胞膜方向伸展，形成特征性的蜘蛛细胞。

（2）纤维瘤

①肿瘤边界清楚或向周围组织内呈浸润性生长，好发于室间隔和心室游离壁。

②多为单发、圆形，呈白色旋涡状，与子宫平滑肌瘤相似。

③镜下见胞质淡染的梭形细胞排列成疏松交叉的束状，并向周围心肌组织内生长，肿瘤细胞周围可见丰富的胶原性基质，部分区域可见散在的钙化。

（3）畸胎瘤

①大体具有典型的囊性和多分叶状外观。

②组织学上它们包含多个未成熟的元素，包括上皮细胞、神经组织、甲状腺、胰腺、平滑肌和骨骼肌、软骨和骨。

（4）血管瘤

①常发生在左心室侧壁、右心室前壁和室间隔。

②肿瘤常很大，呈红色或紫色。

③镜下为内衬扁平细胞的大小不规则管腔，免疫组化肿瘤细胞血管内皮标志物CD34阳性。

2.病理分型

（1）良性肿瘤：发生率约90%，包括横纹肌瘤、纤维瘤、畸胎瘤、血管瘤、平滑肌瘤、黏液瘤、间皮瘤、嗜酸细胞瘤等。

（2）恶性肿瘤：发生率＜10%，包括横纹肌肉瘤、恶性畸胎瘤、血管肉瘤。

3.血流动力学特征　大的心脏肿瘤突入心腔内，可造成流入道或流出道的梗阻及瓣膜反流，但胎儿血流动力学改变罕见。

4.合并畸形　横纹肌瘤可以与遗传性疾病（如唐氏综合征等）及先天性心脏病（如房间隔缺损、法洛四联症、左心发育不良综合征等）并存。

心脏横纹肌瘤最常合并结节性硬化症，且其最易引发胎儿致命性心律失常，后者所致胎儿神经系统损害是横纹肌瘤患胎出生后致残及死亡的最主要危险因素。其他心脏肿瘤常单独发生，不合并其他心脏或器官畸形。

【超声诊断线索与思路】　胎儿心脏横纹肌瘤的超声检查可发现位于任何部位心肌层的多发肿瘤，于胎儿左、右心室壁及室间隔内多见。典型表现为心肌内结节性强回声团块，边界清楚，团块内部回声均匀，无蒂，基底部宽，与心肌壁紧密相连，附着于室间隔或心室壁上，随心脏的舒缩运动肿块可有一定的活动幅度。

1.常见超声线索（横纹肌瘤）

（1）二维：四腔心切面可见各心腔大小正常或心脏扩大（图26-0-1），可发生在左、右心室壁、室间隔（图26-0-2），常为突向心腔内生长的强回声团块，单发或多发，内部回声均匀，无蒂，基底部宽，与心肌壁紧密相连，附着于室间隔或心室壁上，随心脏的舒缩运动肿块可有一定的活动幅度；左心室流出道切面、三血管（3VV）切面及三血管气管（3VT）切面未见明显异常。其他切面未见明显异常。

（2）彩色多普勒：大的肿瘤突入心腔内，可造成左、右心室充盈受限（图26-0-3），左、右心室流出道血流混叠呈花彩血流信号，累及瓣膜可出现反流信号。

（3）脉冲多普勒：左、右心室流入道或流出道梗阻时可见血流速度增加。

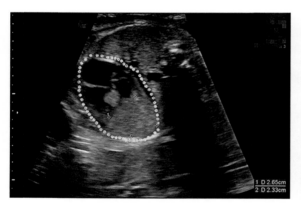

图26-0-1　多发横纹肌瘤，四腔心切面显示心脏扩大，左心室壁见2.7cm×2.3cm高回声肿物，室间隔可见高回声团块，可见少量心包积液

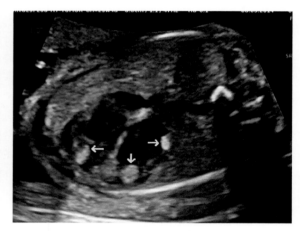

图26-0-2　多发横纹肌瘤，四腔心切面可见左、右心室壁向心腔内突出多个强回声团块

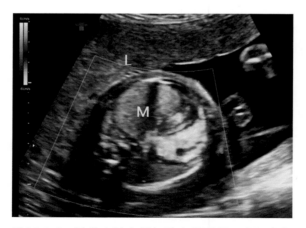

图26-0-3　胎儿心脏左侧与肺之间可见一高回声包块，肿物边界清，包膜完整，左心腔及左肺受压，左心室充盈受限。病理证实为胎儿心脏横纹肌瘤。L.左侧；M.肿块

2.合并心内畸形

（1）房间隔缺损。

（2）左心发育不良综合征。

（3）法洛四联症。

3.合并其他畸形　结节性硬化症。

【鉴别诊断】

1.心内膜弹性纤维增生症　其确切病因及发病机制尚不清楚，可能与宫内、外病毒感染、左心室缺氧、宫内缺氧致心内膜发育障碍、常染色体遗传等有关。基本病理改变为心内膜弹性纤维增生，同时可伴有心肌细胞的变性坏死、间质增生，导致心肌的僵硬度增加。由于心内膜纤维化，心内膜弥漫性增厚，心腔左心室或右心室明显减小，左、右心房扩大，心室内可伴附壁血栓。增厚的心内膜回声增强，以左心室后壁及相邻处常见。二尖瓣及腱索损害增厚、挛缩或狭窄，有明显的二尖瓣反流。左心室收缩功能减退伴舒张功能障碍。由于心肌的弥漫性损害，使心肌纤维排列方向紊乱，破坏了心肌纤维束间的正常收缩构型，使左心室内血液不能有效地被排空，造成左心室腔残余血增多，左心室增大（图26-0-4）。

2.肥厚型心肌病　小的心脏肿瘤如横纹肌瘤表现为心室壁肥厚，应与肥厚型心肌病鉴别。肥厚型心肌病通常表现为全心扩大伴单或双侧心室壁肥厚，心腔减小伴心包积液，流入道及流出道梗阻导致流速增加，常伴心脏功能异常；横纹肌瘤病灶部位心室壁局灶性肥厚，病灶边界清晰，回声较室壁回声强。

3.心包内叶外型隔离肺　心包内心脏肿瘤如畸胎瘤需与心包内叶外型隔离肺相鉴别。首都医科大学附属北京妇产医院曾报道1例心包内不规则高回声肿物，局部突向纵隔，肿物随心脏搏动，伴少量心包积液，但心脏结构正常。引产后尸检证实为心包内叶外型隔离肺（图26-0-5）。

4.心室内正常结构及心室内点状强回声（图26-0-6）　对于较小的心脏肿瘤应与心室内的乳头肌、腱索及调节束等正常结构及心室内点状强回声进行鉴别，具体方法是应多行切面扫查，特别是要注意各短轴切面的扫查，以区分该结构为正常心脏解剖结构、心室内点状强回声还是心内的占位性病变。对于较小的病变，如怀疑是心脏横纹肌瘤，应复查随诊，不应轻易做出诊断。

【临床意义】

1.横纹肌瘤有自发消退的趋势，因此，大多采取非手术治疗，如非必要不予提前分娩及手术治疗。Hedgehog信号通路激活可能会参与胎儿心脏横纹肌瘤的发生。

2.血管瘤可采取手术治疗，若手术无法进行可采取放射治疗及类固醇治疗。

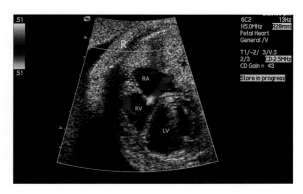

图26-0-4　心内膜弹性纤维增生症，四腔心切面见左心室增大，左心室心内膜增厚、回声增强，三尖瓣反流

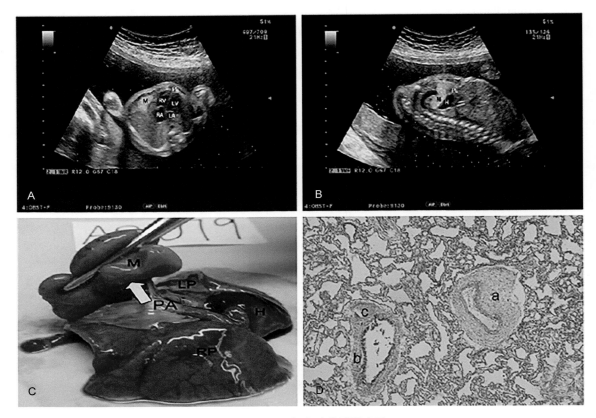

图 26-0-5　心包内叶外型隔离肺

A.孕25周胎儿，胸部横切面显示心包内不规则高回声肿物；B.矢状切面显示肿物周围可见胸腔积液包绕；C.尸检见肿物供血血管发自肺动脉；D.病例证实为隔离肺组织。M.包块；RP.右肺；LP.左肺；PA.肺动脉；H.心脏

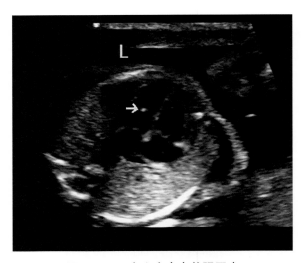

图 26-0-6　左心室内点状强回声

3.手术切除肿瘤是大多数血流动力学不稳定患者的首选治疗方法，治疗原则是最大限度恢复心肌功能，对于部分巨大心脏肿瘤，不易手术切除且易出现心脏血流动力学障碍，只能选择心脏移植。

（吴青青　李晓菲）

主要参考文献

[1] Penha JG, Zorzanelli L, Barbosa-Lopes AA, et al. Heart neoplasms in children：retrospective analysis. Arq Bras Cardiol, 2013, 100（2）：120-126.

[2] Yu K, Liu Y, Wang H, et al. Epidemiological and pathological characteristics of cardiac tumors：a clinical study of 242 cases. Interact Cardiovasc Thorac Surg, 2007, 6（5）：636-639.

[3] 田保玲，高霭峰，苏庆华，等.胎儿心脏横纹肌瘤尸检病例分析.山东医药，2011, 51（44）：14-16.

[4] Yadava OP. Cardiac tumours in infancy. Indian Heart J, 2012, 64（5）：492-496.

[5] Hettmer S, Teot LA, van Hummelen P, et al. Mutations in Hedgehog pathway genes in fetal rhabdomyomas. J Pathol, 2013, 231（1）：44-52.

[6] Padalino MA, Basso C, Milanesi O, et al. Surgically treated primary cardiac tumors in early infancy and childhood. J Thorac Cardiovasc Surg, 2005, 129（6）：1358-1363.

[7] Kocaba A, Ekici F, Cetin I, et al. Cardiac rhabdomyomas associated with tuberous sclerosis complex in 11 children：presentation to outcome. Pediatr Hematol Oncol, 2013, 30（2）：71-79.

[8] Atalay S, Aypar E, Uçar T, et al. Fetal and neonatal cardiac rhabdomyomas：clinical presentation, outcome and association with tuberous sclerosis complex. Turk J Pediatr, 2010, 52（5）：481-487.

[9] Lee KA, Won HS, Shim JY, et al. Molecular genetic, cardiac and neurodevelopmental findings in cases of prenatally diagnosed rhabdomyoma associated with tuberous sclerosis complex. Ultrasound Obstet Gynecol, 2013, 41（3）：306-311.

[10] 姚品，韩哲，张颖.超声心动图对胎儿心脏横纹肌瘤的诊断及评价.北华大学学报（自然科学版），13（3）：318-320.

[11] Krapp M, Baschat AA, Gembruch U, et al. Tuberous sclerosis with intra cardiac rhabdomyoma in a foetus with trisomy 21：case report and review of literature. Prenat Diagn, 1999, 19：610-613.

[12] 祝三娟，马阳阳.儿童原发性心脏纤维瘤临床病理分析.现代实用医学，2013, 25（9）：1038-1039.

[13] Miyake CY, Del Nido PJ, Alexander ME, et al. Cardiac tumours and associated arrhythmias in paediatric patients, with observations on surgical therapy for ventricular tachycardia. J Am Coll Cardiol, 2011, 58（18）：1903-1909.

[14] Burke A, Virmani R. Paediatric heart tumours. Cardiovasc Pathol, 2008, 17：193-198.

[15] Stratemann S, Dzurik T, Fish F, et al. Left ventricular cardiac fibroma in a child presenting with ventricular tachycardia. Pediatr Cardiol, 2008, 29：223-226.

[16] Lee C, Kim SJ, Kim YM. Cardiac fibroma in an infant：complete resection after a Blalocke Taussig shunt as initial palliation. Ann Thorac Surg, 2010, 90（3）：1011-1014.

[17] Eichler T, Paul T, Schneider HE. Haemangioma as a rare cause of a neonatal cardiac tumour resulting in inflow obstruction of the tricuspid valve. Clin Res Cardiol, 2011, 100（5）：469-470.

[18] Doege C, Pritsch M, Fruhwald MC, et al. An association between infantile haemangioma and erythropoietin treatment in preterm infants. Arch Dis Child Foetal Neonatal Ed, 2012, 97（1）：F45-F49.

[19] 张凌，黄昌举.超声心动图诊断婴幼儿心内膜弹力纤维增生症.临床超声医学杂志，2011, 13（4）：241-243.

[20] YAN Ya-ni, LI Jing-hua, WU Qing-qing, et al.Fetal intrapericardial extralobar pulmonary sequestration. Chinese Medical Journal, 2013, 126（20）：3999.